福建省**中职学考**核心课程系列教材

医学基础学习指导

主 编：孙 权 陈 航 邱琳利

扫码获取数字资源

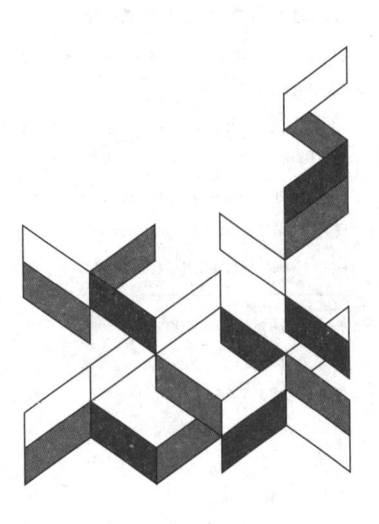

厦门大学出版社
XIAMEN UNIVERSITY PRESS
国家一级出版社
全国百佳图书出版单位

图书在版编目（CIP）数据

医学基础学习指导 / 孙权，陈航，邱琳利主编.
厦门：厦门大学出版社，2025.6. --（福建省中职学考核心课程系列教材）. -- ISBN 978-7-5615-9772-9
Ⅰ. R3
中国国家版本馆 CIP 数据核字第 2025BQ4993 号

策划编辑　姚五民
责任编辑　杨红霞
美术编辑　李夏凌
技术编辑　许克华

出版发行　厦门大学出版社
社　　址　厦门市软件园二期望海路 39 号
邮政编码　361008
总　　机　0592-2181111　0592-2181406(传真)
营销中心　0592-2184458　0592-2181365
网　　址　http://www.xmupress.com
邮　　箱　xmup@xmupress.com
印　　刷　厦门金凯龙包装科技有限公司

开本　787 mm×1 092 mm　1/16
印张　16.25
字数　386 千字
版次　2025 年 6 月第 1 版
印次　2025 年 6 月第 1 次印刷
定价　54.00 元

本书如有印装质量问题请直接寄承印厂调换

出版说明

  教育是强国建设和民族复兴的根本,承担着国家未来发展的重要使命。基于此,自党的十八大以来,构建职普融通、产教融合的职业教育体系,已成为全面落实党的教育方针的关键举措。这一战略目标的实现,要求加快塑造素质优良、总量充裕、结构优化、分布合理的现代化人力资源,以解决人力资源供需不匹配这一结构性就业矛盾。与此同时,面对新一轮科技革命和产业变革的浪潮,必须科学研判人力资源发展趋势,统筹抓好教育、培训和就业,动态调整高等教育专业和资源结构布局,进一步推动职业教育发展,并健全终身职业技能培训制度。

  根据中共中央办公厅、国务院办公厅《关于深化现代职业教育体系建设改革的意见》和福建省政府《关于印发福建省深化高等学校考试招生综合改革实施方案的通知》要求,福建省高职院校分类考试招生采取"文化素质+职业技能"的评价方式,即以中等职业学校学业水平考试(以下简称"中职学考")成绩和职业技能赋分的成绩作为学生毕业和升学的主要依据。

  为进一步完善考试评价办法,提高人才选拔质量,完善职教高考制度,健全"文化素质+职业技能"考试招生办法,向各类学生接受高等职业教育提供多样化入学方式,福建省教育考试院对高职院校分类考试招生(面向中职学校毕业生)实施办法作出调整:招考类别由原来的30类调整为12类;中职学考由全省统一组织考试,采取书面闭卷笔试方式,取消合格性和等级性考试;引进职业技能赋分方式,取消全省统一的职业技能测试。

  福建省中职学考是根据国家中等职业教育教学标准,由省级教育行政部门组织实施的考试。考试成绩是中职学生毕业和升学的重要依据。根据福建省教育考试院发布的最新的中职学考考试说明,结合福建省中职学校教学现状,厦门大学出版社精心策划了"福建省中职学考核心课程系列教材"。该系列教材旨在帮助学生提升对基础知识的理解,提升运用知识分析问题、解决问题的能力,并在学习中提高自身的职业素养。

  本系列教材由中等职业学校一线教师根据最新的《福建省中等职业学校学业水平考试说明》编写。内容设置紧扣考纲要求,贴近教学实际,符合考试复习规律。理论部分针对各知识点进行梳理和细化,使各知识点表述更加简洁、精练;模拟试卷严格按照考纲规定的内容比例、难易程度、分值比例编写,帮助考生更有针对性地备考。本系列教材适合作为中职、技工学校学生的中职学考复习指导用书。

目　　录

第一部分　解剖学习题

第一章　绪论 1
第二章　运动系统 2
第三章　消化系统 11
第四章　呼吸系统 27
第五章　泌尿系统 36
第六章　生殖系统 40
第七章　脉管系统 46
第八章　感觉器 56
第九章　神经系统 63
第十章　内分泌系统 78

第二部分　生理学习题

第一章　绪论 82
第二章　细胞的基本功能 85
第三章　血液 90
第四章　血液循环 98
第五章　呼吸 111
第六章　消化和吸收 121
第七章　能量代谢和体温 127
第八章　尿的生成与排放 131
第九章　感觉器官 139
第十章　神经系统 143
第十一章　内分泌与生殖 150

第三部分　解剖学参考答案

第一章　绪论 …… 155
第二章　运动系统 …… 155
第三章　消化系统 …… 161
第四章　呼吸系统 …… 169
第五章　泌尿系统 …… 174
第六章　生殖系统 …… 176
第七章　脉管系统 …… 182
第八章　感觉器 …… 189
第九章　神经系统 …… 193
第十章　内分泌系统 …… 204

第四部分　生理学参考答案

第一章　绪论 …… 207
第二章　细胞的基本功能 …… 209
第三章　血液 …… 211
第四章　血液循环 …… 217
第五章　呼吸 …… 224
第六章　消化和吸收 …… 230
第七章　能量代谢和体温 …… 234
第八章　尿的生成与排放 …… 237
第九章　感觉器官 …… 242
第十章　神经系统 …… 244
第十一章　内分泌与生殖 …… 248

第一部分　解剖学习题

第一章　绪论

一、单项选择题

1. 不属于内脏学的是(　　)。
   A. 消化系统 　　　　　　　　　　B. 呼吸系统
   C. 泌尿系统 　　　　　　　　　　D. 脉管系统
2. 构成人体的组织由(　　)。
   A. 形态相同的细胞群构成
   B. 功能相同的细胞间质构成
   C. 细胞群和细胞间质构成
   D. 形态相同、功能相近的细胞和细胞间质构成
3. 不属于躯干的是(　　)。
   A. 胸部　　　　B. 腹部　　　　C. 盆部　　　　D. 颈部
4. 冠状面是指(　　)。
   A. 从上到下,将人体分为前后两部分的面　　B. 从前到后,将人体分为左右两部分的面
   C. 从左到右,将人体分为前后两部分的面　　D. 从前到后,将人体分为上下两部分的面
5. 矢状面是指(　　)。
   A. 从上到下,将人体分为前后两部分的面　　B. 从前到后,将人体分为左右两部分的面
   C. 从左到右,将人体分为前后两部分的面　　D. 从左到右,将人体分为上下两部分的面
6. 水平面是指(　　)。
   A. 从上到下,将人体分为前后两部分的面　　B. 从左到右,将人体分为前后两部分的面
   C. 从前到后,将人体分为左右两部分的面　　D. 将人体横行切开分为上下两部分的面
7. 四肢近躯干者称为(　　)。
   A. 内侧　　　　B. 外侧　　　　C. 近侧　　　　D. 远侧
8. 以解剖学姿势为准,近头者为(　　)。
   A. 上　　　　　B. 下　　　　　C. 近侧　　　　D. 远侧
9. 距身体腹侧面近者为(　　)。
   A. 近侧　　　　B. 远侧　　　　C. 前　　　　　D. 后
10. 前后方向和地面平行的轴为(　　)。
    A. 额状轴　　　　　　　　　　　B. 矢状轴
    C. 冠状轴　　　　　　　　　　　D. 垂直轴

二、判断选择题

1. 凡有空腔的器官,以内腔为准,近内腔者为内,反之为外。(　　)
   A. 对　　　　　B. 错

2. 距身体正中矢状面近者为近侧。（　　）

　　A. 对　　　　　　　　B. 错

3. 冠状轴为呈前后方向与人体垂直轴和矢状轴都垂直的轴。（　　）

　　A. 对　　　　　　　　B. 错

三、名词解释

1. 内脏：

2. 人体解剖学姿势：

第二章　运动系统

一、单项选择题

1. 成人共有（　　）块骨。

　　A. 200　　　　　　B. 204　　　　　　C. 206　　　　　　D. 208

2. 下列说法正确的是（　　）。

　　A. 运动系统由骨和骨骼肌组成　　　　B. 骨按部位分为颅骨、躯干骨和四肢骨

　　C. 骨按形态分为长骨、扁骨、不规则骨　　D. 骨无血管、淋巴管及神经

3. 骨由（　　）构成。

　　A. 骨松质、骨膜、骨髓　　　　　　B. 骨密质、骨膜、骨髓

　　C. 骨质、骨膜、骨髓　　　　　　　D. 骨质、骨髓

4. 以下有关骨髓说法错误的是（　　）。

　　A. 骨髓分为红骨髓和黄骨髓

　　B. 黄骨髓具有造血功能

　　C. 胸骨、肋骨、椎骨、髂骨等长骨的骨骺内终生都是红骨髓

　　D. 临床常选择髂前上棘和髂后上棘进行骨髓穿刺检查骨髓

5. 关节的基本结构包括（　　）。

　　A. 关节面、韧带、关节腔　　　　　B. 关节面、关节盘、关节腔

　　C. 关节面、关节囊、关节唇　　　　D. 关节面、关节囊、关节腔

6. 关节的辅助结构包括（　　）。
   A. 关节面、关节囊、关节腔　　　　　　B. 韧带、关节唇、关节盘
   C. 关节面、关节盘、关节唇　　　　　　D. 韧带、关节囊、关节腔
7. 关节囊的（　　）可分泌滑液起到润滑关节的作用。
   A. 纤维膜　　　　　　　　　　　　　　B. 滑膜层
   C. 纤维膜和滑膜层　　　　　　　　　　D. 以上说法都是错误的
8. 以下关于关节说法正确的是（　　）。
   A. 关节面粗糙　　　　　　　　　　　　B. 关节腔内呈负压，内含少量滑液
   C. 关节囊由纤维膜构成　　　　　　　　D. 人体关节的关节囊都是紧张而坚韧
9. 骨绕关节的垂直轴进行的运动是（　　）。
   A. 屈和伸　　　　B. 内收　　　　　　C. 旋转　　　　　　D. 环转
10. 骨向正中矢状面靠近的动作称（　　）。
    A. 内收　　　　　B. 外展　　　　　　C. 旋内　　　　　　D. 旋外
11. 椎间盘突出的部位常见于（　　）。
    A. 后外侧　　　　B. 前外侧　　　　　C. 后内侧　　　　　D. 前内侧
12. 关于椎间盘说法错误的是（　　）。
    A. 椎间盘由纤维环和髓核构成　　　　B. 椎间盘不利于脊椎的运动
    C. 椎间盘有弹性能缓冲震荡和保护脑　　D. 椎间盘位于相邻两个椎体之间
13. 下列对脊柱的描述，错误的是（　　）。
    A. 椎体自上而下逐渐增大　　　　　　B. 脊柱只能做少量的屈、伸动作
    C. 侧面观有4个生理弯曲　　　　　　　D. 后面观所有棘突排成一条直线
14. 黄韧带连结于（　　）。
    A. 椎体之间　　　　　　　　　　　　B. 棘突之间
    C. 椎弓板之间　　　　　　　　　　　D. 椎弓根之间
15. 位于椎体和椎间盘前面的韧带是（　　）。
    A. 前纵韧带　　　　　　　　　　　　B. 棘间韧带
    C. 黄韧带　　　　　　　　　　　　　D. 后纵韧带
16. 棘突之间的韧带是（　　）。
    A. 棘上韧带　　　　　　　　　　　　B. 棘间韧带
    C. 黄韧带　　　　　　　　　　　　　D. 后纵韧带
17. 腰椎穿刺时不需经过的韧带是（　　）。
    A. 棘上韧带　　　　B. 棘间韧带　　　C. 黄韧带　　　　　D. 后纵韧带
18. 下列（　　）项不是颈椎的特点。
    A. 椎体较小　　　　　　　　　　　　B. 第1颈椎没有椎体
    C. 棘突斜向后下方　　　　　　　　　D. 横突有横突孔
19. 第1颈椎又称寰椎，其特点是（　　）。
    A. 横突有肋凹　　　B. 没有椎体　　　C. 椎体较小　　　　D. 有棘突

20. 第 7 颈椎又称为(   )。
    A. 隆椎　　　　　B. 寰椎　　　　　　C. 枢椎　　　　　D. 骶椎
21. 胸椎的主要特征是(   )。
    A. 有横突孔　　　　　　　　　　　B. 棘突末端有分叉
    C. 椎体侧面有肋凹　　　　　　　　D. 棘突呈板状
22. 腰椎的主要特征是(   )。
    A. 有横突孔　　　　　　　　　　　B. 椎体较小
    C. 椎体侧面有肋凹　　　　　　　　D. 棘突呈板状
23. 确定骶管裂孔的体表标志是(   )。
    A. 岬　　　　　　B. 骶角　　　　　　C. 骶后孔　　　　D. 骶前孔
24. 有关棘突的描述正确的是(   )。
    A. 颈椎棘突无分叉　　　　　　　　B. 胸椎的棘突斜向后下方呈叠瓦状排列
    C. 腰椎的棘突细长　　　　　　　　D. 枢椎无棘突
25. 以下不参与胸廓组成的是(   )。
    A. 12 块胸椎　　　B. 12 对肋　　　　　C. 胸骨　　　　　D. 肩胛骨
26. 下列不参与胸廓下口构成的是(   )。
    A. 第 1 腰椎　　　B. 第 12 肋　　　　　C. 第 11 肋　　　　D. 剑突
27. 下列不参与胸廓上口构成的是(   )。
    A. 肋弓　　　　　B. 第 1 肋　　　　　C. 胸骨柄上缘　　D. 第 1 胸椎体
28. 计数肋骨的骨性标志是(   )。
    A. 锁骨　　　　　B. 颈静脉切迹　　　C. 剑突　　　　　D. 胸骨角
29. 胸骨角平对(   )。
    A. 第 1 肋软骨　　　　　　　　　　B. 第 2 肋软骨
    C. 第 3 肋软骨　　　　　　　　　　D. 第 4 肋软骨
30. 肋弓的形成与(   )有关。
    A. 第 1~7 对肋　　B. 第 8~12 对肋　　C. 第 8~10 对肋　　D. 第 11~12 对肋
31. 真肋指的是(   )。
    A. 第 1~5 对肋　　B. 第 1~6 对肋　　C. 第 1~7 对肋　　D. 第 1~10 对肋
32. 假肋指的是(   )。
    A. 第 1~7 对肋　　B. 第 8~12 对肋　　C. 第 8~10 对肋　　D. 第 11~12 对肋
33. 浮肋指的是(   )。
    A. 第 1~7 对肋　　B. 第 8~12 对肋　　C. 第 8~10 对肋　　D. 第 11~12 对肋
34. 不参与构成翼点的是(   )。
    A. 额骨　　　　　B. 枕骨　　　　　　C. 颞骨　　　　　D. 蝶骨
35. 关于新生儿颅的描述正确的是(   )。
    A. 前囟呈三角形　　　　　　　　　B. 后囟呈菱形
    C. 前囟呈菱形,位于额骨与两顶骨之间　D. 后囟于出生 1 年后闭合

36. 前囟闭合时间通常是（　　）。
   A. 0.5岁　　　　　　B. 1岁　　　　　　　C. 1.5岁　　　　　　D. 2岁
37. 冠状缝位于（　　）之间。
   A. 额骨与筛骨　　　　　　　　　　　　B. 左、右顶骨
   C. 额骨与两顶骨　　　　　　　　　　　D. 顶骨和颞骨
38. 属于上肢骨的是（　　）。
   A. 上颌骨　　　　　B. 椎骨　　　　　　C. 肱骨　　　　　　D. 胫骨
39. 肩胛下角约平对第几肋骨（　　）。
   A. 第5肋骨　　　　B. 第6肋骨　　　　C. 第7肋骨　　　　D. 第8肋骨
40. 肩部的最高点是（　　）。
   A. 关节盂　　　　　B. 肩胛骨上角　　　C. 肩峰　　　　　　D. 肩胛冈
41. 肱骨上易发生骨折的部位是（　　）。
   A. 肱骨头　　　　　B. 外科颈　　　　　C. 桡神经沟　　　　D. 小结节
42. 下列结构不在尺骨上的是（　　）。
   A. 冠突　　　　　　B. 肱骨滑车　　　　C. 桡切迹　　　　　D. 鹰嘴
43. 与肱骨滑车构成关节的是（　　）。
   A. 尺骨头　　　　　B. 尺骨茎突　　　　C. 桡骨头　　　　　D. 尺骨滑车切迹
44. 人体中最长的骨是（　　）。
   A. 肱骨　　　　　　B. 桡骨　　　　　　C. 尺骨　　　　　　D. 股骨
45. 下列对股骨描述错误的是（　　）。
   A. 股骨头朝向内上方　　　　　　　　　B. 股骨颈是老年骨折常见部位
   C. 大转子可在体表摸到　　　　　　　　D. 下端两个膨大向前突出
46. 肩关节由关节盂与（　　）构成。
   A. 肱骨大结节　　　　　　　　　　　　B. 肱骨头
   C. 肱骨外科颈　　　　　　　　　　　　D. 肱骨桡神经沟
47. 有关肩关节的说法，错误的是（　　）。
   A. 关节囊厚而紧张
   B. 肱骨头大，关节盂小而浅
   C. 肩关节前下方易脱位
   D. 全身最灵活的关节，可做各种形式的运动
48. 以下不参与构成肘关节的结构是（　　）。
   A. 肱尺关节　　　　B. 桡腕关节　　　　C. 肱桡关节　　　　D. 桡尺近侧关节
49. 下列对肘关节的叙述，错误的是（　　）。
   A. 肘关节由肱骨下端和尺骨、桡骨的上端构成
   B. 肘关节囊前、后壁薄而松弛，两侧壁厚而坚韧
   C. 可做屈和伸运动
   D. 屈肘时肱骨内上髁、外上髁和尺骨鹰嘴呈一直线

50. 平对第4腰椎棘突的是( )。
    A. 两侧髂结节的连线　　　　　　　　B. 两侧髂嵴最高点的连线
    C. 两侧髂前上棘的连线　　　　　　　D. 两侧髂后上棘的连线
51. 髋臼由( )融合而成。
    A. 髂骨、耻骨、坐骨　　　　　　　　B. 髂骨、耻骨、骶骨
    C. 髂骨、耻骨、股骨　　　　　　　　D. 耻骨、坐骨、股骨
52. 骨盆由尾骨和( )构成。
    A. 髂骨　　　　B. 髋骨　　　　C. 耻骨　　　　D. 坐骨
53. 骨盆腔指( )。
    A. 小骨盆内腔　　　　　　　　　　　B. 大骨盆内腔
    C. 大、小骨盆内腔　　　　　　　　　D. 腹膜腔下部
54. 不参与围成界线的是( )。
    A. 骶骨岬　　　B. 弓状线　　　C. 耻骨梳　　　D. 耻骨联合面
55. 关于骨盆说法正确的是( )。
    A. 骨盆以界线为界分为大骨盆和小骨盆　B. 界线以上为骨盆腔
    C. 男性骨盆腔呈圆桶状　　　　　　　D. 女性骨盆耻骨下角为锐角
56. 下列对髋关节的叙述错误的是( )。
    A. 由髋臼和股骨头构成
    B. 关节囊薄而松弛
    C. 关节囊内有股骨头韧带
    D. 髋臼深凹,股骨头大并几乎全部纳入髋臼内
57. 构成膝关节的骨有( )。
    A. 股骨、腓骨、髌骨　　　　　　　　B. 股骨、胫骨、腓骨
    C. 腓骨、胫骨、股骨、髌骨　　　　　D. 股骨、胫骨、髌骨
58. 关于膝关节的描述错误的是( )。
    A. 主要做屈、伸运动　　　　　　　　B. 关节囊内有半月板
    C. 关节囊紧张而坚韧　　　　　　　　D. 关节囊内有前后交叉韧带
59. 关于骨骼肌说法正确的是( )。
    A. 肌腹无收缩功能　　　　　　　　　B. 肌腱有收缩功能
    C. 骨骼肌由肌腹和肌腱构成　　　　　D. 肌腱由肌纤维组成
60. 一侧胸锁乳突肌收缩时,其作用是( )。
    A. 头屈向同侧,脸转向对侧　　　　　B. 头屈向对侧,脸转向同侧
    C. 头屈向同侧,脸转向同侧　　　　　D. 头屈向对侧,脸转向对侧
61. 两侧胸锁乳突肌同时收缩时,其作用是( )。
    A. 使头前屈　　B. 使头后仰　　C. 使头侧曲　　D. 使头旋转
62. 一侧竖脊肌收缩( )。
    A. 使脊柱前屈　B、使脊柱后仰　C. 使脊柱侧曲　D. 使脊柱旋转

63. 两侧竖脊肌收缩( )。
    A. 使脊柱前屈   B. 使脊柱后伸和仰头
    C. 使脊柱侧曲   D. 使脊柱旋转
64. 外展肩关节的肌是( )。
    A. 三角肌   B. 胸大肌   C. 肱二头肌   D. 背阔肌
65. 屈肘关节的肌是( )。
    A. 三角肌   B. 肱三头肌   C. 肱二头肌   D. 股四头肌
66. 肱三头肌作用是( )。
    A. 伸肘关节   B. 伸肩关节   C. 屈腕关节   D. 屈肘关节
67. 臀大肌的作用是使髋关节( )。
    A. 屈   B. 后伸   C. 外展   D. 旋内
68. 股四头肌的作用是( )。
    A. 使髋关节前屈和旋外   B. 使膝关节旋转
    C. 使髋关节前屈和内收   D. 屈髋关节
69. 小腿三头肌的作用是( )。
    A. 足背屈   B. 足跖屈   C. 足内翻   D. 足外翻
70. 伸膝关节的肌是( )。
    A. 三角肌   B. 肱三头肌   C. 肱二头肌   D. 股四头肌
71. 不参与脊柱运动的肌是( )。
    A. 胸锁乳突肌   B. 斜方肌   C. 竖脊肌   D. 三角肌
72. 通过膈肌腔静脉孔的是( )。
    A. 主动脉   B. 下腔静脉   C. 胸导管   D. 食管
73. 膈肌的3个裂孔,其中位于第12胸椎前方的是( )。
    A. 主动脉裂孔   B. 食管裂孔   C. 腔静脉孔   D. 卵圆孔
74. 膈肌的食管裂孔有食管和( )通过。
    A. 主动脉   B. 迷走神经   C. 胸导管   D. 下腔静脉
75. 腹壁最深层的扁肌是( )。
    A. 腹外斜肌   B. 腹内斜肌   C. 腹横肌   D. 腹直肌
76. 由腹外斜肌腱膜形成的结构是( )。
    A. 腹直肌鞘   B. 白线   C. 腹股沟韧带   D. 腱划
77. 腹股沟管男性有( )通过。
    A. 射精管   B. 精索   C. 精囊   D. 前列腺
78. 关于腹股沟管说法正确的是( )。
    A. 为腹壁下方的薄弱部位   B. 位于腹股沟韧带外侧半的稍上方
    C. 外口称腹股沟管深环   D. 女性有子宫阔韧带通过
79. 两侧胸锁乳突肌同时收缩时,其作用是( )。
    A. 使头前屈   B. 使头后仰   C. 使头侧曲   D. 使头旋转

二、判断选择题

1. 关节的基本结构有关节面、关节囊和关节腔。（　　）
   A. 对　　　　　　B. 错

2. 第2颈椎又称为寰椎。（　　）
   A. 对　　　　　　B. 错

3. 椎骨的连结中长韧带有3条,分别是:前纵韧带、后纵韧带和棘间韧带。（　　）
   A. 对　　　　　　B. 错

4. 脊柱有4个弯曲,其中颈曲和腰曲突向后。（　　）
   A. 对　　　　　　B. 错

5. 两侧顶骨和枕骨连结构成冠状缝。（　　）
   A. 对　　　　　　B. 错

6. 锁骨位于胸廓前上方两侧,内侧2/3突向前,外侧1/3突向后下方。（　　）
   A. 对　　　　　　B. 错

7. 肩关节易发生后下方脱位。（　　）
   A. 对　　　　　　B. 错

8. 平对第4腰椎棘突的是两侧髂前上棘的连线。（　　）
   A. 对　　　　　　B. 错

9. 膈松弛时,膈顶下降以助呼气。（　　）
   A. 对　　　　　　B. 错

10. 腹股沟管内,男性有精索通过,女性有子宫圆韧带通过。（　　）
    A. 对　　　　　　B. 错

11. 正常情况下,肱骨内上髁、外上髁与尺骨鹰嘴的关系是:屈肘时三点成等腰三角形。（　　）
    A. 对　　　　　　B. 错

三、名词解释

1. 关节:

2. 胸骨角:

3. 翼点:

4. 椎间孔：

5. 界线：

6. 腹股沟韧带：

7. 腹股沟管：

8. 肋弓：

四、简答题
1. 简述人体各部椎骨的外形和结构特点。

2. 简述计数肋和椎骨序数的标志和方法。

3. 简述关节的基本结构与运动形式。

4. 简述脊柱的组成、形态和运动方式。

5. 简述椎间盘的位置、组成及临床意义。

6. 简述膝关节的组成、结构特点和运动方式。

7. 简述男女性骨盆的主要区别。

8. 简述膈肌3个裂孔的名称、位置和穿经的结构。

9. 简述骨盆的组成、分部,以及小骨盆上口和下口的组成。

10. 简述髋关节的组成、构造特点和运动方式。

11. 简述肩关节的组成、构造特点和运动方式。

第三章　消化系统

一、单项选择题

1. 以下不属于上消化道的是（　　）。
   A. 咽　　　　　　B. 胃　　　　　　C. 十二指肠　　　　D. 空肠
2. 以下不属于下消化道的是（　　）。
   A. 盲肠　　　　　B. 结肠　　　　　C. 十二指肠　　　　D. 回肠
3. 属于上消化道的器官（　　）。
   A. 结肠　　　　　B. 食管　　　　　C. 空肠　　　　　　D. 直肠
4. 属于下消化道的器官是（　　）。
   A. 胃　　　　　　B. 十二指肠　　　C. 食管　　　　　　D. 空肠
5. 以下关于消化系统描述正确的是（　　）。
   A. 消化系统的组成包括口腔、咽、食管、小肠和大肠
   B. 上消化道是从口腔到空肠这一段
   C. 小肠包括十二指肠、空肠、回肠
   D. 大肠包括盲肠、结肠、直肠和肛管
6. 上消化道是指（　　）。
   A. 从口腔到咽　　　　　　　　　　B. 从口腔到胃
   C. 从口腔到十二指肠　　　　　　　D. 从口腔到空肠
7. 下消化道是指（　　）。
   A. 从胃到直肠　　　　　　　　　　B. 从盲肠到直肠
   C. 从空肠到肛管　　　　　　　　　D. 从十二指肠到肛管
8. 消化管的肌层（　　）。
   A. 全部由平滑肌构成　　　　　　　B. 全部由骨骼肌构成
   C. 大部分由平滑肌构成　　　　　　D. 大部分由骨骼肌构成
9. 通过锁骨中点所作的垂线是（　　）。
   A. 胸骨线　　　　B. 锁骨中线　　　C. 腋后线　　　　　D. 肩胛线
10. 沿胸骨最宽处外侧缘所作的垂线是（　　）。
    A. 胸骨线　　　　B. 锁骨中线　　　C. 腋后线　　　　　D. 肩胛线
11. 通过肩胛骨下角所作的垂线（　　）。
    A. 胸骨线　　　　B. 锁骨中线　　　C. 腋后线　　　　　D. 肩胛线
12. 以下腹部分区不属于九分法的是（　　）。
    A. 腹上区　　　　B. 左上腹区　　　C. 耻区　　　　　　D. 右腹外侧区
13. 以下腹部分区中属于四分法的是（　　）。
    A. 腹上区　　　　B. 右下腹区　　　C. 耻区　　　　　　D. 右腹外侧区

14. 以下关于腹部分区的描述错误的是( )。
    A. 九分法的两条横线是通过脐的水平线和两侧髂结节的连线
    B. 九分法的两条纵线是通过左、右腹股沟韧带中点的垂线
    C. 四分法的横线是通过脐的水平线
    D. 四分法的纵线是通过脐的正中线

15. 以下关于口腔的描述错误的是( )。
    A. 口腔是消化管的起始部
    B. 口腔向前借口裂与外界相通
    C. 口腔向后经咽峡与食管相通
    D. 口腔以上下颌牙弓为界,口腔分为前方口腔前庭和后方的固有口腔

16. 关于口腔的描述错误的是( )。
    A. 前壁为口唇   B. 向后为食管
    C. 上壁为腭   D. 下壁为舌及口底组织

17. 以下不参与咽峡组成的是( )。
    A. 舌体   B. 腭垂
    C. 两侧腭舌弓   D. 舌根

18. 以下关于咽峡的描述正确的是( )。
    A. 咽峡是口腔通向喉的通道   B. 咽峡是口腔和咽的分界
    C. 咽峡是口咽和鼻咽的分界   D. 咽峡由腭垂、腭舌弓共同围成

19. 口腔和咽的分界是( )。
    A. 界沟   B. 软腭   C. 腭咽弓   D. 咽峡

20. 关于牙的描述不正确的是( )。
    A. 牙露在口腔内的称牙冠   B. 嵌于牙槽内的称牙根
    C. 在牙冠跟牙根之间的称牙干 D. 牙有咀嚼食物和辅助发音的功能

21. 下列牙冠扁平,适于咬切食物的是( )。
    A. 切牙   B. 尖牙   C. 前磨牙   D. 磨牙

22. 牙的构造包括( )。
    A. 牙质、牙骨质、牙髓   B. 牙质、釉质、牙骨质和牙髓
    C. 釉质、牙骨质和牙髓   D. 牙质、釉质、牙骨质、牙龈和牙髓

23. 以下关于牙的构造描述正确的是( )。
    A. 牙釉质覆盖在牙颈和牙根表面   B. 牙骨质在牙冠里面
    C. 最坚硬的结构是牙骨质   D. 牙髓发炎时,可引起剧烈疼痛

24. 关于牙的描述不正确的是( )。
    A. 人的一生有两组牙齿,先萌发的是乳牙
    B. 乳牙共20个,分为乳切牙、乳尖牙和乳磨牙
    C. 恒牙共32个,可以分为切牙、尖牙和磨牙
    D. 6～7岁左右乳牙脱落,恒牙逐渐萌出,其中第3磨牙比较迟萌出,甚至不萌出

25. ⌐3 表示（　　）。
    A. 左上颌侧切牙 B. 左下颌尖牙
    C. 左下颌乳尖牙 D. 左上颌第1前磨牙

26. Ⅲ⌐ 表示（　　）。
    A. 右上颌第1乳磨牙 B. 右下颌乳尖牙
    C. 左下颌乳尖牙 D. 右下颌第1乳磨牙

27. ⌊Ⅳ 表示（　　）。
    A. 左上颌第2乳磨牙 B. 左上颌第2磨牙
    C. 左上颌第1乳磨牙 D. 左上颌第1磨牙

28. 6⌐ 表示（　　）。
    A. 左上第2前磨牙 B. 右上第2前磨牙
    C. 左上第1磨牙 D. 右上第1磨牙

29. 王某，女，18岁，因牙痛到医院就医，经医生检查，记录为⌊7龋齿，表示（　　）。
    A. 右上颌第1磨牙 B. 左上颌第1磨牙
    C. 左上颌第2磨牙 D. 右上颌第2磨牙

30. 某患者，牙痛数日，经检查确诊为⌊5龋齿，表示（　　）。
    A. 左下颌第1磨牙 B. 左上颌第1磨牙
    C. 右下颌第1磨牙 D. 左上颌第2前磨牙

31. 牙周组织包括（　　）。
    A. 釉质和牙骨质 B. 牙槽骨膜和牙槽骨
    C. 牙周膜、牙龈和牙槽骨 D. 牙龈和牙冠

32. 关于牙周组织描述不正确的是（　　）。
    A. 对牙齿起保护、支持和固定的作用
    B. 牙龈是口腔黏膜的一部分，紧贴牙颈及临近的牙槽骨，血管丰富呈淡红色
    C. 牙周膜是牙根与牙槽骨之间的致密结缔组织，有固定牙根的作用
    D. 包括牙龈和牙周膜两个部分

33. 关于舌描述不正确的是（　　）。
    A. 舌分上、下两面，上面称舌背
    B. 舌背被一个"∧"形的界沟分为舌体和舌根
    C. 舌系带如果过短，可影响舌的运动
    D. 舌系带根部两侧的小黏膜隆起称舌下襞

34. 关于舌的描述正确的是（　　）。
    A. 舌的上面称舌背，较光滑
    B. 舌背分为前1/3的舌体和后2/3的舌根
    C. 舌的下面正中有一黏膜皱襞称舌系带
    D. 舌系带根部两侧的小黏膜隆起称舌下襞

35. 能感受触觉的舌乳头是（　　）。
    A. 菌状乳头	B. 丝状乳头
    C. 轮廓乳头	D. 菌状乳头和丝状乳头都能感受触觉
36. 能够感受味觉的舌乳头是（　　）。
    A. 菌状乳头	B. 丝状乳头
    C. 轮廓乳头	D. 菌状乳头和轮廓乳头
37. 腮腺导管开口于（　　）牙相对应的颊黏膜上。
    A. 上颌第1前磨牙	B. 上颌第2前磨牙
    C. 上颌第1磨牙	D. 上颌第2磨牙
38. 下颌下腺导管开口于（　　）。
    A. 舌下襞	B. 舌下阜	C. 舌系带	D. 舌乳头
39. 位于舌下襞深面的唾液腺是（　　）。
    A. 腮腺	B. 颊腺	C. 下颌下腺	D. 舌下腺
40. 属于唾液腺的是（　　）。
    A. 腮腺	B. 胸腺	C. 肾上腺	D. 甲状腺
41. 不属于唾液腺的是（　　）。
    A. 腮腺	B. 胸腺	C. 下颌下腺	D. 舌下腺
42. 关于唾液腺的描述错误的是（　　）。
    A. 腮腺是最大的唾液腺
    B. 腮腺位于耳廓的前下方
    C. 下颌下腺位于下颌体下缘，开口于舌下襞
    D. 舌下腺位于舌下襞的深面，开口于舌下阜和舌下襞
43. 患儿，7岁。右耳前下方肿大，疼痛难忍前来就诊。体检：右侧腮腺肿大。诊断：化脓性腮腺炎。腮腺导管开口于（　　）。
    A. 平对上颌第2前磨牙的颊黏膜处	B. 平对上颌第2磨牙的颊黏膜处
    C. 平对上颌第3磨牙的颊黏膜处	D. 平对下颌第3前磨牙的颊黏膜处
44. 关于咽的描述正确的是（　　）。
    A. 在颈椎的后方	B. 分为鼻咽和喉咽两部分
    C. 上端附于颅底	D. 下端在第6颈椎平面接气管
45. 关于咽的描述错误的是（　　）。
    A. 为前后略扁的肌性管道	B. 是消化道和呼吸道共用的通道
    C. 长约25 cm	D. 下端移行为食管
46. 咽鼓管咽口位于（　　）。
    A. 固有鼻腔	B. 鼻咽部	C. 口咽部	D. 喉咽部
47. 咽腔与下列（　　）部位没有直接相通。
    A. 鼻腔	B. 口腔
    C. 食管	D. 气管

48. 以下结构不位于鼻咽的是（　　）。
    A. 咽鼓管咽口   B. 咽隐窝
    C. 腭扁桃体   D. 咽扁桃体
49. 以下结构位于口咽的是（　　）。
    A. 咽鼓管咽口   B. 咽扁桃体
    C. 腭扁桃体   D. 梨状隐窝
50. 以下结构位于喉咽的是（　　）。
    A. 咽鼓管咽口   B. 咽扁桃体
    C. 腭扁桃体   D. 梨状隐窝
51. 关于咽的描述不正确的是（　　）。
    A. 借鼻后孔与鼻腔相通   B. 借咽鼓管咽口与中耳鼓室相通
    C. 借咽峡与口腔相通   D. 经喉口与食管相通
52. 食管的第二个狭窄在（　　）。
    A. 与右主支气管交叉处   B. 穿膈处
    C. 行经胸廓上口处   D. 距中切牙 25 cm 处
53. 下列关于食管的描述中错误的是（　　）。
    A. 全长约 25 cm   B. 有 3 处狭窄
    C. 食管下段管壁中有骨骼肌   D. 起始处距中切牙 15 cm
54. 下列关于食管的描述中错误的是（　　）。
    A. 食管的上端在第 6 颈椎体下缘与咽相接 B. 食管在气管的后方
    C. 在第 11 胸椎体的左侧与胃的贲门相连   D. 食管可以分为颈部和胸部两部分
55. 食管的第一个狭窄距中切牙（　　）。
    A. 10 cm   B. 15 cm   C. 40 cm   D. 45 cm
56. 食管的第三个狭窄距中切牙距离是（　　）。
    A. 10 cm   B. 15 cm   C. 40 cm   D. 45 cm
57. 患者，女，78 岁。咽下哽噎感有一年，胸骨后疼痛，咽下食物时有胸骨后烧灼样痛，咽下粗糙、灼热食物更明显，有时有剧烈而持续的疼痛。经食管镜检查，诊断为食管癌。那么食管的第三个狭窄在（　　）。
    A. 与右支气管交叉处   B. 穿膈处
    C. 行经胸廓上口处   D. 与主动脉交叉处
58. 以下关于直肠的描述正确的（　　）。
    A. 男、女直肠的毗邻相同   B. 男性直肠前面有膀胱、前列腺和精囊
    C. 女性直肠前面只有子宫   D. 女性直肠前面只有阴道
59. 胃中等充盈时，大部分位于（　　）。
    A. 右季肋区   B. 左季肋区   C. 腹上区   D. 脐区
60. 肛管黏膜与皮肤的分界标志（　　）。
    A. 白线   B. 肛梳   C. 直肠横襞   D. 齿状线

61. 关于胃的描述错误的是（　　）。
    A. 胃的入口称贲门，与食管相接　　　　B. 胃的出口为幽门，与空肠相连
    C. 胃的上缘称小弯　　　　　　　　　　D. 胃的下缘称大弯

62. 患者，男，45岁。上腹部隐痛伴有呕酸数年，最近一段时间上腹部疼痛加剧，疼痛表现为餐后痛，有时伴恶心、反酸、嗳气等症状，身体检查：上腹部轻压痛。诊断为胃小弯溃疡。关于胃的正确描述是（　　）。
    A. 胃大部分位于右季肋区，小部分在腹上区
    B. 胃大部分位于左季肋区，小部分在腹上区
    C. 胃可分为胃底部、胃体部和幽门部
    D. 胃可分为胃底部、胃体部和贲门部

63. 直肠动脉供应、静脉和淋巴回流的分界线为（　　）。
    A. 白线　　　　B. 肛梳　　　　C. 直肠横襞　　　　D. 齿状线

64. 角切迹（　　）。
    A. 是食管和胃底之间的夹角　　　　B. 是幽门管和幽门窦的分界
    C. 位于贲门部和胃体之间　　　　　D. 是胃体和幽门部的分界

65. 胃溃疡和胃癌的好发部为（　　）。
    A. 胃体　　　　　　　　　　　　　B. 胃底
    C. 幽门窦近大弯处　　　　　　　　D. 幽门窦近小弯处

66. 临床上区别内、外痔的标志是（　　）。
    A. 白线　　　　B. 肛梳　　　　C. 直肠横襞　　　　D. 齿状线

67. 患者，男性，55岁。慢性上腹痛10年余，3个月来加重伴上腹胀，上消化道造影示胃大弯溃疡。胃溃疡的好发部位在（　　）。
    A. 胃大弯　　　　B. 胃窦部　　　　C. 胃底部　　　　D. 贲门部

68. 李某，男，38岁，因便血到医院就诊，经医生诊断为混合性痔疮，说明痔疮部位是（　　）。
    A. 齿状线以上　　　　　　　　　　B. 齿状线以下
    C. 跨越齿状线上、下相连处　　　　D. 跨越白线上、下相连处

69. 患者，女，38岁，上腹部隐痛伴呕酸数年，今天早上突发上腹部剧痛，呈刀割样。体格检查：上腹及右下腹压痛明显，腹肌紧张。诊断为消化性溃疡穿孔。请问若患者是胃溃疡，其好发于部位是（　　）。
    A. 贲门部　　　　　　　　　　　　B. 胃底部
    C. 胃体部　　　　　　　　　　　　D. 幽门部

70. 赵某，女，28岁，因便血到医院就诊，经医生诊断为内痔，说明痔疮部位是（　　）。
    A. 齿状线以上　　　　　　　　　　B. 齿状线以下
    C. 跨越齿状线上、下相连处　　　　D. 白线以下

71. 胃可分为（　　）几部分。
    A. 胃底、胃体、胃窦　　　　　　　　B. 胃体、胃小弯、胃大弯、胃底
    C. 胃底、胃体、幽门部、贲门部　　　D. 胃大弯、幽门部、贲门部、胃体

72. 肛门内、外括约肌的分界标志（　　）。
    A. 白线　　　　　B. 肛梳　　　　　C. 直肠横襞　　　　　D. 齿状线
73. 属于消化腺的器官是（　　）。
    A. 肝脏　　　　　B. 脾　　　　　　C. 胸腺　　　　　　　D. 甲状腺
74. 十二指肠大乳头位于十二指肠的（　　）。
    A. 上部　　　　　B. 降部　　　　　C. 水平部　　　　　　D. 升部
75. 关于十二指肠的描述错误的是（　　）。
    A. 呈"C"形包绕胰体
    B. 十二指肠可分为上部、降部、水平部和升部四个部分
    C. 降部下部有十二指肠大乳头
    D. 升部续空肠
76. 人体中最大的消化腺是（　　）。
    A. 腮腺　　　　　B. 肝　　　　　　C. 胰　　　　　　　　D. 舌下腺
77. 十二指肠溃疡好发的部位是（　　）。
    A. 十二指肠球部　　　　　　　　　B. 十二指肠降部
    C. 十二指肠水平部　　　　　　　　D. 十二指肠升部
78. 下面关于十二指肠悬韧带的描述正确的是（　　）。
    A. 十二指肠悬韧带连结胃和十二指肠相续处
    B. 十二指肠悬韧带是临床确认空肠起始的标志
    C. 十二指肠悬韧带是临床确认十二指肠起始的标志
    D. 十二指肠悬韧带连结在十二指肠的降部和水平部相续处
79. 肝上界在右锁骨中线（　　）。
    A. 第 5 肋间隙　　　　　　　　　　B. 第 5 肋
    C. 第 6 肋间隙　　　　　　　　　　D. 第 6 肋
80. 以下关于肝的位置描述正确的是（　　）。
    A. 大部分位于右季肋区和腹上区，小部分位于左季肋区
    B. 肝的上界最高点位于左锁骨中线与第 5 肋间隙的交点
    C. 肝的下界在右侧低于右肋弓
    D. 肝的下界在腹上区与剑突一致
81. 下列对小肠的描述错误的是（　　）。
    A. 上端接幽门　　　　　　　　　　B. 下端接盲肠
    C. 分空、回肠两部分　　　　　　　D. 是消化管中最长的一段
82. 下列对小肠的描述错误的是（　　）。
    A. 小肠是消化和吸收营养物质的主要器官
    B. 空、回肠之间没有明显的界线
    C. 空肠主要位于左上腹部
    D. 回肠约占小肠的 4/5

83. 关于肝的描述错误的是（　　）。
    A. 肝的前缘锐利，后缘钝圆
    B. 肝的上面隆起为膈面，下面为脏面
    C. 肝在膈面被肝圆韧带分为左、右两叶
    D. 脏面近中央处有近似"H"的三条沟
84. （　　）是消化管中最长的一段。
    A. 食管　　　　　B. 胃　　　　　C. 小肠　　　　　D. 大肠
85. 下列关于空、回肠的说法错误的是（　　）。
    A. 空肠起于十二指肠空肠曲，回肠连于盲肠　B. 有肠系膜
    C. 是腹膜内位器官　　　　　　　　　　　　D. 有肠脂垂
86. 以下关于肝内"H"的3条沟描述不正确的是（　　）。
    A. 左纵沟前有肝圆韧带、后有静脉韧带
    B. 右纵沟前为胆囊窝，后有镰状韧带
    C. 横沟即肝门，有肝左管、肝右管、肝固有动脉、肝门静脉、淋巴静脉和神经等通过
    D. "H"的3条沟将肝的脏面分为肝左叶、肝右叶、方叶及尾状叶
87. 小肠内与脂肪吸收有关的结构是（　　）。
    A. 毛细血管　　　　　　　　　　　　B. 中央乳糜管
    C. 肠腺　　　　　　　　　　　　　　D. 结缔组织
88. 肝的基本结构和功能单位是（　　）。
    A. 中央静脉　　　B. 肝血窦　　　　C. 肝索　　　　　D. 肝小叶
89. 具有结肠带、结肠袋、肠脂垂的消化管是（　　）。
    A. 大肠　　　　　　　　　　　　　　B. 阑尾
    C. 空肠与回肠　　　　　　　　　　　D. 盲肠与结肠
90. 不属于大肠的结构是（　　）。
    A. 盲肠　　　　　B. 结肠　　　　　C. 直肠　　　　　D. 回肠
91. 肝细胞分泌的胆汁直接注入（　　）。
    A. 胆小管　　　　B. 肝血窦　　　　C. 窦间隙　　　　D. 门管区
92. 没有结肠带的肠管是（　　）。
    A. 盲肠　　　　　B. 横结肠　　　　C. 乙状结肠　　　D. 直肠
93. 具有结肠带、结肠袋、肠脂垂的消化管是（　　）。
    A. 盲肠　　　　　B. 回肠　　　　　C. 空肠　　　　　D. 直肠
94. 肝的脏面左纵沟的前部有（　　）。
    A. 肝圆韧带　　　B. 静脉韧带　　　C. 胆囊　　　　　D. 下腔静脉
95. 对回盲部的描述错误的是（　　）。
    A. 为回肠突入盲肠的部分　　　　　B. 有唇状的回盲瓣
    C. 回盲部深部有骨骼肌　　　　　　D. 回盲瓣可阻止盲肠内容物向回肠反流
96. 肝的脏面右纵沟后部有（　　）。
    A. 肝圆韧带　　　　　　　　　　　B. 静脉韧带
    C. 胆囊　　　　　　　　　　　　　D. 下腔静脉

97. 产生胆汁的细胞是（　　）。
    A. 肝细胞 B. 胆囊黏膜上皮细胞
    C. 胆小管上皮细胞 D. 贮脂细胞

98. 男性，35 岁。患者上腹疼痛，约 4～5 小时后固定在右下腹痛，疼痛持续性加重，有恶心、轻度呕吐症状，呕吐物为食物。测体温为 38.5 ℃，脉搏和呼吸均快；体检右下腹有明显压痛，腹肌紧张，并有反跳痛。诊断：急性阑尾炎。以下选项正确的是（　　）。
    A. 阑尾位于左髂窝内，一般长 6～8 cm
    B. 阑尾根部连于结肠
    C. 临床阑尾手术时可沿 3 条结肠带的汇聚点寻找阑尾
    D. 阑尾根部的体表投影，通常在脐与右髂前上棘连线中、外 2/3 交点处

99. 患者，男性，20 岁。腹痛，呕吐后，出现转移性右下腹痛，体温 39℃，麦氏点压痛阳性，诊断为急性阑尾炎。麦氏点位于（　　）。
    A. 脐与左髂前上棘连线的中、内 1/3 交点处
    B. 脐与左髂前上棘连线的中、外 1/3 交点处
    C. 脐与右髂前上棘连线的中、外 1/3 交点处
    D. 脐与右髂前上棘连线的中、内 1/3 交点处

100. 从肝门出入的结构不包括（　　）。
    A. 神经 B. 肝门静脉 C. 肝固有动脉 D. 肝静脉

101. 某患者，女性，23 岁，突然发生脐周围疼痛，一小时后局限于右下腹，伴有呕吐、发热和白细胞值增高，右下腹部压痛明显。诊断：急性阑尾炎，需立即手术。手术切口一般在脐与右髂前上棘连线的中、外 1/3 交点处，依次经过的腹壁层次为（　　）。
    A. 皮肤、浅筋膜、腹直肌鞘前层、腹直肌、腹直肌鞘后层、腹横筋膜、腹膜
    B. 皮肤、浅筋膜、腹外斜肌、腹内斜肌、腹横肌、腹横筋膜、腹膜
    C. 皮肤、浅筋膜、白线、腹横筋膜、腹膜
    D. 皮肤、浅筋膜、腹外斜肌、腹横肌、腹内斜肌、腹膜

102. 结肠的分部顺序正确的是（　　）。
    A. 升结肠、降结肠、横结肠、乙状结肠 B. 升结肠、横结肠、降结肠、乙状结肠
    C. 横结肠、升结肠、降结肠、乙状结肠 D. 横结肠、降结肠、升结肠、乙状结肠

103. 肝脏面可分为（　　）。
    A. 2 叶 B. 3 叶 C. 4 叶 D. 5 叶

104. 关于结肠的描述错误的是（　　）。
    A. 升结肠活动度较小 B. 横结肠活动度较大
    C. 降结肠活动度较大 D. 乙状结肠活动度较大

105. 肝的膈面可分为（　　）。
    A. 2 叶 B. 3 叶 C. 4 叶 D. 5 叶

106. 关于直肠的描述错误的是（　　）。
    A. 直肠不直，在矢状面上有两个弯曲

B. 直肠不直,在冠状面上有三个弯曲

C. 骶曲凸向前,会阴曲凸向后

D. 临床肠镜检查时要顺应弯曲的方向插入,避免损伤肠壁

107. 胆小管位于(　　)。

  A. 肝板之间   B. 肝细胞与肝血窦之间

  C. 肝板与肝血窦之间   D. 相邻的肝细胞之间

108. 不属于肝门管区的结构是(　　)。

  A. 小叶间动脉   B. 小叶下静脉

  C. 小叶间胆管   D. 小叶间静脉

109. 患者,男,38岁。中午饱食后,突发性上腹部持续性剧痛,伴有恶心呕吐、黄疸、发烧、手足抽搐。身体检查:有腹胀。诊断:急性胰腺炎。关于胰腺的描述正确的是(　　)。

  A. 胰尾被十二指肠环抱   B. 胰分为胰头、胰体、胰尾三部分

  C. 胰头与脾门相邻   D. 胰管排出胰岛素

110. 胆囊位于(　　)。

  A. 肝下面右纵沟后部   B. 肝下面左纵沟后部

  C. 肝下面横沟前部   D. 肝下面右纵沟前部

111. 与腹膜腔相通的管道是(　　)。

  A. 输尿管   B. 输精管

  C. 输卵管   D. 食管

112. 活动度最小的器官是(　　)。

  A. 肾   B. 胃   C. 肝   D. 胆囊

113. 关于胆囊的描述正确的是(　　)。

  A. 位于右季肋区,分为胆囊底、胆囊体、胆囊颈和胆囊管4部分

  B. 位于右季肋区,分为胆囊底、胆囊体和胆囊管3部分

  C. 位于左季肋区,分为胆囊底、胆囊体、胆囊颈和胆囊管4部分

  D. 位于左季肋区,分为胆囊底、胆囊体和胆囊管3部分

114. 活动度最大的器官是(　　)。

  A. 阑尾   B. 子宫   C. 膀胱   D. 输尿管

115. 属于腹膜内位器官的是(　　)。

  A. 子宫   B. 胃   C. 升结肠   D. 输尿管

116. 关于胆总管的叙述错误的是(　　)。

  A. 由胆右管和肝左管汇合而成

  B. 在肝十二指肠韧带内下降

  C. 经十二指肠上部的后方

  D. 在胰头与十二指肠降部之间与胰管汇合成肝胰壶腹

117. 属于腹膜间位器官的是(　　)。

  A. 脾   B. 横结肠   C. 肾   D. 肝

118. 属于腹膜外位器官的是（　　）。
    A. 胰　　　　　B. 胆囊　　　　　C. 脾　　　　　D. 胃

119. 患者，男，62岁，经常出现右上腹部隐痛、腹胀、嗳气、恶心和不喜油腻食物等症状。身体检查：右上腹肋缘下有轻度压痛。B超检查胆囊增大。诊断为慢性胆囊炎。胆囊底体表投影在（　　）。
    A. 右锁骨中线与第5肋交点的稍下方　　B. 右锁骨中线与右肋弓交点的稍下方
    C. 左锁骨中线与左肋弓交点的稍下方　　D. 右锁骨中线与第6肋交点的稍下方

120. 属于腹膜外位器官的是（　　）。
    A. 子宫　　　　B. 十二指肠上部　　C. 肾　　　　　D. 脾

121. 胆总管在（　　）内下行。
    A. 肝胃韧带　　　　　　　　　　　　B. 肝十二指肠韧带
    C. 肝圆韧带　　　　　　　　　　　　D. 肝镰状韧带

122. 属于腹膜内位器官的是（　　）。
    A. 肝　　　　　B. 胰　　　　　　　C. 子宫　　　　D. 胃

123. 女性，28岁。患者三天前出现脐周疼痛，后固定在右下腹痛，疼痛持续性加重，有恶心、轻度呕吐症状。体检示全腹压痛、板状腹、反跳痛。诊断：急性阑尾炎、腹膜炎。以下有关腹膜的选项错误的是（　　）。
    A. 腹膜是指覆盖在腹、盆壁内表面和腹、盆腔器官外表面的一层浆膜
    B. 女性腹膜腔与外界相通
    C. 腹膜炎的患者或腹、盆腔手术后患者多采取半卧位，以减缓腹膜对有害物质的吸收
    D. 腹膜腔内有胃、小肠等脏器

124. 胆总管和胰管共同开口于（　　）。
    A. 十二指肠上部　　　　　　　　　　B. 十二指肠降部
    C. 十二指肠水平部　　　　　　　　　D. 十二指肠升部

125. 女性，54岁，患者B超显示腹膜腔有大量积液，现需要做穿刺并引流，最佳的选择是（　　）。
    A. 经阴道后穹，穿入直肠子宫陷凹进行穿刺或引流
    B. 经阴道后穹，穿入膀胱子宫陷凹进行穿刺或引流
    C. 经阴道前穹，穿入直肠子宫陷凹进行穿刺或引流
    D. 经阴道前穹，穿入膀胱子宫陷凹进行穿刺或引流

126. 关于胆汁分泌和排出途径的描述错误的是（　　）。
    A. 胆小管汇合成小叶间胆管　　　　　B. 小叶间胆管逐渐汇合成肝左、右管
    C. 肝左、右管汇合成胆总管　　　　　D. 胆总管与胰管汇合成肝胰壶腹

127. 患者，女，52岁，右上腹阵发性绞痛伴恶心呕吐，明显黄疸。剑突下压痛，腹肌紧张，呈板状腹。诊断为急性梗阻性化脓性胆管炎。以下有关胆总管的叙述，正确的是（　　）。
    A. 位于门静脉的后方　　　　　　　　B. 由肝右管和肝左管汇合而成
    C. 在肝十二指肠韧带内下降　　　　　D. 经十二指肠水平部的后方

128. 胰的位置较深,位于胃的后方,相当于( )。
    A. 第1、2胸椎水平   B. 第2腰椎间盘水平
    C. 第3腰椎水平   D. 第1、2腰椎水平
129. 下列关于胰的叙述正确的是( )。
    A. 胰管沿胰的上缘走行
    B. 分为胰头、胰体、胰尾3部
    C. 胰管与肝总管在十二指肠降部后方汇合
    D. 胰头后面与胆囊管、肝固有动脉相邻
130. 胃底腺的壁细胞分泌( )。
    A. 盐酸   B. 胃蛋白酶   C. Na^+离子   D. 黏液
131. 胃壁的组织结构从内到外依次是( )。
    A. 黏膜、肌层、外膜   B. 黏膜、黏膜下层、外膜
    C. 黏膜、外膜   D. 黏膜、黏膜下层、肌层、浆膜
132. 关于胃底腺主细胞的描述错误的是( )。
    A. 又称胃酶细胞   B. 分布在腺的中、下部
    C. 胞质嗜碱性   D. 能分泌胃蛋白酶
133. 黏膜上皮为复层扁平上皮的结构是( )。
    A. 胃   B. 食管   C. 空肠   D. 盲肠
134. 消化管的肌层( )。
    A. 全部由平滑肌构成   B. 全部由骨骼肌构成
    C. 大部分由平滑肌构成   D. 大部分由骨骼肌构成
135. 下列关于小肠微细结构的描述错误的是( )。
    A. 环状襞、绒毛、微绒毛扩大了小肠吸收表面积
    B. 绒毛是黏膜上皮和固有层向肠腔的突起
    C. 固有层内有肠腺
    D. 黏膜的上皮内不含杯形细胞

二、判断选择题

1. 内脏器官指位于胸腔和腹腔内的器官。( )
    A. 对   B. 错

2. 消化系统由口、咽、食管、胃、小肠、大肠构成。( )
    A. 对   B. 错

3. 咽是消化和呼吸系统共同的通道。( )
    A. 对   B. 错

4. 肝脏的下方有三条沟,呈"H"形,称肝门。( )
    A. 对   B. 错

5. 胆囊管与肝总管合并形成胆总管。( )
    A. 对   B. 错

6. 胃手术切口，切开的是腹腔。（　　）
   A. 对　　　　　　　　B. 错
7. 肝静脉从肝门进入肝。（　　）
   A. 对　　　　　　　　B. 错
8. 区别小肠和大肠是根据肠管的大小。（　　）
   A. 对　　　　　　　　B. 错
9. 肛管的黏膜和皮肤的分界线是齿状线。（　　）
   A. 对　　　　　　　　B. 错
10. 十二指肠悬韧带是确认空肠起始处的标志。（　　）
    A. 对　　　　　　　　B. 错

三、名词解释
1. 上消化道：

2. 咽峡：

3. 咽淋巴环：

4. 咽隐窝：

5. 十二指肠悬韧带：

6. 麦氏点：

7. 肝门：

8. 腹膜腔：

9. 齿状线：

10. 肝胰壶腹：

11. 腹膜：

四、简答题
1. 简述咽的分部及相通结构。

2. 简述食管的分段及三处狭窄。

3. 简述胃的位置、形态和分部。

4. 简述肝的位置、形态及分叶。

5. 简述胆汁的分泌及排出途径。

6. 简述腹膜在盆腔内的凹陷及临床意义。

7. 简述胆囊的位置、形态、体表投影及功能。

8. 简述人体大唾液腺组成、位置及导管开口。

9. 简述十二指肠的分部。

第四章 呼吸系统

一、单项选择题

1. 关于呼吸系统描述错误的是（　　）。
   A. 呼吸系统由呼吸道和肺组成
   B. 呼吸道包括鼻、咽、喉、气管和主支气管及其分支
   C. 临床上将鼻、咽、喉及气管合称为上呼吸道
   D. 呼吸系统的主要功能包括气体交换、发音、嗅觉及协助静脉血回心等

2. 上呼吸道是指（　　）。
   A. 鼻和咽
   B. 鼻、咽和喉
   C. 鼻、咽、喉和气管
   D. 气管和支气管

3. 组成呼吸道的结构按连续顺序依次是（　　）。
   A. 鼻、喉、气管、主支气管
   B. 鼻前庭、固有鼻腔、鼻咽、喉、主支气管
   C. 鼻、咽、喉、气管
   D. 鼻、咽、喉、气管、主支气管及其分支

4. 属于下呼吸道的是（　　）。
   A. 咽
   B. 喉
   C. 支气管
   D. 口腔

5. 属于下呼吸道的是（　　）。
   A. 鼻
   B. 咽
   C. 喉
   D. 气管

6. 关于鼻的描述错误的是（　　）。
   A. 鼻是呼吸道的起始部
   B. 鼻是嗅觉器官
   C. 鼻由外鼻和鼻腔组成
   D. 鼻可以辅助发音

7. 有关鼻的说法错误的是（　　）。
   A. 与嗅觉无关
   B. 鼻腔分为鼻前庭与固有鼻腔两部分
   C. 是呼吸道的起始部
   D. 鼻中隔前下部黏膜内有丰富的血管丛

8. 关于鼻腔的描述错误的是（　　）。
   A. 鼻腔由骨和软骨围成，内面为黏膜和皮肤
   B. 鼻腔被鼻中隔分为左、右两腔，左右相通
   C. 鼻经鼻孔通外界，经鼻后孔通鼻咽
   D. 每一侧鼻腔可分为鼻前庭和固有鼻腔

9. 蝶筛隐窝的位置在（　　）。
   A. 上鼻甲的后上方
   B. 中鼻甲的前上方
   C. 中鼻甲的后上方
   D. 下鼻夹的后上方

10. 鼻泪管的开口在（　　）。
    A. 上鼻甲的前端
    B. 中鼻甲的前端
    C. 下鼻夹的前端
    D. 下鼻夹的后端

11. 嗅区的位置在(　　)。
    A. 上鼻甲及其对应的鼻中隔的黏膜　　　　B. 中鼻甲及其对应的鼻中隔的黏膜
    C. 上鼻甲的前下部　　　　　　　　　　　D. 鼻中隔的前下部
12. 鼻易出血区在(　　)。
    A. 上鼻甲及其对应的鼻中隔的黏膜　　　　B. 中鼻甲及其对应的鼻中隔的黏膜
    C. 上鼻甲的前下部　　　　　　　　　　　D. 鼻中隔的前下部
13. 鼻黏膜出血的常见部位是(　　)。
    A. 上鼻甲黏膜　　　　　　　　　　　　　B. 中鼻甲黏膜
    C. 下鼻甲黏膜　　　　　　　　　　　　　D. 鼻中隔前下部黏膜
14. 开口于上鼻道的鼻窦是(　　)。
    A. 额窦　　　　　　　　　　　　　　　　B. 上颌窦
    C. 筛窦前群和中群　　　　　　　　　　　D. 筛窦后群
15. 开口于蝶筛隐窝的鼻旁窦是(　　)。
    A. 额窦　　　B. 上颌窦　　　C. 蝶窦　　　D. 筛窦前、中群
16. 最大的一对鼻旁窦是(　　)。
    A. 蝶窦　　　B. 额窦　　　C. 上颌窦　　　D. 筛窦前、中群
17. 鼻窦炎中的慢性炎症多发生于(　　)。
    A. 上颌窦　　　B. 额窦　　　C. 蝶窦　　　D. 筛窦
18. 患者,女,20岁。因右侧头痛、流脓涕、鼻塞就诊。1周前感冒后出现右侧头痛,颌面部明显压痛,伴有大量脓性涕,鼻涕难以擤尽。诊断:急性化脓性上颌窦炎(右侧)。上颌窦开口位置是(　　)。
    A. 上鼻道　　　B. 中鼻道　　　C. 下鼻道　　　D. 蝶筛隐窝
19. 额窦开口于(　　)。
    A. 上鼻道　　　B. 中鼻道　　　C. 下鼻道　　　D. 蝶筛隐窝
20. 喉室位于(　　)。
    A. 喉口处　　　　　　　　　　　　　　　B. 喉前庭内
    C. 前庭裂处　　　　　　　　　　　　　　D. 喉中间腔两侧的隐窝
21. 下列有关喉的描述错误的是(　　)。
    A. 可随吞咽、说话而上下移动　　　　　　B. 小儿喉的位置比成人高
    C. 由4块软骨构成支架　　　　　　　　　D. 管壁附有骨骼肌
22. 喉结(　　)。
    A. 在成年女性特别明显　　　　　　　　　B. 在成年男性特别明显
    C. 是环状软骨前部的突起　　　　　　　　D. 是会厌软骨的突起
23. 喉结属于(　　)。
    A. 会厌软骨　　　B. 甲状软骨　　　C. 杓状软骨　　　D. 环状软骨
24. 成对的喉软骨是(　　)。
    A. 甲状软骨　　　B. 杓状软骨　　　C. 环状软骨　　　D. 会厌软骨

25. 呼吸道中完整的环形软骨是（　　）。
    A. 甲状软骨　　　　B. 环状软骨　　　　C. 会厌软骨　　　　D. 气管软骨
26. 在吞咽时掩盖喉口的结构是（　　）。
    A. 甲状软骨　　　　B. 环状软骨　　　　C. 会厌　　　　　　D. 杓状软骨
27. 喉腔由上到下可以分为（　　）。
    A. 喉前庭、喉中间腔、声门下腔
    B. 喉前庭、喉中间腔、喉室、声门下腔
    C. 喉前庭、喉中间腔、声门裂、声门下腔
    D. 喉前庭、喉中间腔、喉室、声门裂、声门下腔
28. 喉腔最狭窄的部位是（　　）。
    A. 前庭裂　　　　　B. 声门裂　　　　　C. 喉中间腔　　　　D. 喉室
29. 喉腔炎症易发生水肿造成呼吸道阻塞的部位是（　　）。
    A. 喉口　　　　　　B. 喉前庭　　　　　C. 喉中间腔　　　　D. 声门下腔
30. 关于气管的描述错误的是（　　）。
    A. 气管由许多"C"形的气管软骨借韧带连结而成
    B. 气管位于食管的前方，上接杓状软骨
    C. 气管在胸骨角平面分为左、右主支气管
    D. 气管以胸骨的颈静脉切迹为界分为颈部和胸部
31. 临床上气管切开术常选用的气管是（　　）。
    A. 第1～2或2～3气管　　　　　　　B. 第2～3或3～4气管
    C. 第3～4或4～5气管　　　　　　　D. 第4～5或5～6气管
32. 患者，男性，65岁，患肺气肿多年，3年前被诊断为肺源性心脏病，今日症状加重，出现右心衰竭、呼吸功能不全，为提供一条呼吸支持治疗的途径，拟行气管切开术，切开的位置通常选择在（　　）。
    A. 第1～3气管软骨前正中线处　　　B. 第2～4气管软骨前正中线处
    C. 第3～5气管软骨前正中线处　　　D. 第4～6气管软骨前正中线处
33. 分布于气管黏膜的上皮是（　　）。
    A. 单层扁平上皮　　　　　　　　　B. 单层立方上皮
    C. 单层柱状上皮　　　　　　　　　D. 假复层纤毛柱状上皮
34. 右主支气管（　　）。
    A. 细而长　　　　　　　　　　　　B. 粗而短
    C. 全长4～5 cm　　　　　　　　　　D. 走行较水平
35. 左主支气管（　　）。
    A. 细而长，走行较水平　　　　　　B. 粗而短
    C. 气管异物易坠入　　　　　　　　D. 走行较垂直
36. 气管异物易落入（　　）。
    A. 右主支气管　　　B. 左主支气管　　　C. 左肺　　　　　　D. 右肺

37. 有关主支气管的描述,正确的是( )。
    A. 右主支气管呈水平位
    B. 右主支气管较长
    C. 左主支气管细而长
    D. 左主支气管近于垂直

38. 一位儿童进餐时打闹,异物坠入右主支气管,原因是右主支气管的特点( )。
    A. 细而短,走行较垂直
    B. 粗而长,走行较垂直
    C. 粗而短,走行较垂直
    D. 细而长,走行较垂直

39. 有关肺的叙述,错误的是( )。
    A. 位于胸腔内
    B. 形似半个锥形
    C. 下面与膈相邻
    D. 肺尖不超出胸廓上口

40. 关于肺的形态描述正确的是( )。
    A. 左肺分为3叶
    B. 右肺仅有一斜裂
    C. 左肺前缘下部有心切迹
    D. 左肺较粗短

41. 有关肺的描述正确的是( )。
    A. 位于胸膜腔内
    B. 肺尖位于胸廓内
    C. 右肺较宽短,左肺较狭长
    D. 左肺分3叶

42. 关于右肺的描述正确的是( )。
    A. 较狭长
    B. 较宽短
    C. 前缘下部有心切迹
    D. 仅有一斜裂

43. 患者,男,70岁。咳嗽有数年,痰不多,有时痰中带有血丝,疲倦,低热,夜间有盗汗;诊断为肺结核。关于肺的描述正确的是( )。
    A. 右肺前缘下部有一心切迹
    B. 肺尖不超过胸廓上口
    C. 内侧面中部有肺门
    D. 左肺分3叶

44. 患者,男,56岁,因刺激性咳嗽3个月,痰中带血伴右侧胸痛,X线胸片示右上肺前段有约 2 cm×3 cm 大小椭圆形阴影,临床诊断:肺癌,右侧胸膜腔积液。以下有关肺的叙述错误的是( )。
    A. 位于胸膜腔内
    B. 外侧面贴近肋和肋间肌
    C. 下面与膈相邻
    D. 前缘和下缘较锐利,后缘钝圆

45. 肺尖( )。
    A. 高出锁骨内侧 1/3 部 2~3 cm
    B. 高出锁骨外侧 1/3 部 2~3 cm
    C. 低于锁骨内侧半下方 2~3 cm
    D. 与胸廓上口相平

46. 通过肺门的结构不包括( )。
    A. 右主支气管
    B. 肺动脉
    C. 肺静脉
    D. 淋巴管和神经

47. 肺根不包括( )。
    A. 主支气管
    B. 肺段支气管
    C. 肺静脉
    D. 淋巴管和神经

48. 胸膜（　　）。
    A. 覆盖于左右肺表面的黏膜　　　　B. 其脏层衬在胸壁内面
    C. 仅覆盖在膈上面的浆膜　　　　　D. 为脏胸膜和壁胸膜的总称

49. 胸膜腔（　　）。
    A. 左、右胸膜腔借肺门相通　　　　B. 其最低部位是肋膈隐窝
    C. 经呼吸道与外界相通　　　　　　D. 内含少量气体

50. 不是构成壁胸膜的结构是（　　）。
    A. 膈胸膜　　　　　　　　　　　　B. 肺胸膜
    C. 胸膜顶　　　　　　　　　　　　D. 肋胸膜

51. 肋膈隐窝是（　　）。
    A. 由脏、壁两层胸膜围成　　　　　B. 位于肺根处
    C. 呼气时可缩小　　　　　　　　　D. 胸膜腔最低处

52. 壁胸膜和脏胸膜（　　）。
    A. 在胸膜顶处相移行　　　　　　　B. 在肺裂处相移行
    C. 在肺根处相移行　　　　　　　　D. 在肋膈隐窝处相移行

53. 肋膈隐窝是指（　　）。
    A. 膈胸膜与纵隔胸膜转折处　　　　B. 肋胸膜与纵隔胸膜转折处
    C. 膈胸膜与肋胸膜转折处　　　　　D. 壁胸膜与脏胸膜在肺门的移行处

54. 患者,男,58岁,因刺激性咳嗽2个月,痰中带血伴右侧胸痛1周入院。病理诊断为鳞状细胞癌。临床诊断:肺癌,右侧胸膜腔积液。以下对肋膈隐窝描述正确的是（　　）。
    A. 由脏、壁两层胸膜围成　　　　　B. 位于肺根处
    C. 呼气时肺下缘可到达其底部　　　D. 为胸膜腔最低处

55. 有关胸膜腔的叙述错误的是（　　）。
    A. 由脏、壁胸膜形成　　　　　　　B. 为密闭的
    C. 最低处是肋膈隐窝　　　　　　　D. 左、右两个胸膜腔是相通的

56. 平静呼吸时肺下界的体表投影在腋中线相交于（　　）。
    A. 第5肋　　　　　　　　　　　　B. 第6肋
    C. 第7肋　　　　　　　　　　　　D. 第8肋

57. 平静呼吸时胸膜下界的体表投影在肩胛线相交于（　　）。
    A. 第9肋　　　　　　　　　　　　B. 第10肋
    C. 第11肋　　　　　　　　　　　D. 第12肋

58. 胸膜下界体表投影在腋中线处与（　　）。
    A. 第6肋相交　　　　　　　　　　B. 第8肋相交
    C. 第10肋相交　　　　　　　　　 D. 第12肋相交

59. 纵隔的上界是（　　）。
    A. 胸廓上口　　　　　　　　　　　B. 肺尖
    C. 胸膜顶　　　　　　　　　　　　D. 胸骨角平面

二、判断选择题

1. 上呼吸道的功能是吸气,下呼吸道的功能是换气。（   ）
   A. 对   B. 错

2. 鼻旁窦均有开口与鼻腔相通。（   ）
   A. 对   B. 错

3. 喉是消化道和呼吸道的共同通道。（   ）
   A. 对   B. 错

4. 吞咽时,会厌软骨可遮盖喉口,以防食物落入喉腔。（   ）
   A. 对   B. 错

5. 气管在平胸骨角处分为左、右主支气管。（   ）
   A. 对   B. 错

6. 因左主支气管短粗而陡直,故进入气管的异物易落入此。（   ）
   A. 对   B. 错

7. 肺的外侧面又称肋面,内侧面又称纵隔面。（   ）
   A. 对   B. 错

8. 左肺一般分左、中、右三大叶,右肺分上、下两叶。（   ）
   A. 对   B. 错

9. 上呼吸道包括口腔、鼻、咽、喉和气管。（   ）
   A. 对   B. 错

10. 鼻黏膜内都含有嗅细胞。（   ）
    A. 对   B. 错

11. 鼻窦炎好发于筛窦。（   ）
    A. 对   B. 错

12. 喉结是甲状软骨的结构。（   ）
    A. 对   B. 错

13. 环状软骨后方平对第6颈椎,是颈部重要的表面标志。（   ）
    A. 对   B. 错

14. 喉前庭的黏膜下组织疏松,炎症时易发生水肿。（   ）
    A. 对   B. 错

15. 喉腔中最狭窄的部位是声门裂。（   ）
    A. 对   B. 错

16. 气管在颈静脉切迹平面的分叉处称为气管杈。（   ）
    A. 对   B. 错

17. 异物多坠入右主支气管,是因为右主气管粗而短,走行方向较垂直。（   ）
    A. 对   B. 错

18. 肺位于胸膜腔内,纵隔的两侧。（   ）
    A. 对   B. 错

19. 肺尖高出锁骨内侧 1/3 部 2～3 cm。（　　）
    A. 对　　　　　　B. 错
20. 右肺前缘下部有一心切迹。（　　）
    A. 对　　　　　　B. 错
21. 出入肺门的结构被结缔组织包绕，称为肺根。（　　）
    A. 对　　　　　　B. 错
22. 纵隔的两侧界是肋胸膜。（　　）
    A. 对　　　　　　B. 错

三、名词解释
1. 上呼吸道：

2. 肺门：

3. 肋膈隐窝：

4. 胸膜腔：

5. 纵隔：

6. 鼻旁窦：

7. 下呼吸道：

8. 胸膜：

9. 声门裂：

四、简答题

1. 气管异物为什么容易坠入右主支气管？

2. 简述左、右主支气管及左、右肺的区别。

3. 简述肺下界及胸膜下界的体表投影。

4. 试述外界气体进入肺泡的途径。

5. 简述鼻旁窦的名称及各窦的开口部位。

6. 什么是胸膜？胸膜的分部如何？

7. 简述肺的位置、形态和分叶。

第五章 泌尿系统

一、单项选择题

1. 形成尿液的器官是（　　）。
   A. 肾　　　　　　　　B. 输尿管　　　　　　C. 膀胱　　　　　　D. 尿道

2. 关于肾的描述,错误的是（　　）。
   A. 是腹膜内位器官　　　　　　　　B. 有 3 层被膜
   C. 红褐色　　　　　　　　　　　　D. 肾实质主要由泌尿小管构成

3. 肾（　　）。
   A. 左肾位置比右肾低
   B. 肾门在腹后壁的体表投影在临床又称肾区
   C. 肾为腹膜间位器官
   D. 肾门是输尿管出肾的部位

4. 成人肾门约平（　　）。
   A. 第 11 胸椎体下缘　　　　　　　B. 第 12 胸椎体
   C. 第 1 腰椎体　　　　　　　　　　D. 第 2 腰椎体上缘

5. 下列（　　）结构接经肾乳头管排出的尿液。
   A. 肾盂　　　　　　B. 肾窦　　　　　　C. 肾小盏　　　　　　D. 肾大盏

6. 属于肾皮质结构的是（　　）。
   A. 肾椎体　　　　　B. 肾小盏　　　　　C. 肾柱　　　　　　D. 肾大盏

7. 构成肾髓质的结构是（　　）。
   A. 肾柱　　　　　　B. 肾窦　　　　　　C. 肾盂　　　　　　D. 肾锥体

8. 关于肾的剖面结构的叙述,错误的是（　　）。
   A. 分皮质和髓质两部分　　　　　　B. 髓质由肾椎体组成
   C. 部分肾皮质伸入肾椎体之间称肾柱　　D. 肾乳头伸入肾大盏

9. 关于肾的构造描述正确的是（　　）。
   A. 肾皮质血管较少,故色淡　　　　B. 肾髓质血管丰富,呈暗红色
   C. 肾皮质由许多肾椎体构成　　　　D. 肾大盏由 2~3 个肾小盏合成

10. 患者,女,50 岁,腰痛伴小腹痛急诊入院。体格检查:右肾区叩击痛明显,右下腹有轻度压痛。临床诊断:右肾盂结石。以下有关肾的剖面结构的叙述错误的是（　　）。
    A. 分皮质和髓质两部分　　　　　　B. 髓质由肾椎体组成
    C. 部分肾皮质伸入肾椎体之间称肾柱　　D. 肾乳头伸入肾大盏

11. 女,40 岁。患者突感腹部剧痛,并倒地打滚,疼痛呈阵发性,从右腰部放射至右腹股沟部和右大腿前面。排出的尿略呈红色。诊断:输尿管结石。以下选项错误的是（　　）。
    A. 输尿管为一对细长肌性管道

B. 起自肾盂,终于膀胱

C. 当一侧输尿管被结石堵塞时,病人无尿液排出

D. 输尿管第一处狭窄为肾盂与输尿管移行处

12. 输尿管第二狭窄位于( )。

　　A. 小骨盆上口处　　　　　　　　B. 输尿管起始处

　　C. 斜穿膀胱处　　　　　　　　　D. 骨盆腔内

13. 关于输尿管的叙述,错误的是( )。

　　A. 为长约 20～30 cm 的肌性管道　　B. 第二狭窄在小骨盆上口处

　　C. 第一狭窄在输尿管的起始处　　　D. 开口于膀胱体

14. 关于输尿管的叙述,错误的是( )。

　　A. 属于腹膜外位器官　　　　　　B. 开口于膀胱颈

　　C. 始于肾盂　　　　　　　　　　D. 跨越小骨盆上口处较狭窄

15. 关于膀胱的叙述,错误的是( )。

　　A. 是一贮尿器官　　　　　　　　B. 膀胱底处有尿道内口

　　C. 成人膀胱容积为 300～500 mL　　D. 空虚时位于骨盆腔内

16. 男性患者,因排尿困难和排尿疼痛前来就医,经腹部 X 光检查,证实膀胱内有结石存在,考虑结石较大,从尿道自行排出有一定困难,故决定手术治疗。关于膀胱的构造,下列错误的是( )。

　　A. 膀胱为腹膜内位器官

　　B. 膀胱三角为肿瘤和结核的好发处

　　C. 成人膀胱位于小骨盆腔的前部,耻骨联合的后方

　　D. 可分为尖、体、颈和底四部分

17. 膀胱最下部是( )。

　　A. 膀胱颈　　　B. 膀胱底　　　C. 膀胱体　　　D. 膀胱尖

18. 膀胱黏膜的上皮为( )。

　　A. 复层扁平上皮　　　　　　　　B. 单层柱状上皮

　　C. 假复层纤毛柱状上皮　　　　　D. 变移上皮

19. 关于膀胱壁的结构描述错误的是( )。

　　A. 由黏膜、肌层、外膜构成　　　B. 黏膜上皮为变移上皮

　　C. 黏膜形成许多皱襞　　　　　　D. 膀胱三角黏膜处的皱襞很多

20. 患者,男性,40 岁。血尿 3 天,膀胱镜见膀胱底部有一 1.5 cm×1.0 cm 新生物,有蒂,病理活检为膀胱肿瘤 T1 期。膀胱肿瘤好发部位是( )。

　　A. 膀胱颈　　　B. 膀胱体　　　C. 膀胱尖　　　D. 膀胱三角

21. 患者,男,59 岁。昨天突发尿潴留 1 天入院。B 超检查:前列腺增大,膀胱内可见结石。初步考虑是由结石导致的尿潴留。下列有关膀胱三角的描述错误的是( )。

　　A. 黏膜平滑无皱襞　　　　　　　B. 位于膀胱体

　　C. 在两输尿管口和尿道内口之间　D. 黏膜的上皮是变移上皮

22. 关于女性尿道的描述,错误的是( )。
    A. 长约 3～5 cm　　　　　　　　　B. 位于阴道后壁的后方
    C. 其形态特点是宽、短、直　　　　D. 易引起逆行感染

二、判断选择题

1. 肾是腹膜外位器官。( )
    A. 对　　　　　　　B. 错

2. 肾位于腹膜后脊柱两侧,左肾比右肾低半个椎体。( )
    A. 对　　　　　　　B. 错

3. 肾囊封闭是将药物注入纤维囊内。( )
    A. 对　　　　　　　B. 错

4. 无论膀胱处于空虚还是充盈的状态,膀胱三角处黏膜均平滑而无皱襞。( )
    A. 对　　　　　　　B. 错

5. 成人的膀胱空虚时全部位于骨盆腔内,居耻骨联合后方。( )
    A. 对　　　　　　　B. 错

6. 膀胱属于腹膜外位器官。( )
    A. 对　　　　　　　B. 错

7. 男性膀胱颈的下方邻接前列腺。( )
    A. 对　　　　　　　B. 错

8. 男女性尿道均要通过尿生殖膈,且有骨骼肌形成的尿道括约肌环绕。( )
    A. 对　　　　　　　B. 错

三、名词解释

1. 肾区:

2. 肾门:

3. 膀胱三角:

4. 肾窦：

5. 肾蒂：

四、简答题
1. 简述泌尿系统的组成和功能。

2. 简述肾的正常位置和固定因素。

3. 简述膀胱三角的位置、结构特点和临床意义。

4. 简述输尿管的狭窄。

5. 试从解剖特点解释女性尿道易发生逆行性感染的原因。

第六章 生殖系统

一、单项选择题

1. 男性生殖腺是（　　）。
   A. 精囊　　　　　　B. 附睾　　　　　　C. 尿道球腺　　　　D. 睾丸
2. 不属于男性生殖管道的结构是（　　）。
   A. 精囊腺　　　　　B. 附睾　　　　　　C. 输精管　　　　　D. 射精管
3. 不属于男性附属腺体的是（　　）。
   A. 精囊　　　　　　B. 前列腺　　　　　C. 尿道球腺　　　　D. 前庭大腺
4. 属于男性外生殖器的结构是（　　）。
   A. 精囊　　　　　　B. 附睾　　　　　　C. 阴囊　　　　　　D. 阴阜
5. 关于睾丸位置和形态的描述正确的是（　　）。
   A. 呈扁椭圆形
   B. 位于鞘膜腔内
   C. 前缘有血管、神经和淋巴管出入
   D. 后缘游离
6. 睾丸位于（　　）。
   A. 输精管的后方　　B. 附睾的后内侧　　C. 腹股沟管内　　　D. 阴囊内
7. 能产生精子和分泌雄激素的结构是（　　）。
   A. 睾丸　　　　　　B. 附睾　　　　　　C. 精囊　　　　　　D. 阴囊
8. 附睾（　　）。
   A. 贴附于睾丸的前缘和上端
   B. 分为头、体、尾三部分
   C. 分泌雄激素
   D. 由数条附睾丸管构成
9. 能贮存精子，使精子进一步分化，成熟而获得受精能力的器官是（　　）。
   A. 睾丸　　　　　　B. 附睾　　　　　　C. 精囊　　　　　　D. 阴囊
10. 输精管（　　）。
    A. 起自睾丸下端
    B. 开口于前列腺
    C. 起于附睾尾
    D. 与前列腺排泄管合并成射精管
11. 不属于输精管分部的是（　　）。
    A. 睾丸部　　　　　B. 精索部　　　　　C. 前列腺部　　　　D. 盆部
12. 输精管结扎的常选部位（　　）。
    A. 睾丸部　　　　　B. 精索部　　　　　C. 腹股沟管部　　　D. 盆部
13. 与直肠相邻的结构是（　　）。
    A. 输尿管　　　　　B. 前列腺　　　　　C. 尿道球腺　　　　D. 附睾
14. 前列腺（　　）。
    A. 位于膀胱的后方
    B. 呈栗形，底朝下
    C. 为中空性器官
    D. 经直肠前壁可以触及

15. 关于男性附属腺的描述错误的是(　　)。
    A. 附属腺包括前列腺、精囊和尿道球腺　　B. 附属腺的分泌物与精子共同构成精液
    C. 精囊的排泄管与前列腺合成射精管　　D. 尿道球腺开口于尿道球部
16. 精索内不包括(　　)。
    A. 输精管　　　　B. 附睾管　　　　C. 睾丸动脉　　　　D. 淋巴管
17. 下列关于阴囊的描述错误的是(　　)。
    A. 阴囊壁由皮肤、肉膜、精索外筋膜、提睾肌和精索内筋膜组成
    B. 阴囊内只容纳一对睾丸
    C. 阴囊的浅筋膜内含有平滑肌纤维
    D. 由阴囊中隔分为左、右两部
18. 关于阴茎的描述正确的是(　　)。
    A. 阴茎分为头、体、尾
    B. 阴茎主要有一条阴茎海绵体和两条尿道海绵体
    C. 阴茎前端为阴茎头,上有尿道外口
    D. 尿道海绵体前端扩大为尿道球
19. 男性尿道(　　)。
    A. 平均长约 10 cm　　　　　　　　B. 阴茎悬垂时出现耻骨下弯
    C. 具有排尿和排精的功能　　　　　D. 前列腺部最短
20. 男性尿道(　　)。
    A. 全长约 12 cm　　　　　　　　　B. 分为前列腺部、膜部和尿道海绵体部
    C. 临床常称尿道海绵体部和膜部为前尿道　　D. 导尿时应注意矫正耻骨下弯
21. 关于男性尿道,说法错误的是(　　)。
    A. 前列腺部后壁有射精管和前列腺排泄管的开口
    B. 膜部是男性尿道最狭窄的部分
    C. 外伤性尿道断裂易发生于膜部
    D. 海绵体部的起始部膨大称尿道球部,尿道球腺开口于此
22. 不属于男性尿道狭窄的结构是(　　)。
    A. 尿道内口　　　B. 前列腺部　　　C. 膜部　　　D. 尿道外口
23. 男性尿道的狭窄中最狭窄的结构是(　　)。
    A. 尿道内口　　　B. 前列腺部　　　C. 膜部　　　D. 尿道外口
24. 关于男性尿道的弯曲,以下描述正确的是(　　)。
    A. 位于耻骨联合下方的弯曲称为耻骨下弯,凹向下
    B. 位于耻骨联合前下方的弯曲称为耻骨前弯,凹向前
    C. 耻骨下弯的弯曲恒定,不可改变
    D. 耻骨前弯的弯曲恒定,不可改变
25. 女性生殖腺是(　　)。
    A. 卵巢　　　　B. 输卵管　　　　C. 子宫　　　　D. 阴道

26. 不属于女性内生殖器的是（　　）。
    A. 卵巢　　　　　B. 输卵管　　　　　C. 阴道前庭　　　　　D. 阴道
27. 关于卵巢位置和形态的叙述错误的是（　　）。
    A. 髂总动脉分叉处下方　　　　　B. 位于盆腔侧壁
    C. 性成熟期后，表面有许多瘢痕　　　　　D. 位于腹腔内
28. 卵巢位于（　　）。
    A. 髂总动脉分叉处下方　　　　　B. 小骨盆腔内
    C. 肾的下方　　　　　D. 子宫颈两侧
29. 能产生卵细胞、分泌雌性激素的结构是（　　）。
    A. 卵巢　　　　　B. 输卵管　　　　　C. 子宫　　　　　D. 阴道
30. 与腹膜腔相通的管道是（　　）。
    A. 输尿管　　　　　B. 输精管　　　　　C. 输卵管　　　　　D. 食管
31. 关于输卵管的叙述，错误的是（　　）。
    A. 输卵管伞为临床识别输卵管的标志　　　　　B. 输卵管峡部较短而细
    C. 输卵管腹腔口开口于腹腔　　　　　D. 连于子宫底的两侧
32. 不属于输卵管分部的是（　　）。
    A. 子宫部　　　　　B. 输卵管峡部　　　　　C. 输卵管壶腹部　　　　　D. 输卵管伞
33. 输卵管结扎术常选用的部位是（　　）。
    A. 子宫部　　　　　B. 输卵管峡部　　　　　C. 输卵管壶腹部　　　　　D. 输卵管漏斗部
34. 卵细胞在输卵管受精的部位是（　　）。
    A. 子宫部　　　　　B. 输卵管峡部　　　　　C. 输卵管壶腹部　　　　　D. 输卵管伞
35. 临床识别输卵管的标志是（　　）。
    A. 子宫部　　　　　B. 输卵管峡部　　　　　C. 输卵管壶腹部　　　　　D. 输卵管伞
36. 输卵管炎易造成（　　）堵塞而导致不孕或宫外孕。
    A. 子宫部　　　　　B. 输卵管峡部　　　　　C. 输卵管壶腹部　　　　　D. 输卵管伞
37. 子宫附件指（　　）。
    A. 卵巢　　　　　B. 输卵管　　　　　C. 卵巢和输卵管　　　　　D. 子宫
38. 附件炎中发生的炎症的部位是（　　）。
    A. 卵巢　　　　　B. 输卵管　　　　　C. 卵巢和输卵管　　　　　D. 子宫
39. 关于子宫的叙述错误的是（　　）。
    A. 成人子宫呈倒置的梨形　　　　　B. 子宫颈为癌肿的好发部位
    C. 可分为子宫底、子宫颈、子宫体三部分　　　　　D. 内腔狭窄，可分为上、中、下三部
40. 关于子宫内腔的叙述错误的是（　　）。
    A. 可分为上、下两部　　　　　B. 子宫腔为倒三角形腔隙
    C. 位于子宫颈的腔隙叫子宫颈管　　　　　D. 子宫腔向下通阴道
41. 子宫肿瘤的好发部位在（　　）。
    A. 子宫底　　　　　B. 子宫颈　　　　　C. 子宫峡　　　　　D. 子宫体

42. 产科剖宫术最常选择剖开的部位是(　　)。
    A. 子宫底　　　　B. 子宫颈　　　　C. 子宫峡　　　　D. 子宫体
43. 关于子宫的位置描述正确的是(　　)。
    A. 位于小骨盆的中央　　　　　　B. 膀胱和直肠之间
    C. 呈前倾前屈位　　　　　　　　D. 以上都对
44. 成人子宫的正常位置是(　　)。
    A. 前倾后屈位　　B. 后倾前屈位　　C. 前倾前屈位　　D. 后倾后屈位
45. 限制子宫向两侧活动的韧带是(　　)。
    A. 子宫阔韧带　　B. 子宫圆韧带　　C. 子宫主韧带　　D. 骶子宫韧带
46. 维持子宫前倾的结构是(　　)。
    A. 子宫阔韧带　　B. 子宫圆韧带　　C. 子宫主韧带　　D. 骶子宫韧带
47. 防止子宫下垂的结构是(　　)。
    A. 子宫阔韧带　　B. 子宫圆韧带　　C. 子宫主韧带　　D. 骶子宫韧带
48. 维持子宫前屈的结构是(　　)。
    A. 子宫阔韧带　　B. 子宫圆韧带　　C. 子宫主韧带　　D. 骶子宫韧带
49. 关于阴道的描述,错误的是(　　)。
    A. 阴道是连接子宫与外生殖器的肌性管道
    B. 有排出月经和娩出胎儿的功能
    C. 阴道前壁与直肠相邻,后壁与膀胱和尿道相邻
    D. 直肠子宫陷凹有积液时,可经阴道后穹进行穿刺或引流
50. 关于女性外生殖器的描述,错误的是(　　)。
    A. 女性外生殖器又称为女阴
    B. 阴蒂有丰富的神经末梢
    C. 阴道前庭前部是阴道口,后部是尿道外口
    D. 阴阜由皮肤和很厚的脂肪层构成
51. 关于会阴的描述,正确的是(　　)。
    A. 会阴是肛门与阴道口之间的区域
    B. 广义会阴又称为产科会阴
    C. 尿生殖三角,男性有尿道通过,女性有尿道和阴道通过
    D. 狭义会阴指封闭骨盆下口的全部软组织
52. 肛门与阴道口之间的区域称为(　　)。
    A. 广义会阴　　　B. 产科会阴　　　C. 尿生殖三角　　D. 肛门三角
53. 助产时需要保护的结构是(　　)。
    A. 广义会阴　　　B. 狭义会阴　　　C. 尿生殖三角　　D. 肛门三角

二、判断选择题
1. 睾丸具有产生精子和分泌雄激素的作用。(　　)
    A. 对　　　　　　B. 错

2. 男性输精管的睾丸部是临床上进行输精管结扎的常用部位。(　　)
   　　A. 对　　　　　　B. 错

3. 男性尿道的三处狭窄分别是尿道内口、尿道膜部和尿道外口。(　　)
   　　A. 对　　　　　　B. 错

4. 女性输卵管伞是临床上识别输卵管的标志。(　　)
   　　A. 对　　　　　　B. 错

5. 子宫颈阴道部是炎症和癌肿的多发部位。(　　)
   　　A. 对　　　　　　B. 错

6. 卵巢是女性的生殖腺,其功能是产生卵细胞,但不能分泌雌激素。(　　)
   　　A. 对　　　　　　B. 错

7. 输精管结扎术可阻止精子和雄激素的排出。(　　)
   　　A. 对　　　　　　B. 错

8. 输卵管峡部是精子和卵子受精的部位。(　　)
   　　A. 对　　　　　　B. 错

9. 直肠子宫陷凹有积液时,可经阴道后穹进行穿刺或引流。(　　)
   　　A. 对　　　　　　B. 错

10. 会阴是在肛门与阴道口之间的区域。(　　)
    　　A. 对　　　　　　B. 错

三、名词解释

1. 鞘膜腔：

2. 精索：

3. 前列腺沟：

4. 子宫峡：

5. 阴道穹：

6. 广义会阴：

7. 狭义会阴：

四、简答题
1. 简述男性生殖系统组成。

2. 试述精子产生和排出体外的途径。

3. 简述男性尿道的分部及男性尿道的弯曲和狭窄。

4. 简述女性生殖系统的组成。

5. 简述输卵管的位置、分部及临床意义。

6. 简述子宫的位置、形态与分部。

7. 简述子宫的固定装置。

第七章　脉管系统

一、单项选择题
1. 脉管系统（　　）。
   A. 由心、动脉、静脉和毛细血管组成　　B. 由血管和淋巴管组成
   C. 由心、动脉、静脉和淋巴管组成　　　D. 由心血管系统和淋巴系统组成
2. 心血管系统的组成是（　　）。
   A. 心、动脉　　　　　　　　　　　　　B. 心、静脉
   C. 心、动脉、静脉和毛细血管　　　　　D. 血管、淋巴管
3. 关于血液循环，下列说法正确的是（　　）。
   A. 大循环始于右心室
   B. 小循环始于左心室
   C. 大循环内流动的是静脉血
   D. 小循环主要功能是将静脉血转为动脉血
4. 关于体循环，下列说法错误的是（　　）。
   A. 血液由左心室射出
   B. 血液由动脉血变成静脉血
   C. 流程长、流经范围广
   D. 最后经上、下腔静脉及心的冠状窦返回左心房

5. 关于肺循环,下列说法错误的是(　　)。
   A. 血液由右心室射出　　　　　　　　B. 血液由静脉血变成动脉血
   C. 流程短,只经过肺　　　　　　　　D. 最后由肺动脉汇入左心房
6. 下列关于心的位置的描述正确的是(　　)。
   A. 胸膜腔内、膈的上方　　　　　　　B. 胸腔正中、两肺之间
   C. 两肺之间、前纵隔内　　　　　　　D. 中纵隔内、膈的上方
7. 心(　　)。
   A. 位于胸膜腔内　　　　　　　　　　B. 约 2/3 在正中线右侧
   C. 前面小部分被肺遮盖　　　　　　　D. 位于中纵隔内
8. 下列关于心的描述错误的是(　　)。
   A. 心是中空的肌性器官　　　　　　　B. 成人的左、右心房借卵圆孔相通
   C. 心室肌比心房肌厚　　　　　　　　D. 左心室的肌层最厚
9. 心尖朝向(　　)。
   A. 左前方　　　　B. 左方　　　　C. 左下方　　　　D. 左前下方
10. 在体表可触及心尖搏动的部位在(　　)。
    A. 左第 4 肋间隙,左锁骨中线外侧 1~2 cm 处
    B. 左第 4 肋间隙,左锁骨中线内侧 1~2 cm 处
    C. 左第 5 肋间隙,左锁骨中线外侧 1~2 cm 处
    D. 左第 5 肋间隙,左锁骨中线内侧 1~2 cm 处
11. 下列关于心的体表投影 4 个点的描述错误的是(　　)。
    A. 左侧第 2 肋软骨下缘,距胸骨左缘 1.2 cm 处
    B. 右侧第 3 肋软骨上缘,距胸骨右缘 1 cm 处
    C. 右侧第 5 胸肋关节处
    D. 左侧第 5 肋间隙、锁骨中线内侧 1~2 cm 处
12. 关于心的外形描述错误的是(　　)。
    A. 前面又称胸肋面　　　　　　　　　B. 下面又称膈面
    C. 左缘主要由左心室构成　　　　　　D. 右缘主要由右心室构成
13. 心(　　)。
    A. 左右半心互相连通　　　　　　　　B. 左半心含静脉血
    C. 右半心含动脉血　　　　　　　　　D. 体循环起于左心室
14. 下列属于右心房结构的是(　　)。
    A. 上腔静脉口　　B. 肺动脉口　　C. 肺静脉口　　D. 主动脉口
15. 下列属于左心室结构的是(　　)。
    A. 肺静脉口　　B. 肺动脉口　　C. 主动脉口　　D. 上腔静脉口
16. 左心房有(　　)。
    A. 肺动脉口　　　　　　　　　　　　B. 4 个肺静脉口
    C. 2 个肺静脉口　　　　　　　　　　D. 冠状窦口

17. 冠状窦注入（　　）。
    A. 左心房　　　　B. 右心房　　　　C. 右心室　　　　D. 左心室
18. 窦房结位于（　　）。
    A. 冠状窦与右心房之间的心外膜深面　　B. 冠状静脉口前方心内膜内
    C. 上腔静脉与右心耳交界处的心外膜深面　　D. 上腔静脉与肺静脉之间的外膜深面
19. 关于左心室的叙述错误的是（　　）。
    A. 心壁薄腔大　　　　　　　　　　B. 房室口的周缘附有二尖瓣
    C. 入口为左房室口　　　　　　　　D. 出口为主动脉
20. 关于右心房的叙述,错误的是（　　）。
    A. 壁薄腔大　　　　　　　　　　　B. 房间隔的下部有卵圆窝
    C. 有肺静脉开口　　　　　　　　　D. 构成心的右上部
21. 心的正常起搏点是（　　）。
    A. 房室结　　　　B. 房室束　　　　C. 左束支　　　　D. 窦房结
22. 当心室收缩时,左心室的瓣膜所处的状态为（　　）。
    A. 三尖瓣关闭,肺动脉瓣开放　　　　B. 三尖瓣关闭,主动脉瓣开放
    C. 主动脉瓣关闭,肺动脉瓣开放　　　D. 二尖瓣关闭,主动脉瓣开放
23. 心室舒张时,防止血液逆流的装置是（　　）。
    A. 主动脉瓣和肺动脉瓣　　　　　　B. 三尖瓣
    C. 主动脉瓣和二尖瓣　　　　　　　D. 肺动脉瓣和三尖瓣
24. 卵圆窝位于（　　）。
    A. 左心房的房间隔下部　　　　　　B. 右心室
    C. 左心室的室间隔上部　　　　　　D. 右心房的房间隔下部
25. 关于心的血液供应描述错误的是（　　）。
    A. 心的血液供应来自左右冠状动脉
    B. 右冠状动脉只供应右心房、右心室
    C. 左冠状动脉供应右心室前壁小部分、室间隔前上部
    D. 左冠状动脉供应左心房、左心室的侧壁和后壁
26. 有关心包的叙述错误的是（　　）。
    A. 可分为纤维性心包和浆膜性心包　　B. 浆膜性心包分为脏、壁两层
    C. 浆膜性心包和纤维性心包之间为心包腔　　D. 纤维性心包是坚韧的结缔组织
27. 关于动脉韧带的说法,错误的是（　　）。
    A. 一条结缔组织索
    B. 位于肺动脉干分叉处与主动脉弓下缘之间
    C. 是胎儿出生后动脉导管闭锁的遗迹
    D. 动脉导管一般在出生6个月后闭锁
28. 颈动脉窦（　　）。
    A. 在颈内、外动脉分叉处

B. 窦壁内有化学感受器
   C. 能感受氢离子浓度的变化
   D. 当血压升高时能反射性地引起血压下降
29. 颈动脉小球（　　）。
   A. 是颈总动脉末端和颈内动脉起始部膨大部分
   B. 为化学感受器
   C. 能感受血压的变化
   D. 能维持血压稳定
30. 下列关于心传导系统的说法,正确的是（　　）。
   A. 由神经系统组成　　　　　　　　B. 由特殊分化的心肌纤维组成
   C. 由三尖瓣、腱索、乳头肌组成　　D. 包括房室结、房室束两部分
31. 肺动脉干起始于（　　）。
   A. 左心房　　　　B. 左心室　　　　C. 右心房　　　　D. 右心室
32. 下列关于主动脉的描述正确的是（　　）。
   A. 自右心室发出　　　　　　　　　B. 起始处无任何分支
   C. 沿脊柱右侧下行　　　　　　　　D. 全长分为 3 部
33. 属于主动脉的分支是（　　）。
   A. 右颈总动脉　　　　　　　　　　B. 右锁骨下动脉
   C. 左锁骨下动脉　　　　　　　　　D. 椎动脉
34. 运血入肺,起营养作用的是（　　）。
   A. 支气管动脉　　B. 胸主动脉　　　C. 胸廓内动脉　　D. 肺动脉
35. 升主动脉（　　）。
   A. 续于主动脉弓　　　　　　　　　B. 发出左、右冠状动脉
   C. 自右心室发出　　　　　　　　　D. 无分支
36. 主动脉弓（　　）。
   A. 续于升主动脉,呈弓形弯向左后方　B. 凸侧有 4 大分支
   C. 自左心室起,呈弓形弯向左后方　　D. 凹侧有 3 大分支
37. 主动脉弓上缘从右向左发出的第一分支是（　　）。
   A. 头臂干　　　　B. 右锁骨下动脉　C. 右颈总动脉　　D. 左颈总动脉
38. 颈外动脉的分支不包括（　　）。
   A. 甲状腺上动脉　B. 椎动脉　　　　C. 面动脉　　　　D. 颞浅动脉
39. 锁骨下动脉（　　）。
   A. 左侧起自头臂干　　　　　　　　B. 右侧起于主动脉弓
   C. 延续为肱动脉　　　　　　　　　D. 发出椎动脉
40. 肾动脉（　　）。
   A. 左侧较右侧长　　　　　　　　　B. 在第 4 腰椎高度起于腹主动脉
   C. 左侧较右侧短　　　　　　　　　D. 右侧起点稍高于左侧

41. 腹腔干发出（　　）。
    A. 胃左动脉　　　　B. 胃网膜左动脉　　　C. 胃右动脉　　　　D. 胃网膜右动脉
42. 直接分布到胃的动脉有（　　）。
    A. 脾动脉　　　　　B. 肝总动脉　　　　　C. 胃短动脉　　　　D. 胃十二指肠动脉
43. 脾动脉（　　）。
    A. 起自腹主动脉　　　　　　　　　　　　B. 起自肝总动脉
    C. 有到胃的分支　　　　　　　　　　　　D. 发出胃网膜右动脉
44. 肠系膜上动脉（　　）。
    A. 起自腹腔干　　　　　　　　　　　　　B. 进入小肠系膜根
    C. 是成对的动脉　　　　　　　　　　　　D. 发出乙状结肠动脉
45. 肠系膜下动脉（　　）。
    A. 进入小肠系膜根　　　　　　　　　　　B. 起自肠系膜上动脉
    C. 向下延续为直肠上动脉　　　　　　　　D. 营养横结肠
46. 子宫动脉（　　）。
    A. 进入子宫阔韧带两层之间　　　　　　　B. 在输尿管后方经过
    C. 起自髂外动脉　　　　　　　　　　　　D. 在输尿管下方经过
47. 肠系膜上动脉营养（　　）。
    A. 直肠　　　　　　B. 肛管　　　　　　　C. 降结肠　　　　　D. 横结肠
48. 肠系膜下动脉营养（　　）。
    A. 盲肠　　　　　　B. 空、回肠　　　　　C. 升结肠　　　　　D. 降结肠
49. 肠系膜上动脉的分支不包括（　　）。
    A. 右结肠动脉　　　B. 回结肠动脉　　　　C. 中结肠动脉　　　D. 左结肠动脉
50. 阑尾动脉属于（　　）的分支。
    A. 空肠动脉　　　　B. 回肠动脉　　　　　C. 回结肠动脉　　　D. 右结肠动脉
51. 颅顶部软组织出血需压迫止血时，应压迫（　　）。
    A. 面动脉　　　　　B. 上颌动脉　　　　　C. 颈外动脉　　　　D. 颞浅动脉
52. 常用于压迫止血的动脉不包括（　　）。
    A. 面动脉　　　　　B. 颞浅动脉　　　　　C. 腋动脉　　　　　D. 股动脉
53. 静脉角位于（　　）。
    A. 锁骨下静脉与颈内静脉汇合处　　　　　B. 左、右头臂静脉汇合处
    C. 颈处静脉注入锁骨下静脉处　　　　　　D. 奇静脉注入上腔静脉处
54. 上腔静脉（　　）。
    A. 位于中纵隔内　　　　　　　　　　　　B. 由左、右颈内静脉汇合而成
    C. 沿胸主动脉的右侧下降　　　　　　　　D. 注入右心房
55. 上腔静脉由左、右（　　）。
    A. 头臂静脉合成　　　　　　　　　　　　B. 锁骨下静脉合成
    C. 颈内静脉合成　　　　　　　　　　　　D. 头臂干合成

56. 下腔静脉（　　）。
    A. 是全身最大的静脉干
    B. 由两侧髂内静脉汇合而成
    C. 沿腹主动脉的左侧上行
    D. 穿膈的主动脉裂孔
57. 头臂静脉（　　）。
    A. 只有一条
    B. 由两侧颈内静脉合成
    C. 由颈内静脉与锁骨下静脉合成
    D. 由两侧的锁骨下静脉合成
58. 颈外静脉（　　）。
    A. 是颈部最粗大的浅静脉
    B. 位于胸锁乳突肌深方
    C. 注入颈内静脉
    D. 注入头臂静脉
59. 头静脉（　　）。
    A. 起于手背静脉网桡侧
    B. 起于手背静脉网尺侧
    C. 注入肱静脉
    D. 注入贵要静脉
60. 头静脉（　　）。
    A. 无静脉瓣
    B. 起始于尺背静脉网的尺侧
    C. 借肘正中静脉与贵要静脉相吻合
    D. 注入桡静脉
61. 无静脉瓣的是（　　）。
    A. 肝门静脉　　B. 大隐静脉　　C. 肘正中静脉　　D. 肱静脉
62. 上唇感染引起颅内感染的患者，其脓栓进入颅内的途径是（　　）。
    A. 经面静脉、内眦静脉、眼静脉
    B. 经面静脉、颈外静脉、眼静脉
    C. 经颈外静脉、颈内静脉、眼静脉
    D. 经面静脉、颈内静脉、眼静脉
63. 下肢的浅静脉是（　　）。
    A. 腘静脉　　B. 大隐静脉　　C. 贵要静脉　　D. 股静脉
64. 大隐静脉（　　）。
    A. 起于足背静脉弓的外侧缘
    B. 经外踝的后方上行
    C. 行经小腿的后面
    D. 在腹股沟韧带的稍下方注入股静脉
65. 大隐静脉（　　）。
    A. 是下肢的深静脉
    B. 起自足背静脉弓的外侧
    C. 起自足背静脉弓的内侧
    D. 注入腘静脉
66. 小隐静脉注入（　　）。
    A. 股静脉　　B. 大隐静脉　　C. 腘静脉　　D. 胫前静脉
67. 小隐静脉（　　）。
    A. 行于外踝后方
    B. 行于外踝前方
    C. 起于足背静脉弓内侧
    D. 注入胫后静脉
68. 肝门静脉走行于（　　）。
    A. 肝圆韧带内　　B. 肝胃韧带　　C. 十二指肠悬韧带　　D. 肝十二指肠韧带
69. 不直接注入下腔静脉的血管是（　　）。
    A. 肾静脉　　B. 右睾丸静脉　　C. 肝静脉　　D. 肝门静脉

70. 不属于肝门静脉属支的是（　　）。
    A. 肠系膜上静脉　　B. 肝静脉　　　　C. 脾静脉　　　　D. 胃左静
71. 肝门静脉（　　）。
    A. 含有静脉瓣　　　　　　　　　　　B. 是肝血液的唯一来源
    C. 多由肠系膜上静脉和脾静脉合成　　D. 收集腹腔内不成对器官的静脉血
72. 肝门静脉（　　）。
    A. 注入下腔静脉　　　　　　　　　　B. 注入肝静脉
    C. 无静脉瓣　　　　　　　　　　　　D. 没有侧副循环
73. （　　）的静脉血直接注入下腔静脉。
    A. 肝　　　　　　　B. 胃　　　　　　C. 胰　　　　　　D. 脾
74. 胸导管收集（　　）。
    A. 胸腔脏器的淋巴　　　　　　　　　B. 胸腹腔脏器的淋巴
    C. 除左侧上半身以外的全身淋巴　　　D. 除右侧上半身以外的全身淋巴
75. 胸导管不收集（　　）。
    A. 左上半身的淋巴　　　　　　　　　B. 左下半身的淋巴
    C. 右下半身的淋巴　　　　　　　　　D. 右上半身的淋巴
76. 右淋巴导管（　　）。
    A. 收集右上半身的淋巴　　　　　　　B. 收集右下半身的淋巴
    C. 收集右下肢的淋巴　　　　　　　　D. 是最长的淋巴导管
77. 左锁骨上淋巴结（　　）。
    A. 属颈外侧浅淋巴结的一部分　　　　B. 其输出管形成锁骨下干
    C. 食管癌或胃癌等癌细胞可转移到此　D. 沿颈外静脉排列
78. 乳糜池位于（　　）。
    A. 第1腰椎前面　　B. 第2腰椎前面　　C. 第3腰椎前面　　D. 第12胸椎前面
79. 腋淋巴结（　　）。
    A. 数目为1~2个　　　　　　　　　　B. 直接注入胸导管
    C. 收集颈部的淋巴　　　　　　　　　D. 收集乳房的淋巴
80. 人体的淋巴干（　　）。
    A. 有8条　　　　　B. 有9条　　　　　C. 不成对的有2条　D. 都注入胸导管
81. 不成对的淋巴干有（　　）。
    A. 颈干　　　　　　B. 锁骨下干　　　C. 支气管纵隔干　　D. 肠干
82. 乳糜池（　　）。
    A. 由左右腰干和肠干合成　　　　　　B. 由左右肠干和腰干合成
    C. 向上穿过膈肌的腔静脉孔　　　　　D. 相当于第2腰椎高度前面
83. 脾（　　）。
    A. 属于腹膜内位器官　　　　　　　　B. 与第8~10肋相对
    C. 其长轴与肋弓一致　　　　　　　　D. 下缘有2~3个脾切迹

84. 脾（　　）。

A. 为扁圆形中空性器官
B. 位于右季肋区
C. 被第 9～11 肋覆盖
D. 后缘有 2～3 个脾切迹

二、判断选择题

1. 脉管系统包括血管系统和淋巴系统两部分。（　　）

A. 对　　　　　　B. 错

2. 左心室心肌比右心室肥厚。（　　）

A. 对　　　　　　B. 错

3. 窦房结是心的起搏点。（　　）

A. 对　　　　　　B. 错

4. 心尖的体表投影在左侧第 5 肋间隙,右锁骨中线内侧 1～2 cm 处。（　　）

A. 对　　　　　　B. 错

5. 大隐静脉是全身最大的静脉。（　　）

A. 对　　　　　　B. 错

6. 胸导管收纳上半身和左下半身的淋巴。（　　）

A. 对　　　　　　B. 错

7. 临床测量血压常选肱动脉。（　　）

A. 对　　　　　　B. 错

8. 左、右心室收缩时,二尖瓣和三尖瓣关闭。（　　）

A. 对　　　　　　B. 错

9. 肺动脉流的是动脉血。（　　）

A. 对　　　　　　B. 错

10. 门静脉内静脉瓣丰富。（　　）

A. 对　　　　　　B. 错

11. 全身最大的淋巴导管是右淋巴导管。（　　）

A. 对　　　　　　B. 错

三、名词解释

1. 血液循环：

2. 动脉韧带：

3. 静脉角：

4. 乳糜池：

5. 体循环：

6. 卵圆窝：

7. 颈动脉窦：

8. 危险三角：

9. 心包腔：

四、简答题
1. 简述脉管系统的组成。

2. 简述心的位置和外形。

3. 简述右心房的结构。

4. 简述左心室的主要结构。

5. 试述心的兴奋在何处产生？又经何途径传到心室肌？

6. 简述肝门静脉系组成和属支。

7. 简述肝门静脉系与上腔静脉系、下腔静脉系的吻合途径及临床意义。

8. 简述下腔静脉的合成、注入部位和收集范围。

第八章 感觉器

一、单项选择题

1. 角膜的特点不包括（　　）。
   A. 无色透明　　　　B. 无血管　　　　C. 无神经末梢　　　　D. 有屈光作用
2. 眼球壁由外向内依次分为（　　）。
   A. 纤维膜、血管膜和视网膜　　　　B. 角膜和巩膜
   C. 虹膜、睫状体和脉络膜　　　　D. 视网膜盲部和视部
3. 有关纤维膜的描述错误的是（　　）。
   A. 由结缔组织构成　　　　B. 无色透明
   C. 有维持眼球形状的作用　　　　D. 有保护眼内容物的作用
4. 不属于血管膜的是（　　）。
   A. 虹膜　　　　B. 巩膜　　　　C. 睫状体　　　　D. 脉络膜
5. 关于血管膜的描述错误的是（　　）。
   A. 含丰富的血管及色素细胞
   B. 具有营养眼内组织、调节进入眼球光线和产生房水的作用
   C. 由前向后分为脉络膜、睫状体和虹膜
   D. 睫状体产生房水
6. 关于虹膜的描述错误的是（　　）。
   A. 位于角膜的后方，呈圆盘状　　　　B. 中央有一圆孔，称瞳孔
   C. 强光刺激，瞳孔开大　　　　D. 不同人种的虹膜颜色不同
7. 调节进入眼球内的光量的结构是（　　）。
   A. 瞳孔　　　　B. 睫状体　　　　C. 脉络膜　　　　D. 视网膜
8. 关于睫状体的描述正确的是（　　）。
   A. 睫状体位于虹膜的前方　　　　B. 是血管膜最肥厚的部分
   C. 睫状体前部呈放射状的结构称睫状小带　　　　D. 睫状小带可调节晶状体的曲度
9. 产生房水的结构是（　　）。
   A. 瞳孔　　　　B. 睫状体　　　　C. 脉络膜　　　　D. 视网膜
10. 具有营养眼球壁和吸收眼内容的分散光线的作用的结构是（　　）。
    A. 虹膜　　　　B. 睫状体　　　　C. 脉络膜　　　　D. 视网膜
11. 关于视网膜的描述错误的是（　　）。
    A. 有血管分布　　　B. 有色素细胞　　　C. 有感光功能　　　D. 黄斑为生理盲点
12. 视神经盘（　　）。
    A. 是辨色最强的部位　　　　B. 为视锥细胞集中处
    C. 为生理性盲点　　　　D. 为感光最敏锐的部位

13. 感光辨色最敏锐的部位是(　　)。
    A. 黄斑中央凹　　　B. 视网膜的黄斑　　　C. 视网膜视部　　　D. 视神经盘
14. 下列不属于眼球内容物的是(　　)。
    A. 角膜　　　　　B. 房水　　　　　　　C. 晶状体　　　　　D. 玻璃体
15. 下列不属于折光装置的是(　　)。
    A. 角膜　　　　　B. 虹膜　　　　　　　C. 房水　　　　　　D. 晶状体
16. 具有折光作用的结构是(　　)。
    A. 视网膜　　　　B. 瞳孔　　　　　　　C. 睫状体　　　　　D. 玻璃体
17. 具有维持眼内压功能的结构是(　　)。
    A. 玻璃体　　　　B. 巩膜　　　　　　　C. 房水　　　　　　D. 晶状体
18. 关于房水的叙述错误的是(　　)。
    A. 由睫状体产生　　　　　　　　　　　B. 由前房经瞳孔流到后房
    C. 有折光作用　　　　　　　　　　　　D. 经虹膜角膜角渗进巩膜静脉窦
19. 房水的排出途径正确的是(　　)。
    A. 房水→眼前房→瞳孔→眼后房→虹膜角膜角→巩膜静脉窦→眼静脉
    B. 房水→眼后房→瞳孔→眼前房→虹膜角膜角→巩膜静脉窦→眼静脉
    C. 房水→眼前房→瞳孔→眼后房→巩膜静脉窦→虹膜角膜角→眼静脉
    D. 房水→眼后房→瞳孔→眼前房→巩膜静脉窦→虹膜角膜角→眼静脉
20. 看近物时(　　)。
    A. 睫状肌收缩,晶状体变薄　　　　　　B. 睫状肌收缩,晶状体变厚
    C. 睫状肌舒张,晶状体变薄　　　　　　D. 睫状肌舒张,晶状体变厚
21. 白内障是发生在(　　)上的一种疾病。
    A. 角膜　　　　　B. 房水　　　　　　　C. 晶状体　　　　　D. 玻璃体
22. 在屈光系统中起主要作用的是(　　)。
    A. 角膜　　　　　B. 房水　　　　　　　C. 玻璃体　　　　　D. 晶状体
23. 发生老视的主要原因是(　　)。
    A. 角膜曲率变小　　　　　　　　　　　B. 角膜透明度减小
    C. 房水循环受阻　　　　　　　　　　　D. 晶状体弹性减弱
24. 眼注视近物时,物体成像在视网膜之后,这种屈光不正称为(　　)。
    A. 近视　　　　　B. 远视　　　　　　　C. 老视　　　　　　D. 散光
25. 下列关于近视眼的叙述错误的是(　　)。
    A. 眼球前后径过短　　　　　　　　　　B. 可用凹透镜纠正
    C. 多为用眼不当所致　　　　　　　　　D. 眼的折光能力过强
26. 需要凹透镜矫正的是(　　)。
    A. 近视　　　　　B. 远视　　　　　　　C. 老视　　　　　　D. 散光
27. 具有屈光、维持眼球形状和支撑视网膜的作用的是(　　)。
    A. 角膜　　　　　B. 房水　　　　　　　C. 晶状体　　　　　D. 玻璃体

28. 关于泪器的描述,错误的是( )。
    A. 泪器可分为泪腺和泪道   B. 泪腺位于泪腺窝内
    C. 泪道有泪小管、泪囊和鼻泪管   D. 鼻泪管开口在下鼻道
29. 眼球外肌中,没有作用于眼球的肌肉是( )。
    A. 上睑提肌   B. 上直肌   C. 上斜肌   D. 内直肌
30. 前庭蜗器分为( )。
    A. 耳廓、鼓膜与外耳道   B. 外耳、中耳和内耳
    C. 外耳道、鼓膜和咽鼓管   D. 半规管、前庭和耳蜗
31. 外耳不包括( )。
    A. 耳廓   B. 外耳道   C. 鼓膜   D. 咽鼓管
32. 外耳道的特点不包括( )。
    A. 是一弯曲的管道   B. 外1/3为软骨部
    C. 皮下组织丰富   D. 疖肿时疼痛剧烈
33. 成人检查鼓膜时,须将耳廓拉向( )。
    A. 上   B. 下   C. 后上   D. 后下
34. 婴儿检查鼓膜时,须将耳廓拉向( )。
    A. 上   B. 下   C. 后上   D. 后下
35. 鼓膜( )。
    A. 位于内耳和外耳道之间   B. 为浅红色薄膜
    C. 属于中耳的一部分   D. 其中央向内凹陷
36. 鼓膜前下方的三角形反光区,称为( )。
    A. 鼓膜脐   B. 松弛部   C. 光锥   D. 紧张部
37. 中耳不包括( )。
    A. 鼓膜   B. 咽鼓管   C. 乳突窦   D. 乳突小房
38. 鼓室内的结构不包括( )。
    A. 前庭窗   B. 第二鼓膜   C. 内耳门   D. 咽鼓管开口
39. 位于鼓室前壁的结构是( )。
    A. 面神经管   B. 咽鼓管鼓室口 C. 乳突窦   D. 鼓膜
40. 位于鼓室外侧壁的结构是( )。
    A. 内耳   B. 鼓膜   C. 鼓室盖   D. 有咽鼓管的开口
41. 位于鼓室后壁的结构是( )。
    A. 面神经管   B. 咽鼓管鼓室口 C. 乳突窦   D. 鼓膜
42. 人体内最小的骨是( )。
    A. 泪骨   B. 锤骨   C. 砧骨   D. 镫骨
43. 关于鼓室的描述错误的是( )。
    A. 为颞骨内的小腔   B. 室壁为皮肤,含有耵聍腺
    C. 外侧壁是鼓膜   D. 借咽鼓管与咽相通

44. 关于咽鼓管的描述错误的是(　　)。
    A. 为连接鼓室与鼻咽部的管道   B. 保持鼓膜内外压力平衡
    C. 小儿咽鼓管短而平直   D. 中耳炎好发于成人
45. 关于乳突小房的描述错误的是(　　)。
    A. 是颞骨乳突内的含气小腔   B. 腔内黏膜与鼓室黏膜相连续
    C. 中耳炎可以侵犯乳突小房   D. 可维持鼓室内外气压平衡
46. 骨迷路不包括(　　)。
    A. 骨半规管   B. 前庭   C. 蜗管   D. 耳蜗
47. 膜迷路(　　)。
    A. 内含有内淋巴   B. 壶腹嵴能接受直线运动的刺激
    C. 球囊斑为听觉感受器   D. 椭圆囊斑能接受旋转运动的刺激
48. 内耳的听觉感受器是(　　)。
    A. 球囊斑   B. 椭圆囊斑   C. 螺旋器   D. 壶腹嵴
49. 螺旋器位于(　　)。
    A. 前庭膜   B. 蜗窗   C. 基底膜   D. 鼓膜
50. 位置觉感受器是(　　)。
    A. 膜壶腹   B. 椭圆囊斑   C. 骨螺旋板   D. 螺旋器
51. 能感受旋转运动的是(　　)。
    A. 球囊斑   B. 椭圆囊斑   C. 螺旋器   D. 壶腹嵴
52. 能感受直线运动的是(　　)。
    A. 球囊斑   B. 椭圆囊   C. 螺旋器   D. 壶腹嵴
53. 声音传向内耳的主要途径是(　　)。
    A. 外耳→鼓膜→听骨链→蜗窗→内耳
    B. 外耳→鼓膜→鼓室空气→蜗窗→内耳
    C. 外耳→鼓膜→听骨链→卵圆窗→内耳
    D. 外耳→鼓膜→鼓室空气→卵圆窗→内耳
54. 耳蜗内淋巴所在的部位是(　　)。
    A. 蜗管   B. 鼓阶   C. 鼓室   D. 前庭阶
55. 内耳位于(　　)内。
    A. 筛骨   B. 蝶骨   C. 颞骨   D. 颧骨

二、判断选择题
1. 位于角膜中央圆形的小孔称为瞳孔。(　　)
    A. 正确   B. 错误
2. 睫状体有产生房水和调节晶状体曲度的作用。(　　)
    A. 正确   B. 错误
3. 睫状体和晶状体均与视力的调节有关。(　　)
    A. 正确   B. 错误

4. 黄斑的中央凹又称生理性盲点。（   ）
   A. 正确　　　　　　　　B. 错误
5. 视神经盘是视神经集中处,故此处感光最为敏锐。（   ）
   A. 正确　　　　　　　　B. 错误
6. 晶状体混浊称为白内障。（   ）
   A. 正确　　　　　　　　B. 错误
7. 眼球的屈光装置也是眼球的内容物。（   ）
   A. 正确　　　　　　　　B. 错误
8. 球结膜呈乳白色,覆盖于眼球表面。（   ）
   A. 正确　　　　　　　　B. 错误
9. 眼泪充满于眼房内。（   ）
   A. 正确　　　　　　　　B. 错误
10. 泪腺分泌的泪液可通过泪道排至鼻腔内。（   ）
    A. 正确　　　　　　　　B. 错误
11. 眼睑俗称眼皮,其表面是皮肤,内表面是睑结膜。（   ）
    A. 正确　　　　　　　　B. 错误
12. 眼球外肌共7块,都属于骨骼肌,都能运动眼球。（   ）
    A. 正确　　　　　　　　B. 错误
13. 耳只有听觉功能。（   ）
    A. 正确　　　　　　　　B. 错误
14. 外耳与中耳不能接受声波的刺激,只是声波的传导装置。（   ）
    A. 正确　　　　　　　　B. 错误
15. 鼓膜位于外耳道底,分界外耳与中耳。（   ）
    A. 正确　　　　　　　　B. 错误
16. 鼓室有6个壁,其外侧壁为鼓膜。（   ）
    A. 正确　　　　　　　　B. 错误
17. 中耳炎易发生于儿童,是咽鼓管的特点所致。（   ）
    A. 正确　　　　　　　　B. 错误
18. 螺旋器、壶腹嵴、椭圆囊斑、球囊斑等都是位觉感受器。（   ）
    A. 正确　　　　　　　　B. 错误

三、名词解释
1. 感觉器：

2. 巩膜静脉窦：

3. 瞳孔：

4. 眼房：

5. 视神经盘：

6. 黄斑：

7. 听小骨链：

8. 咽鼓管：

9. 光锥：

四、简答题

1. 简述房水的产生与循环途径。

2. 简述泪液的产生、排出途径和作用。

3. 简述内耳内感受器的位置及功能。

4. 请用箭头表示声波传导的途径。

5. 小儿为何易患中耳炎？

第九章 神经系统

一、单项选择题

1. 中枢神经系统内,神经元胞体聚集而成的团块为（　　）。
   A. 灰质　　　　　B. 白质　　　　　C. 神经核　　　　　D. 网状结构
2. 周围神经系统内,神经元胞体集成的团块称（　　）。
   A. 灰质　　　　　B. 白质　　　　　C. 神经核　　　　　D. 神经节
3. 在中枢神经内,神经元细胞体连同其树突集中的部位称（　　）。
   A. 灰质　　　　　B. 白质　　　　　C. 神经核　　　　　D. 神经节
4. 成人脊髓下端平对（　　）。
   A. 第12胸椎体下缘　　　　　　　　B. 第1腰椎体下缘
   C. 第2腰椎体下缘　　　　　　　　　D. 第3腰椎体下缘
5. 腰椎穿刺的常选部位是（　　）。
   A. 第1～2或2～3腰椎棘突之间　　　B. 第2～3或3～4腰椎棘突之间
   C. 第3～4或4～5腰椎棘突之间　　　D. 第1～2腰椎棘突之间
6. 脊髓腰骶膨大以下变细的部分称（　　）。
   A. 马尾　　　　　　　　　　　　　　B. 齿状韧带
   C. 终丝　　　　　　　　　　　　　　D. 脊髓圆锥
7. 脊髓前角内含（　　）
   A. 交感神经元胞体　　　　　　　　　B. 运动神经元胞体
   C. 感觉神经元胞体　　　　　　　　　D. 联络神经元胞体
8. 脊神经节内含（　　）。
   A. 交感神经元胞体　　　　　　　　　B. 副交感神经元胞体
   C. 感觉神经元胞体　　　　　　　　　D. 联络神经元胞体
9. 脊髓灰质后角内含（　　）。
   A. 交感神经元胞体　　　　　　　　　B. 副交感神经元胞体
   C. 感觉神经元胞体　　　　　　　　　D. 联络神经元胞体
10. 脊髓灰质侧角内含（　　）。
    A. 交感神经元胞体　　　　　　　　　B. 副交感神经元胞体
    C. 感觉神经元胞体　　　　　　　　　D. 联络神经元胞体
11. 薄束和楔束损伤可导致（　　）。
    A. 损伤平面以下同侧浅感觉丧失　　　B. 损伤平面以下对侧浅感觉丧失
    C. 损伤平面以下同侧深感觉丧失　　　D. 损伤平面以下对侧深感觉丧失
12. 躯体基本的反射中枢位于（　　）。
    A. 大脑　　　　　B. 中脑　　　　　C. 小脑　　　　　D. 脊髓

13. 下列对脑干的描述错误的是（　　）。
    A. 上接间脑　　　　　　　　　　　B. 背侧有第四脑室
    C. 位于枕骨大孔下方　　　　　　　D. 分为中脑、脑桥和延髓3部分
14. 生命中枢位于（　　）。
    A. 中脑　　　　B. 脑桥　　　　C. 下丘脑　　　　D. 延髓
15. 属于脑干腹侧面的结构是（　　）。
    A. 菱形窝　　　B. 上丘　　　　C. 锥体交叉　　　D. 下丘
16. 从延髓前外侧沟出脑的是（　　）。
    A. 三叉神经　　B. 迷走神经　　C. 舌下神经　　　D. 舌咽神经
17. 经延髓脑桥沟与脑相连的神经是（　　）。
    A. 动眼神经　　B. 三叉神经　　C. 舌下神经　　　D. 面神经
18. 从脚间窝出脑的神经是（　　）。
    A. 动眼神经　　B. 三叉神经　　C. 舌下神经　　　D. 面神经
19. 从脑干背侧出脑的神经是（　　）。
    A. 动眼神经　　B. 三叉神经　　C. 滑车神经　　　D. 面神经
20. 第四脑室位于（　　）。
    A. 延髓和小脑之间　　　　　　　　B. 延髓和脑桥之间
    C. 脑桥和小脑之间　　　　　　　　D. 延髓、脑桥和小脑之间
21. 不参与第四脑室构成的是（　　）。
    A. 延髓　　　　B. 间脑　　　　C. 小脑　　　　　D. 脑桥
22. 下述关于小脑功能的叙述，错误的是（　　）。
    A. 调节内脏活动　　　　　　　　　B. 协调随意运动
    C. 脑与脊髓的中继站　　　　　　　D. 调节肌紧张
23. 内脏活动的高级中枢是（　　）。
    A. 延髓　　　　B. 间脑　　　　C. 小脑　　　　　D. 下丘脑
24. 下丘脑不包括（　　）。
    A. 视交叉　　　B. 垂体　　　　C. 灰结节　　　　D. 膝状体
25. 视交叉属于（　　）。
    A. 端脑　　　　B. 背侧丘脑　　C. 下丘脑　　　　D. 中脑
26. 与间脑相连的神经是（　　）。
    A. 嗅神经　　　B. 视神经　　　C. 动眼神经　　　D. 三叉神经
27. 与延髓相连的神经有（　　）。
    A. 2对　　　　B. 3对　　　　C. 4对　　　　　D. 5对
28. 混合性脑神经不包括（　　）。
    A. 面神经　　　B. 动眼神经　　C. 舌咽神经　　　D. 三叉神经
29. 与脑桥相连的神经是（　　）。
    A. 面神经　　　B. 动眼神经　　C. 舌咽神经　　　D. 副神经

30. 与中脑相连的神经是（　　）。
    A. 面神经　　　　B. 动眼神经　　　C. 展神经　　　　D. 三叉神经
31. 锥体交叉位于（　　）。
    A. 中脑　　　　　B. 脑桥　　　　　C. 延髓　　　　　D. 脊髓
32. 将大脑半球分为五叶的沟裂是（　　）。
    A. 中央沟、外侧沟、距状沟　　　　　B. 中央沟、外侧沟、顶枕沟
    C. 中央沟、外侧沟、侧副沟　　　　　D. 中央沟、颞上沟、中央后沟
33. 关于端脑的叙述错误的是（　　）。
    A. 大脑半球可分五叶　　　　　　　　B. 两侧大脑半球由胼胝体相连
    C. 外侧沟的深处有岛叶　　　　　　　D. 中央沟是枕叶和顶叶的分界
34. 大脑的分叶不包括（　　）。
    A. 额叶　　　　　B. 枕叶　　　　　C. 岛叶　　　　　D. 边缘叶
35. 大脑皮质听区位于（　　）。
    A. 距状沟两侧　　B. 颞横回　　　　C. 缘上回　　　　D. 角回
36. 大脑皮质视觉中枢位于（　　）。
    A. 颞横回　　　　　　　　　　　　　B. 角回
    C. 颞上回后部　　　　　　　　　　　D. 距状沟两侧
37. 女，50岁，一周前中风，清醒后神志清楚，出现阅读障碍，所有书本均看不懂，该病人可能损伤的大脑皮质是（　　）。
    A. 中央前回和中央旁小叶的前部　　　B. 枕叶内侧面距状沟两侧的皮质
    C. 中央后回和中央旁小叶的后部　　　D. 角回
38. 书写中枢位于（　　）。
    A. 额中回后部　　B. 额下回后部　　C. 颞横回　　　　D. 角回
39. 阅读中枢位于（　　）。
    A. 额中回后部　　B. 额下回后部　　C. 颞上回后部　　D. 角回
40. 颞横回是（　　）。
    A. 视觉中枢　　　　　　　　　　　　B. 听觉中枢
    C. 听觉语言中枢　　　　　　　　　　D. 视觉语言中枢
41. 患者，女，67岁，突然晕倒后急诊入院，不省人事达36小时。6周后复查，左侧肢体肌张力增高，腱反射亢进，伸舌偏左，左半身偏麻、偏瘫，双侧视野左侧偏盲。诊断：右侧内囊出血。下列关于内囊的描述错误的是（　　）。
    A. 位于豆状核、尾状核和屏状核之间　B. 位于丘脑、豆状核和尾状核之间的白质
    C. 由投射纤维组成　　　　　　　　　D. 可分为前肢、膝和后肢三部分
42. 连结两侧大脑半球的结构是（　　）。
    A. 胼胝体　　　　B. 内囊　　　　　C. 第三脑室　　　D. 扣带回
43. 不属于边缘系统的是（　　）。
    A. 扣带回　　　　B. 杏仁体　　　　C. 海马旁回　　　D. 尾状核

44. 内囊位于（　　）。
    A. 背侧丘脑、尾状核和豆状核之间　　　B. 脑岛与豆状核之间
    C. 脑岛与丘脑及尾状核之间　　　　　　D. 基底核之间

45. 组成内囊的是（　　）。
    A. 连合纤维和皮质的传出纤维　　　　　B. 投射纤维
    C. 皮质的传入纤维和连合纤维　　　　　D. 皮质的传出纤维和联络纤维

46. 一侧内囊损伤的表现为（　　）。
    A. 两侧上、下肢瘫痪　　　　　　　　　B. 对侧半身感觉障碍
    C. 对侧半身感觉、运动障碍　　　　　　D. 对侧半身瘫痪

47. 一侧内囊损伤不会出现（　　）。
    A. 对侧偏身运动障碍　　　　　　　　　B. 对侧偏身浅感觉障碍
    C. 对侧听觉障碍　　　　　　　　　　　D. 双眼对侧半视野偏盲

48. 脑出血导致内囊损伤出现典型表现是（　　）。
    A. 对侧半身浅深感觉丧失　　　　　　　B. 对侧半身痉挛性瘫痪
    C. 对侧视野偏盲　　　　　　　　　　　D. 以上皆是

49. 硬膜外麻醉是将药注入（　　）
    A. 中央管内　　　　　　　　　　　　　B. 硬膜外隙
    C. 小脑延髓池　　　　　　　　　　　　D. 蛛网膜下腔

50. 关于硬脊膜的叙述错误的是（　　）。
    A. 与硬脑膜在枕骨大孔边缘相续　　　　B. 下端附于尾骨
    C. 硬膜外隙内略呈负压　　　　　　　　D. 硬膜外隙内含脑脊液

51. 硬脑膜不形成的结构是（　　）。
    A. 上矢状窦　　　B. 小脑幕　　　C. 海绵窦　　　D. 脉络丛

52. 有关蛛网膜的正确描述是（　　）。
    A. 富含血管　　　　　　　　　　　　　B. 在脑室内形成脉络丛，产生脑脊液
    C. 与硬膜之间有腔隙内充满脑脊液　　　D. 伸入上矢窦形成蛛网膜粒

53. 临床穿刺抽取脑脊液的常用部位是（　　）。
    A. 硬膜外隙　　　B. 终池　　　C. 小脑延髓池　　　D. 上矢状窦

54. 不参与大脑动脉环组成的结构是（　　）。
    A. 大脑前动脉　　　B. 前交通动脉　　　C. 大脑中动脉　　　D. 大脑后动脉

55. 蛛网膜下隙的脑脊液经（　　）渗入上矢状窦。
    A. 正中孔　　　B. 室间孔　　　C. 蛛网膜粒　　　D. 中脑水管

56. 一青年患者，突然出现剧烈头痛、恶心和呕吐，意识清楚、四肢无瘫痪、颈项有阻力。为鉴别其为蛛网膜下腔出血还是化脓性脑膜炎，需腰椎穿刺查脑脊液，穿刺的合适位置是（　　）。
    A. 第12胸椎～第1腰椎间隙　　　　　　B. 第1～2腰椎间隙
    C. 第2～3腰椎间隙　　　　　　　　　　D. 第3～4或4～5腰椎间隙

57. 脑脊液产生的位置是（　　）。
    A. 脑表面的动脉　　　　　　　　　　B. 脑静脉
    C. 蛛网膜下隙　　　　　　　　　　　D. 脑室内的脉络丛
58. 第三脑室与侧脑室借（　　）相通。
    A. 外侧孔　　　　B. 室间孔　　　　C. 正中孔　　　　D. 中脑水管
59. 有关脊神经的描述错误的是（　　）。
    A. 31 对脊神经均与相应的脊髓节段相连
    B. 由前、后根在椎间孔处合并而成
    C. 每对脊神经都从同序数椎骨下方出椎间孔
    D. 31 对脊神经均属混合性神经
60. 脊神经节的性质为（　　）。
    A. 运动性　　　　B. 感觉性　　　　C. 交感性　　　　D. 副交感性
61. 某胸椎骨折患者，胸骨角平面以下皮肤感觉丧失，脊髓的损伤平面最大可能是（　　）。
    A. 第 2 胸髓　　　B. 第 4 胸髓　　　C. 第 6 胸髓　　　D. 第 8 胸髓
62. 支配三角肌的神经是（　　）。
    A. 肌皮神经　　　B. 腋神经　　　　C. 尺神经　　　　D. 正中神经
63. 支配肱三头肌的神经是（　　）。
    A. 腋神经　　　　B. 蛛网膜　　　　C. 肌皮神经　　　D. 桡神经
64. 支配肱二头肌的神经是（　　）。
    A. 正中神经　　　B. 尺神经　　　　C. 桡神经　　　　D. 肌皮神经
65. 桡神经损伤的症状是（　　）。
    A. 不能屈肘　　　　　　　　　　　　B. 拇指不能对掌
    C. 腕下垂　　　　　　　　　　　　　D. 手背尺侧半感觉障碍
66. 患者，女，23 岁。4 天前，外出时发生交通事故，致左上臂受伤。经医院检查：左上臂肿胀瘀斑，异常活动，肌肉无力，不能伸腕伸指，腕关节呈"垂腕"状态，"垂腕症"主要是桡神经损伤引起，多见于（　　）部位的骨折。
    A. 肱骨上段　　　B. 肱骨中段　　　C. 肱骨下段　　　D. 肩胛骨
67. 上肢不能外展是由于（　　）损伤。
    A. 肌皮神经　　　B. 正中神经　　　C. 尺神经　　　　D. 腋神经
68. 在一次摔跤比赛中，一男运动员肩关节脱位，他自觉举手伸臂无力，根据临床特征，与之有关的受损神经是（　　）。
    A. 桡神经　　　　B. 尺神经　　　　C. 腋神经　　　　D. 肌皮神经
69. 一位游泳运动员在跳板上弹跳时失足，腋窝被搭在跳板角上而受伤，随着时间的推移，发现骨间肌萎缩，呈"爪形手"，根据临床特征，与之有关的受损神经是（　　）。
    A. 桡神经　　　　B. 尺神经　　　　C. 正中神经　　　D. 肌皮神经
70. 支配股四头肌的神经是（　　）。
    A. 生殖股神经　　B. 股神经　　　　C. 闭孔神经　　　D. 坐骨神经

71. 脊神经节位于（　　）。
    A. 脊神经前根　　　　　　　　　　　B. 脊神经后根
    C. 脊神经　　　　　　　　　　　　　D. 脊神经前支
72. （　　）损伤会出现"方肩"。
    A. 桡神经　　　B. 正中神经　　　C. 尺神经　　　D. 腋神经
73. 患者，男，49岁，2天前，因驾车外出时发生交通事故，致右上臂受伤。经医院检查：右上臂肿胀瘀斑，不能伸腕伸指，腕关节呈"垂腕"状态。试问"垂腕症"主要见于（　　）损伤。
    A. 尺神经　　　B. 正中神经　　　C. 腋神经　　　D. 桡神经
74. 某胸椎骨折患者，乳头以下皮肤感觉丧失，脊髓的损伤平面最大可能是（　　）。
    A. 第2胸髓　　　B. 第4胸髓　　　C. 第6胸髓　　　D. 第8胸髓
75. 关于坐骨神经的叙述错误的是（　　）。
    A. 从梨状肌下缘出骨盆　　　　　　　B. 行经股骨大转子与坐骨结节连线中点
    C. 位于臀中肌深面　　　　　　　　　D. 发自骶丛
76. 支配股二头肌的神经是（　　）。
    A. 坐骨神经　　B. 肌皮神经　　　C. 股神经　　　D. 闭孔神经
77. 胫神经损伤后表现为（　　）。
    A. 足下垂　　　B. 足内翻　　　C. 钩状足　　　D. 马蹄内翻足
78. 腓总神经损伤表现为（　　）。
    A. 足不能跖屈，足下垂且内翻　　　　B. 足不能背屈，足下垂且内翻
    C. 足不能背屈，足下垂且外翻　　　　D. 足不能跖屈，足下垂且外翻
79. 关于脑神经的叙述错误的是（　　）。
    A. 分运动性、感觉性和混合性3种　　B. 含有感觉纤维的脑神经都连有神经节
    C. 共12对　　　　　　　　　　　　　D. 只管理头面部的运动和感觉
80. （　　）不由动眼神经支配。
    A. 上直肌　　　B. 下直肌　　　C. 外直肌　　　D. 下斜肌
81. 滑车神经支配（　　）。
    A. 下直肌　　　B. 上斜肌　　　C. 下斜肌　　　D. 上睑提肌
82. 支配面部感觉的是（　　）。
    A. 面神经　　　B. 眼神经　　　C. 三叉神经　　　D. 舌咽神经
83. 支配咀嚼肌的神经是（　　）。
    A. 滑车神经　　B. 面神经　　　C. 三叉神经　　　D. 副神经
84. 支配眼外肌运动的神经，下列（　　）选项全对。
    A. 动眼神经、滑车神经、展神经　　　B. 滑车神经、眼神经、展神经
    C. 视神经、展神经、动眼神经　　　　D. 展神经、动眼神经、眶下神经
85. 舌的神经支配不包括（　　）。
    A. 面神经　　　B. 舌咽神经　　　C. 迷走神经　　　D. 三叉神经

86. 管理腮腺分泌的神经是(　　)。
    A. 面神经　　　　　B. 三叉神经　　　　C. 舌咽神经　　　　D. 下颌神经
87. 支配面部表情肌的神经是(　　)。
    A. 颊神经　　　　　B. 面神经　　　　　C. 下颌舌骨肌神经　D. 眼神经
88. 不含副交感神经纤维的是(　　)。
    A. 动眼神经　　　　B. 迷走神经　　　　C. 面神经　　　　　D. 三叉神经
89. 神经纤维成分最复杂的脑神经是(　　)。
    A. 三叉神经　　　　B. 舌咽神经　　　　C. 迷走神经　　　　D. 面神经
90. 三叉神经的性质为(　　)。
    A. 混合性　　　　　B. 运动性　　　　　C. 感觉性　　　　　D. 交感性
91. 支配舌肌的脑神经是(　　)。
    A. 舌咽神经　　　　B. 下颌神经　　　　C. 舌下神经　　　　D. 迷走神经
92. 瞳孔散大可能是损伤了(　　)。
    A. 视神经　　　　　B. 迷走神经　　　　C. 动眼神经　　　　D. 三叉神经
93. 展神经支配(　　)。
    A. 外直肌　　　　　B. 下斜肌　　　　　C. 上直肌　　　　　D. 上斜肌
94. 关于三叉神经的叙述错误的是(　　)。
    A. 为混合性神经　　　　　　　　　　　B. 含内脏感觉和内脏运动纤维
    C. 眼神经眶上裂入眶　　　　　　　　　D. 上颌神经经圆孔出颅
95. 迷走神经是(　　)。
    A. 副交感神经　　　B. 植物性神经　　　C. 运动性神经　　　D. 混合性神经
96. 关于迷走神经的叙述错误的是(　　)。
    A. 是混合性神经　　　　　　　　　　　B. 含有副交感神经纤维
    C. 是脑神经中行程最长的神经　　　　　D. 分布于胸、腹腔各脏器
97. 支配胸锁乳突肌的神经是(　　)。
    A. 副神经　　　　　　　　　　　　　　B. 臂丛的锁骨上分支
    C. 面神经的颈支　　　　　　　　　　　D. 三叉神经的肌支
98. 下列关于内脏运动神经特点的叙述错误的是(　　)。
    A. 自低级中枢至所支配的器官需两个神经元
    B. 分布于平滑肌、心肌和腺体
    C. 有交感和副交感两种纤维
    D. 以神经干的形式分布
99. 下列关于副交感神经的描述不正确的是(　　)。
    A. 属于内脏运动神经
    B. 低级中枢集中位于脑干内脏运动神经核内
    C. 神经节位于所支配器官的附近或其壁内
    D. Ⅲ、Ⅶ、Ⅸ、Ⅹ对脑神经中含有副交感节前纤维

100. 交感神经的低位中枢位于（　　）。
    A. 脊髓胸1至腰3节的侧角内	B. 脊髓胸1至腰1、2节的后角内
    C. 脊髓胸1至骶3节的侧角内	D. 脊髓胸1至腰1、2节的前角内
101. 躯干、四肢的痛、温度觉传导通路第二级神经元的细胞体位于（　　）。
    A. 脊神经节	B. 脊髓后角
    C. 楔束核、薄束核	D. 背侧丘脑的腹外侧核群
102. 传导躯干四肢痛温觉的二级纤维止于背侧丘脑的（　　）。
    A. 背外侧核	B. 腹外侧核	C. 腹后外侧核	D. 后外侧核
103. 与视觉传导有关的结构包括（　　）。
    A. 下丘	B. 背侧丘脑的外侧核群
    C. 内侧膝状体	D. 外侧膝状体
104. 关于视觉传导通路的叙述错误的是（　　）。
    A. 节细胞轴突组成视神经	B. 来自颞侧视网膜的纤维交叉
    C. 视束的部分纤维绕过大脑脚	D. 在外侧膝状体内更换神经元
105. 躯干、四肢本体觉传导通路的第三级神经元位于（　　）。
    A. 薄束、楔束核	B. 脊神经节	C. 脊髓灰质后角	D. 背侧丘脑
106. 血脑屏障的结构基础是（　　）。
    A. 内皮、基膜和结缔组织	B. 内皮细胞的小孔、基膜和胶质膜
    C. 内皮、基膜和胶质膜	D. 内皮、基膜和被膜

二、判断选择题

1. 网状结构由中枢神经系统内的网状细胞和网状纤维构成。（　　）
    A. 正确	B. 错误
2. 脊髓充满于椎管全长。（　　）
    A. 正确	B. 错误
3. 脊髓灰质各段均存在前角、后角和侧角。（　　）
    A. 正确	B. 错误
4. 脊髓灰质后角内包含感觉神经元。（　　）
    A. 正确	B. 错误
5. 一侧脊髓丘脑束损伤，会出现损伤对侧1～2个节段以下的痛温觉感觉障碍或消失。（　　）
    A. 正确	B. 错误
6. 脑干内部的神经核与其表面所连的脑神经名称一致。（　　）
    A. 正确	B. 错误
7. 疑核与舌咽神经、迷走神经及副神经均有关系。（　　）
    A. 正确	B. 错误
8. 脑干的内侧丘系传递对侧躯干和四肢的意识性本体感觉和精细触觉。（　　）
    A. 正确	B. 错误

9. 脑桥内有调节心血管活动和呼吸运动的中枢。（　　）
    A. 正确　　　　　　B. 错误
10. 脑干背面的菱形窝构成第四脑室底的大部分。（　　）
    A. 正确　　　　　　B. 错误
11. 内、外侧膝状体共同构成后丘脑。（　　）
    A. 正确　　　　　　B. 错误
12. 第三脑室为两侧背侧丘脑之间的狭窄裂隙。（　　）
    A. 正确　　　　　　B. 错误
13. 第三脑室为位于间脑中央的冠状裂隙。（　　）
    A. 正确　　　　　　B. 错误
14. 内囊内的纤维包括上行纤维束和下行纤维束。（　　）
    A. 正确　　　　　　B. 错误
15. 大脑的基底核由纹状体、杏仁体和屏状核构成。（　　）
    A. 正确　　　　　　B. 错误
16. 硬脊膜与椎骨内面的骨膜之间的腔隙称硬膜外隙。（　　）
    A. 正确　　　　　　B. 错误
17. 硬膜外隙内有脊神经通过。（　　）
    A. 正确　　　　　　B. 错误
18. 脑脊液是通过蛛网膜粒渗入上矢状窦，再进入静脉血的。（　　）
    A. 正确　　　　　　B. 错误
19. 周围神经按分布范围可分为躯体神经和内脏神经两部分。（　　）
    A. 正确　　　　　　B. 错误
20. 项、背、腰、骶部的骨骼肌和皮肤是由脊神经前支配布的。（　　）
    A. 正确　　　　　　B. 错误
21. 胸腹壁肌肉由胸神经支配。（　　）
    A. 正确　　　　　　B. 错误
22. 肱骨中段骨折时可能合并正中神经损伤。（　　）
    A. 正确　　　　　　B. 错误
23. 坐骨神经经过臀大肌深面并支配臀大肌。（　　）
    A. 正确　　　　　　B. 错误
24. 胫神经损伤可形成"仰趾足"。（　　）
    A. 正确　　　　　　B. 错误
25. 唯一从脑干背面出脑的脑神经是滑车神经。（　　）
    A. 正确　　　　　　B. 错误
26. 眼神经支配眼球外肌。（　　）
    A. 正确　　　　　　B. 错误

27. 面部的表情肌由三叉神经支配。（   ）
    A. 正确　　　　　　　　B. 错误
28. 面部的皮肤感觉由面神经负责传导。（   ）
    A. 正确　　　　　　　　B. 错误
29. 分布于面部的神经有面神经、三叉神经和舌咽神经。（   ）
    A. 正确　　　　　　　　B. 错误
30. 舌下神经支配所有舌肌。（   ）
    A. 正确　　　　　　　　B. 错误
31. 迷走神经除支配肝、肾、脾、胰外，还支配消化管的全长。（   ）
    A. 正确　　　　　　　　B. 错误
32. 交感神经的低级中枢位于脊髓胸1到腰3节段的灰质侧角内。（   ）
    A. 正确　　　　　　　　B. 错误
33. 头面部痛、温、触觉传导通路的第一级神经元的胞体位于三叉神经节内。（   ）
    A. 正确　　　　　　　　B. 错误
34. 感觉性传导通路的第三级纤维必须经过内囊。（   ）
    A. 正确　　　　　　　　B. 错误
35. 本体觉传导路的第二级神经元在延髓的薄束核和楔束核内。（   ）
    A. 正确　　　　　　　　B. 错误
36. 大脑脚和锥体内的纤维束是皮质脊髓束。（   ）
    A. 正确　　　　　　　　B. 错误
37. 左侧角回损伤将导致左眼全盲。（   ）
    A. 正确　　　　　　　　B. 错误
38. 皮质核束的下运动神经元的胞体位于脑干内的脑神经运动核内。（   ）
    A. 正确　　　　　　　　B. 错误
39. 锥体系通路中只有上、下两级神经元。（   ）
    A. 正确　　　　　　　　B. 错误

三、名词解释

1. 灰质：

2. 白质：

3. 神经核：

4. 神经节：

5. 网状结构：

6. 胼胝体：

7. 脊髓节段：

8. 内囊：

9. 硬膜外隙：

10. 第四脑室：

四、简答题

1. 简述神经系统的组成,躯体神经和内脏神经的划分。

2. 简述脊髓的位置、外形。

3. 简述脊髓灰质分部及各部分所含神经元性质。

4. 简述脊髓白质分部、各部主要纤维束及功能。

5. 简述脑干的分部及第Ⅲ～Ⅻ对脑神经连脑的部位。

6. 简述小脑的位置、外形和功能。

7. 简述下丘脑位置、组成,视上核、室旁核的主要功能。

8. 简述大脑半球主要分叶及依据。

9. 简述大脑皮质的躯体感觉区、躯体运动区、视区及听区位置。

10. 简述大脑半球白质内神经纤维的种类和功能。

11. 简述内囊的位置、组成、分部及各部通过的主要纤维束。

12. 简述主要的硬脑膜窦的名称及硬脑膜窦的血液流向。

13. 简述脑脊液的产生及循环。

14. 简述脑的主要供血动脉、分支和供应范围。

15. 简述营养大脑的动脉及分支分布。

16. 大脑动脉环位于何处？由哪些血管组成？有何功能意义？

17. 简述血脑屏障的定义、组成结构及意义。

18. 简述脊神经纤维成分及分布。

19. 简述脊神经的组成及分支分布。

20. 试述坐骨神经的走行与分支分布。

21. 请写出支配下列肌肉的神经：咀嚼肌、表情肌、上睑提肌、胸锁乳突肌、三角肌、肱二头肌、肱三头肌、臀大肌、股四头肌。

22. 简述脑神经的名称、性质及连脑部位。

23. 简述动眼神经的纤维成分及分布范围。

24. 简述三叉神经的分支分布。

25. 简述面神经的纤维成分、连脑部位及分布范围。

26. 简述舌咽神经的纤维成分和分布范围。

27. 简述迷走神经的纤维成分及分布范围。

28. 简述交感神经与副交感神经的主要区别。

29. 含副交感纤维成分的脑神经有哪些？节后纤维分布如何？

30. 简述躯干和四肢的本体感觉及痛温觉传导通路的途径。

第十章　内分泌系统

一、单项选择题

1. 不属于内分泌腺的是（　　）。
   A. 甲状腺　　　　　　　　　　B. 胰腺
   C. 肾上腺　　　　　　　　　　D. 垂体
2. 关于内分泌系统的叙述错误的是（　　）。
   A. 由内分泌腺、内分泌组织和散在的内分泌细胞组成
   B. 与神经系统在功能无关系
   C. 内分泌系统具有调节机体的新陈代谢、生长发育等功能
   D. 内分泌组织包括胰岛、黄体、卵泡等
3. 垂体（　　）。
   A. 位于蝶窦内　　　　　　　　B. 分为腺垂体和神经垂体
   C. 左、右各一　　　　　　　　D. 上借漏斗连于中脑
4. 神经垂体（　　）。
   A. 能分泌抗利尿激素　　　　　B. 是独立的腺体，能分泌激素
   C. 贮存和释放抗利尿激素和催产素　　D. 能分泌催产素
5. 下述激素中，由神经垂体释放的是（　　）。
   A. 生长激素　　　　　　　　　B. 催产素
   C. 促甲状腺素　　　　　　　　D. 催乳素

6. 神经垂体释放的激素有（　　）。
   A. 促甲状腺素	B. 促肾上腺皮质激素
   C. 生长素	D. 抗利尿激素
7. 下列激素中,不属于腺垂体分泌的是（　　）。
   A. 生长激素	B. 抗利尿激素
   C. 黄体生成素	D. 促甲状腺激素
8. 分泌生长激素的结构是（　　）。
   A. 下丘脑的内分泌神经元	B. 腺垂体的嗜碱性细胞
   C. 腺垂体的嗜酸性细胞	D. 腺垂体的嫌色细胞
9. 分泌促肾上腺皮质激素的结构是（　　）。
   A. 腺垂体嗜碱性细胞	B. 下丘脑的内分泌神经元
   C. 腺垂体嫌色细胞	D. 腺垂体嗜酸性细胞
10. 腺垂体嗜酸性细胞分泌（　　）。
    A. 生长激素、促甲状腺激素	B. 生长激素、催乳激素
    C. 促甲状腺激素、催乳激素	D. 催乳激素、促性腺激素
11. 童年时期生长激素分泌过少可引起（　　）。
    A. 巨人症	B. 呆小症	C. 侏儒症	D. 肢端肥大症
12. 成年时期生长激素分泌过多可引起（　　）。
    A. 巨人症	B. 呆小症	C. 侏儒症	D. 肢端肥大症
13. 腺垂体嗜碱性细胞分泌（　　）。
    A. 生长激素、催乳激素
    B. 生长激素、促性腺激素
    C. 催乳激素、促甲状腺激素
    D. 促甲状腺激素、促性腺激素、促肾上腺皮质激素
14. 关于甲状腺的叙述错误的是（　　）。
    A. 甲状腺呈"H"形	B. 峡部位于第 6 气管软骨的前方
    C. 可随吞咽而上下移动	D. 侧叶位于喉下部及气管的两侧
15. 关于甲状旁腺的叙述错误的是（　　）。
    A. 位于甲状腺侧叶的背面	B. 左、右各一个
    C. 可埋藏于甲状腺实质内	D. 为扁椭圆形小体
16. 肾上腺（　　）。
    A. 位于肾的前方	B. 左侧呈三角形
    C. 右侧呈半月形	D. 肾上腺的实质分为皮质和髓质
17. 甲状腺滤泡上皮细胞分泌（　　）。
    A. 甲状旁腺激素	B. 降钙素	C. 促甲状腺素	D. 甲状腺素
18. 影响神经系统发育的最主要的激素是（　　）。
    A. 糖皮质激素	B. 生长素	C. 肾上腺素	D. 甲状腺激素

二、判断选择题

1. 内分泌细胞的分泌物称激素。（　　）
   A. 正确　　　　　　　B. 错误
2. 内分泌腺分泌的激素通过导管输送到血液或淋巴管中去。（　　）
   A. 正确　　　　　　　B. 错误
3. 神经垂体有分泌加压素和催产素的功能。（　　）
   A. 正确　　　　　　　B. 错误
4. 腺垂体具有分泌功能。（　　）
   A. 正确　　　　　　　B. 错误
5. 甲状腺只分泌甲状腺素。（　　）
   A. 正确　　　　　　　B. 错误
6. 呆小症和侏儒症都是儿时生长激素分泌不足导致的，二者的区别在于智力是否受影响。（　　）
   A. 正确　　　　　　　B. 错误
7. 下丘脑神经元分泌的释放激素和释放抑制激素对腺垂体的分泌活动有调节作用。（　　）
   A. 正确　　　　　　　B. 错误
8. 下丘脑某些神经元的轴突可与神经垂体共同构成下丘脑－神经垂体系。（　　）
   A. 正确　　　　　　　B. 错误

三、名词解释：

1. 内分泌系统：

2. 激素：

3. 侏儒症：

4. 呆小症：

四、简答题
1. 简述肾上腺的位置及形态。

2. 简述甲状腺的位置及其形态。

第二部分 生理学习题

第一章 绪论

一、名词解释

1. 新陈代谢：

2. 兴奋性：

3. 阈强度：

4. 内环境：

5. 内环境稳态：

二、填空题

1. 生命活动基本特征包括_____、_____和_____。
2. 机体对刺激产生反应的形式有两种,即_____和_____。
3. 刺激要引起机体产生反应,必须具备三个条件,即_____、_____、_____。
4. 阈值的大小与组织兴奋性的高低成_____关系,阈值愈大表明组织兴奋性愈_____。
5. 人体细胞直接生活的环境称为_____,即_____。
6. 人体功能的调节方式概括起来有三种,即_____、_____和_____。
7. 一个完整的反射弧由_____、_____、_____、_____和_____五部分组成。
8. 神经调节的基本方式是_____,完成它的结构基础是_____。
9. 体液是人体内所有液体的总称,在成人约占体重的_____%。存在于细胞外的体液称为_____,存在于细胞内的液体称为_____。
10. 细胞直接生活的体内环境是细胞_____,内环境_____是细胞进行正常生命活动的必要条件。
11. 衡量兴奋性高低的客观指标是_____,它与兴奋性成_____关系。
12. 反馈可分为两类,在机体内数量最多的是_____反馈,它在维持机体内环境_____上起重要作用。

三、单项选择题

1. 生命活动最基本的表现是(　　)。
    A. 应激性　　　　　B. 适应性　　　　　C. 新陈代谢　　　　D. 自控调节
2. 能使生物体出现反应的各种环境变化统称为(　　)。
    A. 兴奋性　　　　　B. 刺激　　　　　　C. 反射　　　　　　D. 兴奋
3. 生命结构对周围环境变化发生反应的能力称(　　)。
    A. 反射　　　　　　B. 反应　　　　　　C. 兴奋　　　　　　D. 兴奋性
4. 衡量组织兴奋性高低的指标是(　　)。
    A. 腺体分泌的多少　　　　　　　　　　B. 肌肉收缩的强弱
    C. 刺激阈值的大小　　　　　　　　　　D. 动作电位幅度大小
5. 阈强度的概念是(　　)。
    A. 引起组织兴奋的最小强度刺激　　　　B. 引起组织兴奋的临界刺激强度
    C. 同一组织的刺激阈值不变　　　　　　D. 引起组织兴奋的刺激强度
6. 组织对刺激产生反应的基本形式是(　　)。
    A. 抑制　　　　　　　　　　　　　　　B. 兴奋
    C. 兴奋性　　　　　　　　　　　　　　D. 兴奋或抑制
7. 关于反应的叙述正确的是(　　)。
    A. 反应必须有中枢神经的参与
    B. 组织的兴奋反应就是它特殊功能的表现
    C. 组织一旦发生反应就出现兴奋活动
    D. 组织接受刺激后必然引起反应

8. 可兴奋细胞包括(　　)。
   A. 神经细胞、骨细胞　　　　　　　　B. 脂肪细胞、肌细胞
   C. 神经细胞、成纤维细胞　　　　　　D. 神经细胞、肌细胞、腺细胞
9. 下列体液不属于机体内环境的是(　　)。
   A. 脑脊液　　　　B. 血浆　　　　C. 淋巴液　　　　D. 细胞内液
10. 可兴奋细胞兴奋时,共同的表现是产生(　　)。
    A. 动作电位　　　B. 分泌　　　　C. 神经冲动　　　D. 收缩反应
11. 能较迅速反映内环境变动状况的体液是(　　)。
    A. 血浆　　　　　B. 淋巴液　　　C. 脑脊液　　　　D. 尿液
12. 下列活动不属于反射的是(　　)。
    A. 望梅止渴　　　　　　　　　　　　B. 硫酸刺激蛙足引起屈腿动作
    C. 电刺激神经肌肉标本引起肌肉收缩　　D. 风沙入眼引起眨眼流泪
13. 在反射弧分析实验中,捣毁青蛙的脊髓后,会出现(　　)。
    A. 反应、反射均存在　　　　　　　　B. 反应存在,反射消失
    C. 反射存在,反应消失　　　　　　　D. 反应、反射都消失
14. 神经调节与体液调节相比,其特点是(　　)。
    A. 有正反馈　　　　　　　　　　　　B. 有生物节律
    C. 有负反馈　　　　　　　　　　　　D. 作用迅速、精确、短暂
15. 下列关于体液调节的论述正确的是(　　)。
    A. 调节代谢、生殖等,但不影响生长发育
    B. 从属于神经调节而不能独立发挥作用
    C. 组织代谢产物与体液调节无关
    D. 主要通过内分泌腺和内分泌细胞分泌激素来完成
16. 关于反馈作用的叙述错误的是(　　)。
    A. 负反馈能使某种生理功能保持相对稳定
    B. 各种调节方式均有反馈作用
    C. 正反馈在机体功能调节中为数较多
    D. 是保证调节精确性的重要机制
17. 下列生理过程中,属于负反馈调节的是(　　)。
    A. 血液凝固　　　B. 排便反射　　　C. 排尿反射　　　D. 降压反射
18. 维持机体稳态的重要调节过程是(　　)。
    A. 神经调节　　　B. 负反馈　　　　C. 自身调节　　　D. 正反馈
19. 下列(　　)属于正反馈调节。
    A. 血糖浓度稳态　B. 排尿反射　　　C. 体温调节反射　D. 血压调节反射

四、判断选择题
1. 机体内环境稳态是指细胞外液的化学成分和理化性质保持绝对不变。(　　)
   A. 对　　　　　B. 错

2. 机体内环境相对恒定是指细胞内液的化学成分与理化性质在一定范围内变动但又保持相对稳定的状态。（　　）
   A. 对　　　　　　　　B. 错
3. 破坏中枢神经系统,将使反应消失。（　　）
   A. 对　　　　　　　　B. 错
4. 条件反射和非条件反射,都是种族所共有的,生来就具备的反射活动。（　　）
   A. 对　　　　　　　　B. 错
5. 神经调节的特点为准确、广泛、时间短暂。（　　）
   A. 对　　　　　　　　B. 错
6. 负反馈是不可逆的、不断增强的过程,直到整个过程迅速完成为止。（　　）
   A. 对　　　　　　　　B. 错
7. 在维持内环境稳态中机体所进行的调节过程一般属于正反馈。（　　）
   A. 对　　　　　　　　B. 错

五、简答题

1. 内环境稳态有何生理意义？

2. 试述机体生理功能的调节方式及其特点。

第二章　细胞的基本功能

一、名词解释

1. 易化扩散：

2. 主动转运：

3. 静息电位：

4. 极化：

5. 动作电位：

6. 阈电位：

二、填空题

1. 细胞膜转运物质常见的方式有＿＿＿＿、＿＿＿＿、＿＿＿＿、＿＿＿＿。其中需要细胞本身耗能的是＿＿＿＿和＿＿＿＿。
2. 易化扩散分＿＿＿＿和＿＿＿＿两种类型，它们都属于＿＿＿＿转运。
3. 神经纤维上任一点兴奋时，冲动可从受刺激的部位＿＿＿＿向传导。在传导过程中，动作电位的幅度＿＿＿＿衰减。
4. 从生物电的角度来看，细胞膜去极化时细胞的反应形式表现为＿＿＿＿，超极化时表现为＿＿＿＿。
5. 动作电位的传导是细胞兴奋部位与安静部位之间产生＿＿＿＿作用的结果。
6. 细胞膜两侧电位呈稳定的外正内负状态，称为＿＿＿＿状态。若膜内负电位值增大，超过静息电位时，称为＿＿＿＿。
7. 从生物电现象来看，兴奋的标志是产生＿＿＿＿电位。
8. 神经纤维动作电位上升相是由于＿＿＿＿离子大量＿＿＿＿流所致，下降相是由于＿＿＿＿离子大量＿＿＿＿流所致。

三、单项选择题

1. 人体内 O_2、CO_2、NH_3 进出细胞膜的方式是（　　）。
   A. 单纯扩散　　　B. 主动转运　　　C. 易化扩散　　　D. 出胞作用

2. 大分子蛋白质进入细胞的方式是（　　）。
   A. 出胞作用　　　　B. 主动转运　　　　C. 易化扩散　　　　D. 入胞作用
3. 参与细胞膜易化扩散的膜蛋白质是（　　）。
   A. 泵蛋白　　　　　B. 通道蛋白　　　　C. 受体蛋白　　　　D. 糖蛋白
4. 关于载体介导扩散,下述错误的是（　　）。
   A. 能产生竞争性抑制　　　　　　　　　B. 有高度的特异性
   C. 有饱和现象　　　　　　　　　　　　D. 具有时开放、有时关闭的特点
5. 葡萄糖顺浓度梯度跨膜转运依赖于膜上的（　　）。
   A. 受体蛋白　　　　B. 通道蛋白　　　　C. 紧密连接　　　　D. 载体蛋白
6. 钠离子跨膜转运的方式是（　　）。
   A. 主动转运　　　　　　　　　　　　　B. 单纯扩散
   C. 易化扩散　　　　　　　　　　　　　D. 易化扩散和主动转运
7. 单纯扩散、易化扩散和主动转运的共同点是（　　）。
   A. 需膜蛋白质的帮助　　　　　　　　　B. 细胞本身都要消耗能量
   C. 转运的物质都是大分子物质　　　　　D. 转运的物质都是离子或小分子物质
8. 运动神经纤维末梢释放乙酰胆碱属于（　　）。
   A. 入胞作用　　　　B. 主动转运　　　　C. 易化扩散　　　　D. 出胞作用
9. 钠离子由细胞内移到细胞外是（　　）。
   A. 出胞作用　　　　　　　　　　　　　B. 单纯扩散
   C. 载体介导转运　　　　　　　　　　　D. 主动转运
10. 下列（　　）不是影响离子通过细胞膜的直接因素。
    A. 膜两侧的渗透压差　　　　　　　　　B. 膜对离子的通透性
    C. 膜两侧的电位差　　　　　　　　　　D. 膜上离子泵的活性
11. 细胞内外正常的钠离子和钾离子浓度差的形成和维持是由于（　　）。
    A. 膜上 ATP 的作用　　　　　　　　　 B. 膜在兴奋时对钠离子通透性增加
    C. 钠离子和钾离子易化扩散的结果　　　D. 膜上钠-钾泵的作用
12. 主动转运不同于被动转运的是（　　）。
    A. 经过通道蛋白作用　　　　　　　　　B. 顺浓度梯度和电位梯度转运
    C. 需要消耗细胞能量　　　　　　　　　D. 转运脂溶性物质分子
13. 细胞内外离子浓度差的维持（　　）。
    A. 不需耗能　　　　　　　　　　　　　B. 需要耗能
    C. 需要通道蛋白质　　　　　　　　　　D. 需要受体蛋白
14. 下列关于钠泵的叙述错误的是（　　）。
    A. 其化学本质是钠离子-钾离子依赖式 ATP 酶
    B. 它是一种镶嵌在膜脂质双层中的特殊蛋白质
    C. 能转运钾离子入细胞,转运钠离子出细胞
    D. 它能顺浓度梯度转运离子

15. 静息电位是指细胞在静息状态时存在于(　　)。
    A. 细胞与细胞之间的电位差　　　　　B. 细胞膜两侧内正外负的电位差
    C. 细胞膜内表面各点之间的电位差　　D. 细胞膜两侧内负外正的电位差
16. 形成静息电位的主要原因是由于(　　)。
    A. 钾离子外流　　　　　　　　　　　B. 氯离子内流
    C. 钠离子外流　　　　　　　　　　　D. 钠离子内流
17. 安静状态下,细胞内钾外流属于(　　)。
    A. 主动转运　　　　　　　　　　　　B. 出胞作用
    C. 单纯扩散　　　　　　　　　　　　D. 依靠离子通道转运的易化扩散
18. 当达到钾离子平衡电位时,细胞膜两侧(　　)。
    A. 电位梯度为零　　　　　　　　　　B. 钾离子浓度梯度为零
    C. 膜外钾离子浓度大于膜内　　　　　D. 膜内侧钾离子净外流为零
19. 下列关于神经纤维静息电位的描述错误的是(　　)。
    A. 接近钾离子平衡电位　　　　　　　B. 膜外为正极,膜内为负极
    C. 膜内电位趋向正时称超极化　　　　D. 是mV级电位
20. 极化状态的形成是由于(　　)。
    A. 钠离子外流　　　　　　　　　　　B. 钾离子外流
    C. 钠离子内流　　　　　　　　　　　D. 钾离子内流
21. 大多数细胞产生静息电位的主要原因是(　　)。
    A. 细胞内高钾浓度和安静时膜主要对钾离子有通透性
    B. 细胞内高钠浓度和安静时膜主要对钠离子有通透性
    C. 细胞外高钾浓度和安静时膜主要对钾离子有通透性
    D. 细胞内高钾浓度和安静时膜主要对钠离子有通透性
22. 动作电位产生过程中,膜内电位由负向零电位变化称为(　　)。
    A. 极化　　　　B. 去极化　　　　C. 反极化　　　　D. 复极化
23. 细胞膜去极化达到什么水平时,膜的钠离子通道大量开放(　　)。
    A. 锋电位　　　B. 静息电位　　　C. 阈电位　　　　D. 动作电位
24. 以下关于可兴奋细胞动作电位的描述正确的是(　　)。
    A. 不同的细胞,动作电位的幅值都相同
    B. 动作电位的大小随刺激强度和传导距离而改变
    C. 动作电位是细胞受刺激时出现的快速而不可逆的电位变化
    D. 动作电位的幅值接近于静息电位绝对值与钠离子平衡电位之和
25. 下列关于跨膜电位的论述错误的是(　　)。
    A. 静息电位近似于钾离子平衡电位
    B. 峰电位上升到峰顶时近似钠离子平衡电位
    C. 动作电位上升相是钠离子迅速内流引起
    D. 动作电位下降相是由于钠泵将钠离子泵出所形成

26. 关于动作电位的叙述错误的是(   )。
    A. 动作电位是兴奋产生的标志
    B. 动作电位包括上升相和下降相
    C. 动作电位可沿细胞膜迅速扩布
    D. 膜内电位由内正外负迅速转变为外正内负
27. 神经纤维的膜内电位从＋30 mV 变为－70 mV 的过程称为(   )。
    A. 去极化   B. 反极化   C. 复极化   D. 超极化
28. 动作电位复极过程的离子转运主要是(   )。
    A. 钾离子外流   B. 钠离子内流
    C. 钠离子外流   D. 钠离子-钾离子泵作用
29. 关于动作电位的传导,下列描述错误的是(   )。
    A. 可以双向性传导   B. 相对不疲劳性传导
    C. 具有"全或无"现象   D. 动作电位幅度随传导距离增大而减小
30. 肌肉收缩和舒张的基本功能单位是(   )。
    A. 肌丝   B. 肌节   C. 肌纤维   D. 肌原纤维
31. 离子通过细胞膜,被动转运的动力是(   )。
    A. 钠泵作用   B. 浓度梯度
    C. 电-化学梯度   D. 电位梯度
32. 正常状态下细胞膜两侧离子分布是(   )。
    A. 膜内氯离子＞膜外   B. 膜内钠离子＞膜外
    C. 膜内蛋白质离子＝膜外   D. 膜内钾离子＞膜外
33. 安静时细胞内 K^+ 向膜外转运的方式是(   )。
    A. 主动转运   B. 径通道的易化扩散
    C. 出胞作用   D. 单纯扩散
34. 蛋白质从细胞外液到细胞内液的转运方式是(   )。
    A. 单纯扩散   B. 载体转运   C. 入胞作用   D. 主动转运
35. 细胞安静时,将一接地的电极置于细胞膜外,另一微电极插入膜内,可测得膜内电位
    (   )。
    A. 为正电位   B. 较膜外电位高
    C. 与膜外电位相等   D. 较膜外电位低
36. 静息电位从－90 mV 变化到－110 mV 称为(   )。
    A. 极化   B. 超极化   C. 反极化   D. 去极化
37. 在电生理学中,细胞膜内负电位增大的现象称(   )。
    A. 极化   B. 超极化   C. 反极化   D. 去极化
38. 爆发动作电位的直接条件是(   )。
    A. 刺激作用   B. 膜通道的开放
    C. 钠离子的内流   D. 刺激强度的大小

39. 下列有关阈电位的描述正确的是(　　)。
    A. 约比静息电位去极 7 mV
    B. 指引起细胞兴奋的最小刺激强度
    C. 指引起膜对 K⁺ 通透性突然加大的临界膜电位
    D. 指引起膜对 Na⁺ 通透性突然加大而爆发动作电位的临界膜电位值

40. 神经纤维产生动作电位上升相的离子流是(　　)。
    A. K⁺ 内流　　　　　B. K⁺ 外流　　　　　C. Na⁺ 内流　　　　　D. Cl⁻ 内流

四、判断选择题

1. 单纯扩散和易化扩散都是顺浓度差移动，都不消耗能量，属于被动转运。(　　)
   A. 对　　　　　B. 错

2. 静息电位的产生不消耗能量，而维持静息电位则需要钠泵的正常运转。(　　)
   A. 对　　　　　B. 错

3. 动作电位一旦产生，不随刺激强度和传导距离增大而改变电位幅度大小。(　　)
   A. 对　　　　　B. 错

4. 局部反应就是细胞膜上出现的较局限的动作电位。(　　)
   A. 对　　　　　B. 错

5. 大分子物质或团块物质不能通过细胞膜。(　　)
   A. 对　　　　　B. 错

第三章　血液

一、名词解释

1. 血细胞比容：

2. 血清：

3. 血浆：

4. 等渗溶液：

5. 血型：

6. 交叉配血实验：

二、填空题
1. 血液是由_____和_____所组成的。
2. 血浆蛋白中，构成血浆胶体渗透压的主要蛋白质是_____，具有免疫功能的蛋白质是_____，参与凝血作用的蛋白质是_____。
3. 血浆渗透压由_____和_____两部分组成。
4. 血细胞中数量最多的是红细胞，其正常值男性为_____，女性为_____。男性血细胞比容正常值为_____，女性为_____。
5. 红细胞膜的渗透脆性是指红细胞膜对_____的抵抗力，其抵抗力越大者脆性越_____，红细胞初成熟时脆性_____，衰老时脆性_____。
6. 血液凝固的基本过程分为_____、_____和_____三个步骤。
7. 某人的血清中无抗A和抗B凝集素，其血型为_____型；若血清中只含有抗B凝集素，则血型为_____型。
8. 临床上输血原则要求输_____型血，经交叉配血后主侧和次侧均无_____者方可输用。

三、单项选择题
1. 正常成年人血液总量相当于体重的(　　)。
   A. 8%　　　　　　　B. 16%　　　　　　　C. 12%　　　　　　　D. 10%
2. 50 kg正常体重的人体液量与血量分别为(　　)。
   A. 20 L与3 L　　　B. 30 L与4 L　　　C. 40 L与5 L　　　D. 20 L与2.5 L
3. 血细胞比容是指血细胞(　　)。
   A. 与血管容积之比　　　　　　　　B. 与白细胞容积之比
   C. 与血浆容积之比　　　　　　　　D. 在血液中所占的容积百分比

4. 组织液与血浆成分的主要区别是组织液内（　　）。
   A. 蛋白含量低　　　　B. 钾离子含量高　　　C. 氯离子含量高　　　D. 钠离子含量高
5. 机体细胞内液与组织液通常具有相同的（　　）。
   A. 总渗透压　　　　　B. 钾离子浓度　　　　C. 氯离子浓度　　　　D. 钠离子浓度
6. 决定溶液渗透压大小的主要因素是（　　）。
   A. 溶质颗粒的总数　　B. 溶剂的性质　　　　C. 溶质颗粒的形状　　D. 溶质颗粒的大小
7. 放入0.09%氯化钠溶液中的红细胞将发生（　　）。
   A. 膨胀　　　　　　　B. 皱缩　　　　　　　C. 完全溶血　　　　　D. 部分溶血
8. 构成血浆总渗透压的主要物质是（　　）。
   A. 纤维蛋白原　　　　B. 葡萄糖　　　　　　C. 球蛋白　　　　　　D. 氯化钠
9. 下列关于血浆渗透压的描述正确的是（　　）。
   A. 与0.5%葡萄糖溶液相当　　　　　　　　　B. 与溶质颗粒数成反比
   C. 胶体渗透压维持血容量　　　　　　　　　D. 胶体渗透压占大部分
10. 血浆胶体渗透压主要来自（　　）。
    A. γ球蛋白　　　　　B. α球蛋白　　　　　C. 纤维蛋白原　　　　D. 白蛋白
11. 下列（　　）溶液属于等渗溶液。
    A. 0.45%氯化钠溶液　　　　　　　　　　　B. 5%葡萄糖溶液
    C. 25%葡萄糖溶液　　　　　　　　　　　　D. 0.09%氯化钠溶液
12. 维持毛细血管内外水分正常分布的因素主要是（　　）。
    A. 血浆胶体渗透压　　　　　　　　　　　　B. 血浆总渗透压
    C. 血浆晶体渗透压　　　　　　　　　　　　D. 组织液胶体渗透压
13. 有关血液的正常参考值，下列说法正确的是（　　）。
    A. 血小板数$(10\sim30)\times10^9/mL$　　　　B. 白细胞总数$(4\sim10)\times10^9/mL$
    C. 红细胞(女)$(3.8\sim4.6)\times10^9/mL$　　　D. 血液pH值7.4 ± 0.05
14. 关于血浆蛋白生理作用的叙述错误的是（　　）。
    A. 参与血液凝固　　　　　　　　　　　　　B. 维持血浆晶体渗透压
    C. 参与机体防御功能　　　　　　　　　　　D. 调节血浆酸碱度
15. 血浆pH值保持相对稳定，主要取决于下列（　　）缓冲对。
    A. K_2HPO_3/KH_2PO_3　　　　　　　　　　B. $KHCO_3/H_2CO_3$
    C. $NaHCO_3/H_2CO_3$　　　　　　　　　　D. Na_2HPO_4/NaH_2PO_4
16. 能与血红蛋白结合并且不易分离的气体是（　　）。
    A. 氮气　　　　　　　B. 氢气　　　　　　　C. 二氧化碳　　　　　D. 一氧化碳
17. 有关红细胞的叙述错误的是（　　）。
    A. 血浆中球蛋白增加可使血沉加快
    B. 随着红细胞衰老脆性减小
    C. 在血浆中红细胞具有悬浮稳定性
    D. 血红蛋白数量低于正常范围时，称为贫血

18. 红细胞在0.45%氯化钠溶液中完全溶解,说明红细胞的(　　)。
    A. 脆性正常   B. 脆性小,抵抗力小
    C. 脆性大,抵抗力小   D. 脆性大,抵抗力大
19. 成年人的造血器官是(　　)。
    A. 脾脏   B. 所有骨髓
    C. 肝脏和骨髓   D. 脊椎骨、扁骨及长骨近端骨骺处骨髓
20. 以下因素不属于红细胞生成条件的是(　　)。
    A. 需要维生素 B_{12} 和叶酸   B. 肾脏分泌促红细胞生成素
    C. 血中氧分压增高   D. 需要蛋白质和铁
21. 成人红细胞主要生成部位是(　　)。
    A. 脾脏   B. 红骨髓   C. 肾脏   D. 淋巴结
22. 人体造血主要原料是(　　)。
    A. 铁、维生素 B_{12} B. 维生素 B_{12} 和叶酸
    C. 铁、维生素 B_{12} 和叶酸   D. 铁和蛋白质
23. 下列关于血红蛋白的描述错误的是(　　)。
    A. 正常成年男性 Hb 量为 120～160 mg/L   B. Hb 与 CO 结合后不易分离
    C. Hb 有运输 O_2 与 CO_2 的功能   D. 红细胞破坏后,Hb 就丧失作用
24. 促进红细胞成熟的因子是(　　)。
    A. 维生素 C   B. 蛋白质
    C. 钙离子   D. 维生素 B_{12} 和叶酸
25. 巨幼红细胞性贫血是由于缺少(　　)。
    A. 维生素 B_6 B. 维生素 B_{12} 或叶酸
    C. 铁   D. 铁和蛋白质
26. 调节红细胞生成的主要体液因素是(　　)。
    A. 生长素   B. 肾上腺素   C. 雌激素   D. 促红细胞生成素
27. 在下列白细胞中,被称为免疫细胞的主要是指(　　)。
    A. 单核细胞   B. 嗜碱性粒细胞   C. 淋巴细胞   D. 中性粒细胞
28. 出现过敏性疾病和某些寄生虫疾病时,白细胞中计数增加的是(　　)。
    A. 单核细胞   B. 淋巴细胞   C. 嗜酸性粒细胞   D. 嗜碱性粒细胞
29. 血小板的数量(　　)时,可出现出血倾向。
    A. $<80\times10^9/L$ B. $<50\times10^9/L$
    C. $<40\times10^9/L$ D. $<150\times10^9/L$
30. 下列不属于血小板功能的是(　　)。
    A. 吞噬微生物、异物   B. 参与生理性止血
    C. 促使凝血块收缩   D. 参与血液凝固过程
31. 血清与血浆的主要不同点是血清中不含(　　)。
    A. 球蛋白   B. 白蛋白   C. 钙离子   D. 纤维蛋白原

32. 内源性凝血和外源性凝血的根本区别是(   )。
    A. 前者速度快,后者速度慢   B. 前者发生在血管内,后者发生在血管外
    C. 前者发生在体内,后者发生在体外   D. 前者由Ⅻ因子启动,后者由Ⅲ因子启动
33. 关于血液凝固的叙述错误的是(   )。
    A. 凝血过程中需要钙离子   B. 是复杂的生物化学过程
    C. 许多凝血因子在肝脏合成   D. 内源性凝血较外源性凝血的速度快
34. 凝血酶的主要作用是(   )。
    A. 激活因子Ⅹ   B. 使纤维蛋白降解
    C. 激活因子Ⅻ   D. 使纤维蛋白原转变为纤维蛋白
35. 血液凝固的主要步骤是(   )。
    A. 凝血酶原形成→凝血酶形成→纤维蛋白形成
    B. 凝血酶原形成→凝血酶形成→纤维蛋白原形成
    C. 凝血酶原激活物形成→凝血酶形成→纤维蛋白形成
    D. 凝血酶原形成→纤维蛋白原形成→纤维蛋白形成
36. 下列凝血因子中,不是蛋白质的是(   )。
    A. 因子Ⅴ和Ⅶ   B. 因子Ⅳ   C. 因子Ⅹ和Ⅻ   D. 因子Ⅸ
37. 凝血过程的内源性与外源性激活的区别在于(   )。
    A. 凝血酶原激活物形成的始动过程   B. 凝血酶形成过程
    C. 钙离子是否参与作用   D. 纤维蛋白形成过程
38. 子宫、甲状腺、肺等手术后易渗血,是因为组织中含有较多的(   )。
    A. 纤溶酶   B. 组织激活物   C. 抗凝血酶   D. 纤溶抑制物
39. 血凝块回缩是由于(   )。
    A. 白细胞发生变形运动   B. 红细胞发生叠连而压缩
    C. 红细胞发生聚集压缩   D. 血小板的收缩蛋白收缩
40. 通常所说的血型是指(   )。
    A. 红细胞上受体的类型   B. 血浆中特异凝集原的类型
    C. 红细胞表面特异凝集原的类型   D. 血浆中特异凝集素的类型
41. 关于ABO血型的叙述,下列错误的是(   )。
    A. AB型血的血清中含有抗A和抗B凝集素
    B. O型血的红细胞上不含凝集原
    C. A型血的血清中含有抗B凝集素
    D. B型血的血清中含有抗A凝集素
42. 当A型血的红细胞和B型血的血清相混时,会发生(   )。
    A. 聚集   B. 凝集   C. 黏着   D. 叠连
43. ABO血型划分的主要依据是(   )。
    A. 红细胞膜凝集原的有无和类别   B. 血清中凝集素的有无和类别
    C. 血清中凝集原的有无和类别   D. 凝集素和凝集原的配合情况

44. 在异型输血中,严禁(　　)。
    A. O 型血输给 A 型人　　　　　　　　B. O 型血输给 B 型人
    C. A 型血输给 B 型人　　　　　　　　D. A 型血输给 AB 型人

45. 情况紧急时,O 型血可少量输给其他血型的人,是因为(　　)。
    A. 红细胞上含有 A、B 凝集原　　　　B. 红细胞上不含有 A、B 凝集原
    C. 血清中含抗 A、抗 B 凝集素　　　　D. 血清中不含抗 A、抗 B 凝集素

46. 输血时主要考虑供血者的(　　)。
    A. 红细胞不发生叠连　　　　　　　　B. 红细胞不被受血者的血浆所凝集
    C. 血浆不使受血者的红细胞凝集　　　D. 血浆不使受血者的血浆发生凝固

47. 某人的血细胞与 B 型血的血清凝集,而其血清与 B 型血的红细胞不凝集,此人血型是(　　)。
    A. B 型　　　　　B. O 型　　　　　C. A 型　　　　　D. AB 型

48. 某人血清中无抗 A 抗 B 凝集素,红细胞膜无 D 抗原,其血型属于(　　)。
    A. AB 型 Rh 阴性　　　　　　　　　　B. O 型 Rh 阴性
    C. AB 型 Rh 阳性　　　　　　　　　　D. A 型 Rh 阴性

49. 新生儿溶血性贫血可能发生在(　　)。
    A. Rh 阳性母亲孕育的 Rh 阳性婴儿　　B. Rh 阴性母亲孕育的 Rh 阳性婴儿
    C. Rh 阴性母亲孕育的 Rh 阴性婴儿　　D. Rh 阳性母亲孕育的 Rh 阴性婴儿

50. 体液约占人体重的(　　)。
    A. 50%　　　　　B. 80%　　　　　C. 60%　　　　　D. 70%

51. 占体液总量最多的部分是(　　)。
    A. 细胞内液　　　B. 血液　　　　　C. 脑脊液　　　　D. 淋巴液

52. 当血浆蛋白明显减少时,可能导致(　　)。
    A. 组织脱水　　　B. 红细胞凝集　　C. 红细胞破裂　　D. 组织水肿

53. 在红细胞生理特性中与溶血关系最密切的是(　　)。
    A. 变形性　　　　B. 通透性　　　　C. 渗透脆性　　　D. 可塑性

54. 成熟红细胞在下列(　　)溶液中易发生溶血。
    A. 0.65%NaCl 溶液　　　　　　　　　B. 5%葡萄糖溶液
    C. 0.3%NaCl 溶液　　　　　　　　　 D. 10%葡萄糖盐水

55. 出现再生障碍性贫血的原因是(　　)。
    A. 骨髓的造血功能抑制　　　　　　　B. 维生素 B_{12} 和叶酸缺乏
    C. 蛋白质摄入不足　　　　　　　　　D. 机体缺铁

56. 促红细胞生成素的作用是促进(　　)。
    A. 小肠吸收维生素 B_{12}　　　　　　B. 血库释放红细胞
    C. 睾丸分泌雌激素　　　　　　　　　D. 骨髓的造血

57. 中性粒细胞的主要功能是(　　)。
    A. 产生抗体　　　B. 吞噬作用　　　C. 凝血作用　　　D. 变形运动

58. 血小板数量减少可导致皮肤呈现出血斑点,这主要是由于（　　）。
   A. 血块回缩障碍　　　　　　　　B. 血液不能凝固
   C. 不能修复和保持血管内皮细胞完整性　D. 血小板不易聚集成团
59. 肝功能严重障碍的病人往往出现出血倾向,主要是因为（　　）。
   A. 缺乏凝血因子　　　　　　　　B. 纤溶酶增多
   C. 血液中抗凝物质增多　　　　　D. 血小板数量明显减小
60. 内源性凝血过程一般开始于（　　）。
   A. Ca^{2+}的参与　　　　　　　B. 磷脂胶粒反应
   C. 因子Ⅻ的激活　　　　　　　　D. 血小板聚集
61. 启动外源性凝血途径的物质是（　　）。
   A. 因子Ⅲ　　　B. Ca^{2+}　　　C. 因子Ⅻ　　　D. 因子Ⅸ
62. 凝血酶的主要作用是（　　）。
   A. 激活因子Ⅻ　　　　　　　　　B. 催化纤维蛋白原的分解
   C. 使因子Ⅷ的作用加强　　　　　D. 加速因子Ⅶ复合物的形成
63. 血液凝固所析出的淡黄色液体称（　　）。
   A. 血浆　　　B. 体液　　　C. 血清　　　D. 细胞外液
64. 抗凝血酶Ⅲ的抗凝作用主要是由于（　　）。
   A. 抑制因子Ⅻ激活　　　　　　　B. 抑制纤维蛋白形成
   C. 使活化型凝血因子失活　　　　D. 抑制凝血酶原激活
65. 能使抗凝血酶Ⅲ活性增强的物质是（　　）。
   A. 组胺　　　B. 肝素　　　C. 维生素 K　　　D. 柠檬酸钠
66. 献血者为 A 型,与受血者作交叉配血试验,主侧不凝集,次侧凝集,受血者的血型（　　）。
   A. O 型　　　B. A 型　　　C. AB 型　　　D. B 型
67. 某人红细胞与 A 型及 B 型标准血清都无凝集反应,其血型是（　　）。
   A. A 型　　　B. B 型　　　C. AB 型　　　D. O 型

四、判断选择题

1. 正常成人血量占体重的5％。（　　）
   A. 对　　　　　　B. 错
2. 红细胞具有缓冲作用。（　　）
   A. 对　　　　　　B. 错
3. 贫血时血细胞比容升高。（　　）
   A. 对　　　　　　B. 错
4. 红细胞悬浮稳定性大小与细胞的生物性叠连无关。（　　）
   A. 对　　　　　　B. 错
5. 巨幼红细胞性贫血的产生主要由机体缺铁性所引起。（　　）
   A. 对　　　　　　B. 错

6. 外源性凝血是由于因子Ⅲ启动的,这种因子存在于组织中。(　　)

　　A. 对　　　　　　B. 错

7. 血液凝固三个阶段都需要 Ca^{2+} 的参与。(　　)

　　A. 对　　　　　　B. 错

8. 某人失血后输入 200 mL 的 A 型血,没有发生凝集反应,该人血型一定是 A 型。(　　)

　　A. 对　　　　　　B. 错

9. Rh 阴性者第二次接受 Rh 阳性者的血时,不会出现凝集反应。(　　)

　　A. 对　　　　　　B. 错

10. 血型是指血细胞膜上凝集原类型。(　　)

　　A. 对　　　　　　B. 错

11. 因子 X 的激活是内源性凝血的开始。(　　)

　　A. 对　　　　　　B. 错

12. 只有 B 型血的血清中含有抗 A 凝集素。(　　)

　　A. 对　　　　　　B. 错

13. Rh 阳性说明红细胞表面含有 Rh 抗原。(　　)

　　A. 对　　　　　　B. 错

五、简答题

1. 试述血浆渗透压的分类、形成及生理意义。

2. 红细胞生成需要哪些条件?

3. 简述血液凝固的基本过程,内源性凝血和外源性凝血途径各有何特点。

4. 试述 ABO 血型系统的分型依据与分型命名。

5. 输血原则是什么？为何同型输血前还要做交叉配血实验？

6. 为什么在危急必须输血情况下，可考虑将O型血少量输给其他血型的病人？

7. 正常情况下，血液在血管内为何不凝？

第四章　血液循环

一、名词解释

1. 心率：

2. 心动周期：

3. 全心舒张期：

4. 搏出量：

5. 心输出量：

6. 期前收缩：

7. 窦性心律：

8. 房室延搁：

9. 心音：

10. 动脉血压：

11. 收缩压：

12. 舒张压：

13. 平均动脉压：

14. 中心静脉压：

15. 微循环：

二、填空题

1. 当心室舒张时,室内压_____,半月瓣_____,房室瓣_____,血液从_____流入_____。
2. 在心室充盈过程中,_____的充盈量占70%,而_____的充盈量仅占30%。
3. 心输出量取决于搏出量和_____,搏出量受心肌_____、_____和心肌_____能力的影响。
4. 心肌前负荷是指_____,后负荷是指_____。
5. 在一定范围内增加心肌前负荷,心肌纤维初长度_____,心肌纤维的收缩力_____,搏出量_____。
6. 第二心音的特征是_____,标志着_____的开始。第二心音强弱主要反映_____的高低和_____的机能状态。

7. 心室肌细胞的静息电位约_____ mV，主要是由于_____离子_____流，所形成的电-化学平衡电位。
8. 正常心电图中_____波反映心房的去极化过程，_____波群反映左右心室去极化过程，_____波是心室各部分复极化过程。
9. 心肌的生理特性包括_____、_____、_____和_____。
10. 兴奋由心房传到心室的延搁部位是_____，其传导速度_____。
11. 血中_____、_____和_____三种离子必须保持适当比例，才能维持正常的心脏活动。临床上_____离子对心脏的生理特性影响最重要。
12. 动脉血压_____或心肌收缩力_____时，等容收缩期将延长。
13. 形成动脉血压的前提是_____，根本因素是_____和_____。
14. 我国成人安静时收缩压为_____，舒张压为_____，脉压为_____。
15. 心输出量与收缩压成_____关系，血流阻力与血管口径成_____关系，舒张压与外周阻力成_____关系，血流量与血管口径成_____关系。
16. 大动脉壁的弹性降低时，收缩压_____，舒张压_____，脉压_____。
17. 在其他条件不变的情况下，每搏出量减少，或外周阻力增大，都会使脉压_____，但前者是由于_____，后者是由于_____。
18. 当外周阻力增加时，动脉血压的增高主要表现为_____升高，而脉压_____。
19. 影响静脉回心血量的因素有_____、_____、_____、_____。
20. 微循环的血流通路有_____、_____和_____三条。
21. 微动脉舒张可使毛细血管血压_____，组织液生成_____。
22. 有效滤过压为正值时，部分血浆中液体_____形成_____液；为负值时，部分组织液_____形成_____，从而实现组织液循环。
23. 心交感神经兴奋时，末梢释放的递质是_____，其主要作用是使心率_____，心肌收缩力_____；心迷走神经兴奋时，末梢释放的递质是_____，对心脏的作用与对心交感神经的作用_____。
24. 去甲肾上腺素有_____作用，使外周阻力_____，动脉血压_____，临床可用来作_____药。
25. 肾上腺素能使心跳_____，心输出量_____，但对总的外周阻力_____，临床上常用作_____药。

三、单项选择题

1. 关于心动周期的叙述错误的是(　　)。
   A. 心房收缩期比心室收缩期短　　　　B. 心房和心室有共同舒张的时间
   C. 收缩期比舒张期长　　　　　　　　D. 心动周期长短与心率快慢成反比
2. 每一个心动周期按0.8 s计，房缩期约占(　　)。
   A. 0.1 s　　　　B. 0.3 s　　　　C. 0.4 s　　　　D. 0.2 s
3. 有关心动周期的叙述错误的是(　　)。
   A. 一般说的心缩期指心室收缩期

B. 心房和心室可以同时舒张,但只能依次收缩

C. 心动周期缩短,收缩期缩短尤为显著

D. 全心舒张期指心房和心室均处于舒张状态

4. 有关房缩期的叙述错误的是(　　)。

　　A. 心室容积最大　　　　　　　　　　B. 室内压大于动脉压

　　C. 房内压大于室内压　　　　　　　　D. 房室瓣仍然开放

5. 在射血期时,心脏内压力变化是(　　)。

　　A. 房内压＜室内压＜动脉压　　　　　B. 房内压＞室内压＜动脉压

　　C. 房内压＞室内压＞动脉压　　　　　D. 房内压＜室内压＞动脉压

6. 心动周期中,心室血液充盈主要是由于(　　)。

　　A. 心房收缩挤压作用　　　　　　　　B. 血液依赖地心引力而回流

　　C. 胸内压促进静脉回流　　　　　　　D. 心室舒张的抽吸作用

7. 当心脏处于全心舒张期时(　　)。

　　A. 心室达到最大的充盈　　　　　　　B. 心室容积不变

　　C. 房室瓣关闭　　　　　　　　　　　D. 动脉瓣关闭

8. 正常成人安静时,搏出量约为(　　)。

　　A. 40～50 mL　　B. 120 mL　　C. 60～80 mL　　D. 30～40 mL

9. 正常成人安静状态下的每分心输出量约为(　　)。

　　A. 2～3 L　　B. 4～6 L　　C. 9～10 L　　D. 7～10 L

10. 有关心输出量的叙述错误的是(　　)。

　　A. 是指每分钟从两心室射出的血量　　B. 能随机体代谢的需要而增加

　　C. 等于搏出量与心率的乘积　　　　　D. 正常成人安静状态下约为 5 L

11. 有关心输出量的叙述错误的是(　　)。

　　A. 左右心输出量基本相等

　　B. 一侧心室收缩一次所射出的血量叫每搏输出量

　　C. 指左心室射入主动脉的血量

　　D. 是衡量心脏射血机能的唯一指标

12. 正常心率超过 180 次/min 时,心输出量减少的原因主要是(　　)。

　　A. 充盈期缩短　　B. 射血期缩短　　C. 等容舒张期缩短　　D. 等容收缩期缩短

13. 心肌的前负荷是指(　　)。

　　A. 动脉血压　　　　　　　　　　　　B. 等容舒张期血量

　　C. 心室舒张末期充盈量　　　　　　　D. 静脉回心血量

14. 心肌的后负荷是指(　　)。

　　A. 外周阻力　　B. 动脉舒张压　　C. 循环血量　　D. 动脉收缩压

15. 动脉血压升高可引起(　　)。

　　A. 心室舒张期延长　　　　　　　　　B. 等容收缩期延长

　　C. 心室射血期延长　　　　　　　　　D. 心房收缩期延长

16. 能使心肌收缩力增强的因素是（　　）。
    A. 酸中毒　　　　　　　　　　　　B. 交感神经兴奋
    C. 迷走神经兴奋　　　　　　　　　D. 呼吸衰竭
17. 心室肌细胞动作电位的主要特点是（　　）。
    A. 复极化过程缓慢　　　　　　　　B. 去极化过程快
    C. 形成2期平台　　　　　　　　　D. 4期膜内电位稳定
18. 关于形成心室肌细胞动作电位的离子基础，下列说法错误的是（　　）。
    A. 3期主要是K^+外流
    B. 1期主要是K^+外流
    C. 0期主要是Na^+内流
    D. 4期除Na^+-K^+交换作用外，没有其他离子流动
19. 自律细胞和非自律细胞生物电活动的主要区别是（　　）。
    A. 复极化时程长短　　　　　　　　B. 0期去极化幅度
    C. 3期复极的离子转运　　　　　　D. 4期自动去极化
20. 心肌自律性高低取决于（　　）。
    A. 阈电位水平　　B. 复极化速度　　C. 4期去极化速度　　D. 动作电位幅值
21. 在正常情况下心跳自律性最高的部位是（　　）。
    A. 结间束　　　　B. 房室交界　　　C. 窦房结　　　　　D. 房室束
22. 心脏的正常起搏点是（　　）。
    A. 窦房结　　　　B. 左右束支　　　C. 房室束　　　　　D. 浦肯野纤维
23. 有关心律的叙述错误的是（　　）。
    A. 指心跳的节律　　　　　　　　　B. 每跳的时间间隔不等称为心律不齐
    C. 指每分钟心跳的次数　　　　　　D. 正常人心律规则
24. 心肌兴奋后兴奋性的变化特点是（　　）。
    A. 有低常期　　　　　　　　　　　B. 较兴奋前高
    C. 无超常期　　　　　　　　　　　D. 有效不应期特别长
25. 心室期前收缩之后出现代偿间歇的原因是（　　）。
    A. 房室延搁时间延长
    B. 窦房结的节律性兴奋少发放一次
    C. 室性期前兴奋的有效不应期特别长
    D. 窦房结传出的兴奋落在期前兴奋的有效不应期中
26. 心肌不产生完全强直收缩的原因是心肌（　　）。
    A. 有自律性　　　　　　　　　　　B. 呈"全或无"收缩
    C. 为功能合胞体　　　　　　　　　D. 肌浆网不发达，储Ca^{2+}少
27. 心室肌有效不应期较长，一直延续到（　　）。
    A. 收缩期中间　　　　　　　　　　B. 收缩期初段
    C. 舒张期初段　　　　　　　　　　D. 舒张期结束时

28. 心脏兴奋传导速度最慢处是在（　　）。
   A. 心室　　　　B. 心房　　　　C. 房室结　　　　D. 房室束
29. 房室延搁的生理意义是（　　）。
   A. 增强心室肌收缩力　　　　B. 使心室肌动作电位幅度增加
   C. 使心室肌有效不应期延长　　　　D. 使心房、心室相继进行收缩
30. 有关理化因素对心肌特性的影响，错误的是（　　）。
   A. 体温升高时，心率加快　　　　B. 血液pH值降低时，心缩力增强
   C. 血Ca^{2+}增多时，心缩力增强　　　　D. 血Ca^{2+}减少时，心缩力减弱
31. 第一心音发生在（　　）。
   A. 房舒期，标志着心房舒张的开始　　　　B. 室舒期，标志着心室收缩的终结
   C. 室缩期，标志着心室收缩的开始　　　　D. 房缩期，标志着心房收缩的开始
32. 第二心音可反映（　　）。
   A. 心室内压的高低　　　　B. 肺动脉压的高低
   C. 动脉压的高低和动脉瓣的机能状态　　　　D. 主动脉压的高低
33. 第一心音的产生主要是由于（　　）。
   A. 半月瓣开放　　　　B. 房室瓣开放　　　　C. 半月瓣关闭　　　　D. 房室瓣关闭
34. 第二心音的特点是（　　）。
   A. 音调较低，声音似雷鸣　　　　B. 音调较低，持续时间较长
   C. 音调较高，持续时间较长　　　　D. 音调较高，持续时间较短
35. 第二心音的产生主要是由于（　　）。
   A. 心室收缩时动脉瓣突然开放引起振动
   B. 心室舒张时动脉管壁弹性回缩引起振动
   C. 心室收缩时血液冲击半月瓣引起振动
   D. 心室舒张时半月瓣突然关闭引起振动
36. 心电图上代表兴奋由窦房结传至心室肌兴奋开始所需的时间是（　　）。
   A. P-R间期　　　　B. Q-T间期　　　　C. P-R段　　　　D. S-T段
37. 容量血管主要指（　　）。
   A. 动脉　　　　B. 微静脉　　　　C. 微动脉　　　　D. 静脉
38. 影响血流阻力的主要因素是（　　）。
   A. 动脉血压　　　　B. 小动脉和微动脉口径
   C. 动脉管壁弹性　　　　D. 血液黏滞性
39. 血液在心血管系统中环流不息的动力是（　　）。
   A. 动脉、毛细血管、静脉间的压力梯度　　　　B. 心脏有节律地射血和充盈
   C. 呼吸时胸廓的扩张和回缩　　　　D. 大动脉管壁弹性的扩张和回缩
40. 关于动脉血压的叙述，下列正确的是（　　）。
   A. 平均动脉压是收缩压和舒张压的平均值
   B. 主动脉血压和左心室内压的变化幅度是相同的

C. 心室收缩时,血液对动脉管壁的侧压称为收缩压
D. 男女性的动脉血压均随年龄的增长而逐渐升高

41. 动脉血压形成的前提条件是( )。
    A. 心率   B. 外周阻力
    C. 心射血动力   D. 循环血量和血管容积相适应

42. 下列因素变化中主要影响收缩压的是( )。
    A. 搏出量   B. 外周阻力   C. 心率   D. 大动脉管壁弹性

43. 可使脉压增大的因素是( )。
    A. 搏出量减少时   B. 外周阻力增大时
    C. 心率加快时   D. 大动脉管壁弹性减弱时

44. 一般情况下影响舒张压的主要因素是( )。
    A. 循环血量   B. 心率   C. 搏出量   D. 外周阻力

45. 心率减慢时,动脉血压的变化是( )。
    A. 收缩压升高,舒张压降低   B. 收缩压轻度降低,舒张压明显降低
    C. 收缩压降低,舒张压升高   D. 收缩压轻度升高,舒张压明显升高

46. 影响外周阻力最主要的因素是( )。
    A. 血管长度   B. 血液黏滞度   C. 红细胞数目   D. 小动脉口径

47. 老年人的脉压比年轻人大主要是由于( )。
    A. 老年人的小动脉硬化   B. 老年人的心输出量较小
    C. 老年人主动脉和大动脉的弹性减弱   D. 老年人的循环血量较少

48. 老年人大动脉弹性减弱伴有小动脉硬化时,血压的变化是( )。
    A. 脉压明显增大   B. 收缩压降低,舒张压升高
    C. 收缩压升高、舒张压降低   D. 收缩压和舒张压均升高

49. 药物过敏或细菌毒素的作用引起血压下降的最初原因是( )。
    A. 心率减慢   B. 外周阻力降低
    C. 血管容积增大   D. 心输出量减少

50. 下列关于静脉回流量与心输出量的关系描述不正确的是( )。
    A. 失血时心输出量减少与静脉回流量有关
    B. 搏出量在一定程度上取决于静脉回流量
    C. 一定范围内静脉回流量增多,心输出量增多
    D. 运动时心输出量增多与静脉回流量无关

51. 下列关于中心静脉压的叙述错误的是( )。
    A. 可反映心脏的射血功能   B. 其正常值变动范围为 4～12 mmH$_2$O
    C. 指胸腔大静脉和右心房的血压   D. 外周静脉广泛收缩时中心静脉压升高

52. 微循环的最主要功能是( )。
    A. 调节体温   B. 调节回心血量
    C. 实现物质交换   D. 参与维持动脉血压

53. 下列关于微循环直捷通路的叙述错误的是( )。
    A. 血流速度较快
    B. 经常处于开放状态
    C. 在骨骼肌组织中较多见
    D. 是血液和组织之间进行物质交换的主要部位
54. 微循环中参与体温调节的是( )。
    A. 微动脉   B. 直捷通路   C. 动静脉短路   D. 迂回通路
55. 生理情况下,影响有效滤过压的主要因素是( )。
    A. 毛细血管血压和组织液静水压   B. 毛细血管血压和血浆晶体渗透压
    C. 毛细血管血压和血浆胶体渗透压   D. 血浆胶体渗透压和组织液胶体渗透压
56. 正常情况决定组织液生成和回流的主要因素是( )。
    A. 毛细血管血压   B. 组织液静水压   C. 淋巴回流   D. 血浆胶体渗透压
57. 造成营养不良性水肿的因素是( )。
    A. 组织液静水压升高   B. 血浆胶体渗透压降低
    C. 毛细血管血压升高   D. 淋巴回流减少
58. 平时维持交感缩血管纤维紧张性活动的基本中枢位于( )。
    A. 下丘脑   B. 大脑   C. 中脑和脑桥   D. 延髓
59. 下列关于交感神经对心脏作用的描述错误的是( )。
    A. 使舒张过程加速   B. 使心率加快
    C. 使房室传导加快   D. 使心肌收缩力减弱
60. 人体从卧位转变为立位时( )。
    A. 窦神经冲动减少引起迷走神经兴奋
    B. 通过颈动脉小球引起交感神经活动增强
    C. 窦神经冲动增多引起交感神经活动兴奋
    D. 通过颈动脉窦压力感受器引起交感神经活动增强
61. 降压反射的生理意义是( )。
    A. 升高动脉血压   B. 降低动脉血压
    C. 加强心血管活动   D. 维持动脉血压的相对稳定
62. 在下述( )情况下心交感神经的活动会减弱。
    A. 肌肉运动时   B. 情绪兴奋时
    C. 血容量减少时   D. 由直立变为卧位时
63. 下列关于降压反射的描述错误的是( )。
    A. 是一种负反馈的调节机制   B. 对搏动性的压力变化更敏感
    C. 也称颈动脉窦和主动脉弓感受器反射   D. 在平时安静状态下不起作用
64. 去甲肾上腺素不具有( )作用。
    A. 使心率加快   B. 使骨骼肌血管舒张
    C. 使心肌收缩力增强   D. 使组织液生成减少

65. 正常成人安静状态时的心率为（　　）。
    A. 30～50次/min   B. 110～140次/min
    C. 60～100次/s   D. 60～100次/min
66. 有关心率的生理变异的描述错误的是（　　）。
    A. 正常成人75次/min   B. 新生儿130次/min
    C. 儿童心率快于成人   D. 男性心率快于女性
67. 若心率平均75次/min，则心动周期为（　　）。
    A. 0.6 s   B. 0.7 s   C. 0.8 s   D. 0.9 s
68. 在一个心动周期中的收缩期与舒张期的关系是（　　）。
    A. 房缩期长于室缩期   B. 心室舒张期长于心房舒张期
    C. 整个心跳的收缩期长于舒张期 D. 整个心跳的舒张期长于收缩期
69. 在心动周期中，等容收缩期的特点不包括（　　）。
    A. 房室瓣关闭   B. 动脉瓣关闭   C. 室内压急剧升高   D. 心室容积变小
70. 在心动周期中，等容舒张期的特点不包括（　　）。
    A. 房室瓣关闭   B. 动脉瓣关闭   C. 心室容积不变   D. 室内压不变
71. 等容舒张期瓣膜的状态是（　　）。
    A. 房室瓣和半月瓣都开放   B. 房室瓣开放，半月瓣关闭
    C. 房室瓣和半月瓣都关闭   D. 房室瓣关闭，半月瓣开放
72. 心动周期中，从房室瓣开始关闭到半月瓣开放之前的时间相当于（　　）。
    A. 等容收缩期   B. 房缩期   C. 等容舒张期   D. 射血期
73. 心动周期中，心室血液充盈主要是由于（　　）。
    A. 心房收缩的挤压作用   B. 血液依赖地心引力而回流
    C. 胸内负压促进静脉回流   D. 心室舒张的抽吸作用
74. 房室瓣开放始于（　　）。
    A. 心房收缩期初   B. 等容收缩期初   C. 等容舒张期初   D. 等容舒张期末
75. 房室瓣关闭始于（　　）。
    A. 等容舒张期末   B. 心房收缩期初   C. 等容收缩期末   D. 等容收缩期初
76. 心动周期中，从动脉瓣关闭到下次动脉瓣开放的时间相当于（　　）。
    A. 心室舒张期   B. 等容收缩期
    C. 心室射血期   D. 心室舒张期＋等容收缩期
77. 等容收缩期是指（　　）。
    A. 左右两心房容积相等的时期   B. 心房和心室容积相等的时期
    C. 左右两心室容积相等的时期   D. 心室收缩时容积不变的时期
78. 在一个心动周期中，左心室内压上升最迅速的时期是（　　）。
    A. 充盈期   B. 房缩期   C. 射血期   D. 等容收缩期
79. 心动周期中，左心室容积最大的时期是（　　）。
    A. 等容舒张期   B. 充盈期   C. 等容收缩期   D. 房缩期

80. 不能影响心输出量的因素是（　　）。
    A. 心率
    B. 心肌收缩力
    C. 动脉血压
    D. 大动脉管壁弹性

81. 正常人心室肌细胞安静时膜内电位约为（　　）。
    A. -90 mV
    B. $+90$ mV
    C. -70 mV
    D. $+70$ mV

82. 心室肌细胞静息电位形成的主要原因是（　　）。
    A. 钾离子内流
    B. 钾离子外流
    C. 钠离子内流
    D. 钙离子内流

83. 心室肌细胞复极化1期形成的主要原因是（　　）。
    A. 钾离子外流
    B. 钙离子内流
    C. 钠离子内流
    D. 氯离子内流

84. 心室肌细胞动作电位2期形成的主要原因是（　　）。
    A. 氯离子内流和钾离子外流
    B. 钾离子外流
    C. 钙离子内流和氯离子内流
    D. 钙离子内流和钾离子外流

85. 心肌细胞复极3期的形成是由于（　　）。
    A. 钠离子迅速内流
    B. 氯离子迅速内流
    C. 钾离子缓慢外流
    D. 钾离子迅速外流

86. 窦房结自律性最高的原因是（　　）。
    A. 自律细胞多
    B. 去极化速度快
    C. 复极速度快
    D. 自动去极化速度快

87. 每一个心动周期按0.8 s计，室缩期约占（　　）。
    A. 0.7 s
    B. 0.5 s
    C. 0.3 s
    D. 0.2 s

88. 心肌兴奋性的周期变化中最长的时期是（　　）。
    A. 相对不应期
    B. 绝对不应期
    C. 局部反应期
    D. 有效不应期

89. 心室肌有效不应期的长短主要和（　　）有关。
    A. Na^+-K^+泵功能
    B. 阈电位水平的高低
    C. 动作电位2期的长短
    D. 动作电位复极末段的长短

90. 下述有关房室延搁的描述错误的是（　　）。
    A. 使心房心室不会同步收缩
    B. 结区传导速度最慢
    C. 使心室有充足的充盈时间
    D. 不利于心室射血

91. 当血流通过（　　）时，血压的降落最大。
    A. 毛细血管
    B. 小动脉和微动脉
    C. 微静脉和小静脉
    D. 主动脉和大动脉

92. 主动脉在维持心舒张期动脉血压方面起重要作用，主要是由于（　　）。
    A. 管壁厚
    B. 管壁有可扩张性和弹性
    C. 口径大
    D. 血流速度快

93. 心率与脉压的关系是（　　）。
    A. 心率加快，脉压加大
    B. 心率加快，脉压减小
    C. 心率对脉压无影响
    D. 脉压加大必然引起心率减慢

94. 中心静脉压的高低取决于(　　)的关系。
    A. 血管容量和血量　　　　　　　B. 动脉血压和静脉血压
    C. 心脏射血能力和静脉回心血量　　D. 外周静脉压和静脉血流阻力

95. 阻断一侧颈总动脉可使(　　)。
    A. 动脉血压升高　　　　　　　　B. 心率减慢
    C. 静脉回心血量减少　　　　　　D. 窦神经传入冲动增多

96. 机体在急性失血时最早出现的代偿反应是(　　)。
    A. 迷走神经兴奋　　　　　　　　B. 交感神经兴奋
    C. 组织液回流增加　　　　　　　D. 血浆蛋白和红细胞的恢复

97. 颈动脉窦压力感受器的传入冲动增多可引起(　　)。
    A. 心率加快　　　　　　　　　　B. 心迷走紧张减弱
    C. 心交感紧张加强　　　　　　　D. 交感缩血管中枢紧张减弱

98. 关于肾上腺素对心血管的作用,下列描述错误的是(　　)。
    A. 能使心脏活动加强　　　　　　B. 使皮肤、肾脏、肠胃血管收缩
    C. 使骨骼肌血管、冠状动脉血管舒张　　D. 主要激活α受体

四、判断选择题

1. 心房肌和心室肌不具有自动节律性和传导性。(　　)
    A. 对　　　　B. 错

2. 正常心脏的活动受窦房结控制。(　　)
    A. 对　　　　B. 错

3. 心率的快慢取决于房室延搁的长短。(　　)
    A. 对　　　　B. 错

4. 由于窦房结细胞动作电位4期自动去极化速度快,所以它的传导速度快。(　　)
    A. 对　　　　B. 错

5. 在心肌有效不应期内,无论给予多强的刺激也不会产生膜的任何程度的去极化。(　　)
    A. 对　　　　B. 错

6. 在相对不应期内,无论多强的刺激都不会引起细胞发生兴奋。(　　)
    A. 对　　　　B. 错

7. 心电图是反映心肌收缩力的重要指标。(　　)
    A. 对　　　　B. 错

8. 心房收缩,使房内压升高,迫使房室瓣开放,血由心房流入心室。(　　)
    A. 对　　　　B. 错

9. 心输出量等于搏出量乘以心率,所以心率越快,心输量越大。(　　)
    A. 对　　　　B. 错

10. 第一心音标志心室收缩的开始,心室收缩力增强则第一心音加强。(　　)
    A. 对　　　　B. 错

11. 在整个等容收缩期内心室内的压力没有变化。（　　）
    A 对　　　　　　　B 错
12. 平均动脉压是收缩压和舒张压之和的平均值。（　　）
    A. 对　　　　　　　B. 错
13. 大多数血管平滑肌受交感神经和副交感神经的双重支配。（　　）
    A. 对　　　　　　　B. 错
14. 颈动脉窦压力感受器反射是加压反射。（　　）
    A. 对　　　　　　　B. 错
15. 减压反射是维持动脉血压相对恒定调节机制中的最重要反射。（　　）
    A. 对　　　　　　　B. 错

五、简答题

1. 列表分析在每个心动周期中心室内压力、容积、心瓣膜及血流方向的变化。

2. 何为心输出量？试述影响心输出量的因素。

3. 第一心音和第二心音各有何特点？如何产生？有何意义？

4. 心肌细胞一次兴奋时兴奋性有何变化？其兴奋性的特点有何生理意义？

5. 窦房结产生的兴奋在心脏内是如何传导的？有何特点和意义？

6. 试述动脉血压的形成机制。

7. 简述影响动脉血压的因素。

8. 简述组织液的生成和回流。

9. 在正常情况下调节血压相对稳定的反射是什么？简述该反射的过程。

10. 肾上腺素和去甲肾上腺素对心血管的作用有何异同点？

第五章　呼吸

一、名词解释
1. 肺通气：

2. 肺活量：

3. 时间肺活量：

4. 每分通气量：

5. 肺泡通气量：

6. 肺换气：

7. 通气/血流比值：

二、填空题

1. 以肋间肌活动为主的呼吸形式称为_____，以膈肌活动为主的呼吸形式称为_____。
2. 肺活量是反映_____能力；而时间肺活量是反映_____阻力的大小，正常成人第一秒末呼出的气量约占肺活量的_____%。
3. 通过肺换气，使_____血变为_____血。
4. 影响肺部气体交换的生理因素是_____、_____、_____。
5. 在组织换气过程中氧气由_____向_____扩散，二氧化碳从_____向_____扩散。
6. 氧在血液中运输的主要方式是_____；二氧化碳在血液中运输的主要方式是_____，另外还有_____和_____的形式。
7. 发绀通常是人体_____的指标。

8. 当动脉血中二氧化碳分压_____,氢离子浓度_____以及氧分压_____时,可引起呼吸运动加强。

三、单项选择题

1. 肺通气是指(　　)。
   A. 外界 O_2 入肺的过程　　　　　　　　B. 机体 CO_2 出肺的过程
   C. 肺与外界环境之间的气体交换　　　　D. 肺与血液的气体交换
2. 内呼吸是指(　　)。
   A. 肺泡与血液间的气体交换　　　　　　B. 细胞内耗 O_2 与产生 CO_2 的过程
   C. 血液通过组织液与细胞之间的气体交换　D. 细胞内线粒体内外的气体交换
3. 外呼吸是指(　　)。
   A. 血液运输气体的过程
   B. 组织细胞与组织毛细血管血液之间的气体交换
   C. 大气与肺泡之间的气体交换
   D. 外界空气与血液之间在肺部实现的气体交换过程
4. 肺泡与肺泡毛细血管之间的气体交换是通过(　　)结构实现的。
   A. 肺泡膜与血管内皮细胞　　　　　　　B. 肺泡膜
   C. 肺泡表面活性物质　　　　　　　　　D. 呼吸膜
5. 肺通气的原动力来自(　　)。
   A. 肺的弹性回缩　　　　　　　　　　　B. 肺的舒缩运动
   C. 呼吸肌的舒缩活动　　　　　　　　　D. 肺内压与胸内压之差
6. 来自胸廓和肺的回缩力为(　　)。
   A. 表面张力　　　B. 弹性阻力　　　C. 肺扩张力　　　D. 肺回缩力
7. 肺的弹性阻力来自(　　)。
   A. 胸内负压　　　　　　　　　　　　　B. 肺的弹力纤维
   C. 肺泡表面张力　　　　　　　　　　　D. 肺的弹力纤维和肺泡表面张力
8. 有关肺泡表面活性物质生理作用的叙述错误的是(　　)。
   A. 维持肺的回缩力　　　　　　　　　　B. 保持大小肺泡的稳定性
   C. 降低肺泡表面张力　　　　　　　　　D. 维持肺泡适当的扩张状态
9. 平静呼气末胸膜腔内压(　　)。
   A. 等于大气压　　　　　　　　　　　　B. 低于大气压
   C. 高于大气压　　　　　　　　　　　　D. 等于呼气时肺内压
10. 在(　　)呼吸时相中,肺内压与大气压相等。
    A. 吸气初与呼气初　　　　　　　　　　B. 吸气初与呼气时
    C. 吸气末与呼气末　　　　　　　　　　D. 吸气末与呼气末
11. 下列关于平静呼吸的描述错误的是(　　)。
    A. 吸气时膈肌收缩　　　　　　　　　　B. 吸气时肋间外肌收缩
    C. 呼气时膈肌和肋间外肌舒张　　　　　D. 呼气时呼气肌收缩

12. 平静吸气和平静呼气时比较,下列说法正确的是( )。
    A. 肺内压相等　　　　　　　　　　B. 呼吸道阻力相等
    C. 潮气量相等　　　　　　　　　　D. 胸腹腔内压相等
13. 平静呼吸与用力呼吸的相同点是( )。
    A. 吸气是主动的　　　　　　　　　B. 呼气是被动的
    C. 有吸气辅助肌参加　　　　　　　D. 呼气是主动的
14. 胸膜腔内的压力是由( )形成的。
    A. 大气压－肺表面张力　　　　　　B. 大气压－肺回缩力
    C. 大气压－弹性阻力　　　　　　　D. 大气压－非弹性阻力
15. 下列因素与胸内负压成因关系不大的是( )
    A. 肺内压　　　B. 呼吸运动　　　C. 肺回缩力　　　D. 密闭的胸膜腔
16. 维持胸内负压的必要条件是( )。
    A. 呼气肌收缩　　　　　　　　　　B. 胸膜腔密闭
    C. 吸气肌收缩　　　　　　　　　　D. 肺内压低于大气压
17. 吸气末与呼气末相比较( )。
    A. 肺容量相等　　　　　　　　　　B. 肺内压相等
    C. 胸内压相等　　　　　　　　　　D. 肺的回缩力相等
18. 肺的弹性回缩力见于( )。
    A. 呼气末　　　B. 吸气初　　　　C. 吸气末　　　　D. 呼吸全过程
19. 肺泡表面活性物质( )。
    A. 能使肺泡回缩　　　　　　　　　B. 使肺顺应性增加
    C. 由肺泡Ⅰ型细胞分泌　　　　　　D. 能增加肺泡表面张力
20. 在( )情况下,肺的顺应性增加。
    A. 气道阻力增加　　　　　　　　　B. 肺弹性阻力增加
    C. 肺弹性阻力减少　　　　　　　　D. 肺组织黏滞性增加
21. 反映肺可扩张性的是( )。
    A. 气流阻力　　　B. 惯性阻力　　　C. 组织黏滞性　　　D. 肺顺应性
22. 不参与正常肺回缩力形成的因素是( )。
    A. 肺的胶原纤维　　B. 肺的弹性纤维　　C. 肺泡表面张力　　D. 胸内负压
23. 下列对肺通气阻力的叙述错误的是( )。
    A. 肺和胸廓均产生弹性阻力　　　　B. 平静呼吸时肺通气阻力主要是非弹性阻力
    C. 包括弹性阻力与非弹性阻力两种　D. 气道阻力是非弹性阻力的主要成分
24. 关于肺弹性阻力,下列叙述错误的是( )。
    A. 肺扩张越大,弹性阻力也越大
    B. 肺组织的弹性回缩力约占肺总弹性阻力的 2/3
    C. 肺泡表面张力使肺具有回缩倾向
    D. 肺泡表面活性物质有降低肺弹性阻力的作用

25. 肺泡表面活性物质减少将使(   )。
    A. 肺泡表面张力增大 B. 肺泡表面张力降低
    C. 肺顺应性变大   D. 肺泡容易扩张
26. 影响气道阻力最重要的因素是(   )。
    A. 气流形式   B. 呼吸时相   C. 气流速度   D. 呼吸道口径
27. 最大呼气末存留于肺中的气体量是(   )。
    A. 残气量   B. 补吸气量   C. 潮气量   D. 肺泡气量
28. 深吸气量与补呼气量之和即为(   )。
    A. 潮气量   B. 肺活量   C. 功能残气量 D. 肺总容量
29. 下列关于肺容量的叙述正确的是(   )。
    A. 平静呼气末,肺内残留的气体量称功能残气量
    B. 肺总量是肺活量和功能残气量之和
    C. 最大呼气所能呼出的气量为残气量
    D. 每次呼吸时,吸入和呼出的气量为潮气量
30. 单位时间内充分发挥全部通气能力所达到的通气量称为(   )。
    A. 深吸气量   B. 最大通气量 C. 肺泡通气量 D. 时间肺活量
31. 每分肺泡通气量等于(   )。
    A. 肺通气量的1/2   B. 潮气量×呼吸频率(次/min)
    C. (潮气量－无效腔气量)×呼吸频率 D. (潮气量－残气量)×呼吸频率
32. 浅快呼吸时肺泡通气量减少是由于(   )。
    A. 潮气量减少   B. 呼吸频率快
    C. 无效腔气量增大   D. 无效腔气量与潮气量比值增大
33. 解剖无效腔增加,其他因素不变,这时通气/血流比值将(   )。
    A. 增大   B. 减小   C. 等于零   D. 不变
34. (   )是评价肺通气功能的较好指标。
    A. 肺活量   B. 补吸气量   C. 潮气量   D. 时间肺活量
35. 正常成年人时间肺活量的第一秒应为(   )。
    A. 98%   B. 63%   C. 83%   D. 93%
36. 气道阻力增加时,肺活量和时间肺活量(   )。
    A. 都不变   B. 都必然减少
    C. 都必然增加   D. 前者可以正常,后者必然减少
37. 呼吸频率从12次/min增加到24次/min,潮气量从500 mL减少到250 mL,则(   )。
    A. 肺通气量减少   B. 肺泡通气量不变
    C. 肺通气量增加   D. 肺泡通气量减少
38. 每分肺通气量和每分肺泡通气量之差为(   )。
    A. 肺活量×呼吸频率   B. 潮气量×呼吸频率
    C. 残气量×呼吸频率   D. 无效腔气量×呼吸频率

39. 肺泡通气量是指（　　）。
    A. 用力吸入的气量　　　　　　　　　　B. 每次吸入或呼出的气体量
    C. 无效腔中的气量　　　　　　　　　　D. 每分钟进入肺泡的新鲜气体量
40. 尽力吸气后再最大呼气所能呼出的气量称为（　　）。
    A. 补呼气量　　　　B. 潮气量　　　　C. 肺活量　　　　D. 最大通气量
41. 真正有效的通气量是（　　）。
    A. 潮气量　　　　　　　　　　　　　　B. 肺泡通气量
    C. 功能残气量　　　　　　　　　　　　D. 肺活量
42. 决定气体交换方向的主要因素是（　　）。
    A. 气体的分子量　　　　　　　　　　　B. 气体的分压差
    C. 呼吸膜的厚度　　　　　　　　　　　D. 呼吸膜的通透性
43. CO_2 通过呼吸膜扩散的速度比 O_2 快的主要原因是（　　）。
    A. CO_2 容易通过呼吸膜　　　　　　　B. CO_2 的分子量比 O_2 大
    C. 呼吸膜两侧 CO_2 的压力梯度大　　　D. CO_2 在血中的溶解度比 O_2 大
44. 氧分压由高到低的顺序通常是（　　）。
    A. 动脉血＞肺泡气＞组织细胞＞静脉血　B. 肺泡气＞动脉血＞静脉血＞组织细胞
    C. 肺泡气＞动脉血＞组织细胞＞静脉血　D. 动脉血＞肺泡气＞静脉血＞组织细胞
45. CO_2 分压由高至低的顺序通常是（　　）。
    A. 呼出气＞组织细胞＞静脉血＞肺泡气　B. 静脉血＞呼出气＞肺泡气＞组织细胞
    C. 组织细胞＞静脉血＞肺泡气＞呼出气　D. 呼出气＞肺泡气＞组织细胞＞静脉血
46. 正常人生理无效腔与解剖无效腔之间的容量差等于（　　）。
    A. 零　　　　　　B. 鼻咽通气量　　　C. 残气量　　　　D. 肺泡无效腔
47. 通气/血流比值是指（　　）。
    A. 肺活量与每分肺血流量之比　　　　　B. 每分肺泡通气量与每分肺血流量之比
    C. 功能残气量与肺血流量之比　　　　　D. 每分肺通气量与每分肺血流量之比
48. 与肺泡气相比，呼出气（　　）。
    A. O_2 含量高　　　　　　　　　　　　B. O_2 及 CO_2 含量都高
    C. CO_2 含量高　　　　　　　　　　　D. O_2 含量多，CO_2 含量低
49. 关于气体在肺部交换的叙述，下列错误的是（　　）。
    A. 肺泡气中 O_2 向血液扩散　　　　　　B. 运动可加速肺部气体交换
    C. 气体扩散速度与呼吸膜面积成正比　　D. 通气/血流比值增加有利于气体交换
50. 肺换气的动力是（　　）。
    A. 呼吸肌的收缩与舒张　　　　　　　　B. 气体分压运动产生的压力
    C. 大气与血液之间的气体分压差　　　　D. 肺泡与血液之间的气体分压差
51. 经过组织换气后（　　）。
    A. 动脉血变成了静脉血　　　　　　　　B. 静脉血变成了动脉血
    C. 动脉血中氧气含量增加　　　　　　　D. 组织中二氧化碳含量增高

52. 关于 O_2 在血液中运输的叙述,下列错误的是( )。
    A. 以结合的形式运输占 98%
    B. O_2 结合形式是氧合血红蛋白
    C. O_2 与血红蛋白结合或解离取决于氧分压的高低
    D. 血红蛋白浓度低下的病人易出现紫绀

53. 关于 CO_2 在血液中运输的叙述,下列错误的是( )。
    A. CO_2 以溶解的形式运输为主
    B. 在碳酸酐酶催化下,CO_2 与水反应生成碳酸
    C. CO_2 运输的主要形式是碳酸氢盐
    D. 氨基甲酸血红蛋白是 CO_2 的结合运输形式

54. 缺 O_2 刺激呼吸运动主要是通过( )引起。
    A. 抑制呼吸中枢
    B. 刺激中枢化学敏感区转而兴奋呼吸中枢
    C. 刺激颈动脉体与主动脉体化学感受器
    D. 直接刺激呼吸中枢

55. 生理情况下,血液中调节呼吸最重要的因素是( )。
    A. O_2 B. CO_2 C. N_2 D. H^+

56. 关于调节呼吸的化学感受器的叙述,下列错误的是( )。
    A. 中枢化学感受器位于延髓腹外侧
    B. 有中枢化学感受器和外周化学感受器
    C. 外周化学感受器是颈动脉体和主动脉体
    D. 缺氧对中枢和外周化学感受器均有兴奋作用

57. 中枢化学感受器最敏感的刺激物是( )。
    A. 血液中的 H^+ B. 血液中的 CO_2 C. 脑脊液中的 H^+ D. 人脑脊液中 CO_2

58. 产生呼吸基本节律的中枢部位是( )。
    A. 大脑皮质   B. 延髓呼吸神经元   C. 下丘脑呼吸中枢   D. 脑桥呼吸中枢

59. 正常呼吸节律的形成依赖于( )。
    A. 延髓和脑桥的活动   B. 大脑皮层的活动
    C. 中脑与脑桥的活动   D. 下丘脑与延髓的活动

60. 随意屏气的控制部位在( )。
    A. 脊髓   B. 丘脑   C. 脑桥   D. 大脑皮层

61. 肺牵张反射的感受器位于( )。
    A. 支气管平滑肌内   B. 细支气管平滑肌内
    C. 肺毛细血管平滑肌内   D. 支气管和细支气管平滑肌内

62. 下列变化主要通过中枢化学感受器兴奋呼吸中枢的是( )。
    A. 血中氧分压降低   B. 血中二氧化碳分压升高
    C. 血中 H^+ 浓度增加   D. 脑脊液中氧分压降低

63. 血液中 PCO_2 升高引起呼吸加深加快主要是通过（　　）途径来实现的。
   A. 刺激中枢化学敏感区转而兴奋呼吸中枢　　B. 刺激脊髓肋间神经和膈肌神经元
   C. 直接刺激呼吸肌　　D. 直接刺激延髓呼吸中枢

64. 吸入气 CO_2 浓度达 7% 时机体会出现（　　）。
   A. 呼吸浅慢　　B. 呼吸无变化
   C. 呼吸浅快　　D. 呼吸困难伴有头痛头晕甚至昏迷

65. 关于 H^+ 对呼吸的调节,下列叙述中错误的是（　　）。
   A. 动脉血 H^+ 浓度增加,可使呼吸加深加快
   B. 血液中 H^+ 易通过血脑屏障刺激中枢化学感受器
   C. 血液中 CO_2 主要通过改变脑脊液 H^+ 兴奋呼吸
   D. 脑脊液中的 H^+ 是中枢化学感受器的最有效刺激

66. 血中氧分压降低导致呼吸加强的原因是直接兴奋（　　）。
   A. 肺牵张感受器　　B. 呼吸调整中枢　　C. 延髓呼吸中枢　　D. 外周化学感受器

67. 在生理情况下,维持呼吸中枢兴奋性的有效刺激是（　　）。
   A. 一定浓度二氧化碳　　B. 肺牵张感受器传入冲动
   C. 一定程度的缺氧　　D. 呼吸肌本体感受器传入冲动

68. 呼吸是指（　　）。
   A. 肺泡与血液之间与进行气体交换的过程
   B. 气体进出肺的过程
   C. 机体与外界环境之间进行气体交换的过程
   D. 气体进出血液的过程

69. 肺通气的直接动力是（　　）。
   A. 肺内压与胸内压之差　　B. 肺内压与大气压之差
   C. 肺内压与气道阻力之差　　D. 胸内压与大气压之差

70. 下列对胸内压的叙述错误的是（　　）。
   A. 胸内负压有利于静脉回流
   B. 气胸时,胸内负压减少或消失
   C. 平静呼吸时,吸气末胸内压高于呼气末
   D. 胸膜腔的负压是由肺的弹性回缩力造成的

71. 肺的回缩力主要来自（　　）。
   A. 肺的弹力纤维　　B. 肺泡表面张力
   C. 肺泡表面活性物质　　D. 呼吸肌的收缩力

72. 下列肺容量和通气量的数值中,错误的是（　　）。
   A. 正常成人功能残气量约为 2500 mL　　B. 平静呼吸时,潮气量为 400～600 mL
   C. 正常成人残气量为 1000～1500 mL　　D. 正常成人每分通气量为 60～90 L

73. 平静呼气末肺内的气量为（　　）。
   A. 肺活量　　B. 时间肺活量　　C. 补呼气量和残气量　　D. 功能残气量

74. 肺气肿患者的肺弹性回缩力降低,导致( )增加。
    A. 功能残气量　　　　　　　　　　B. 肺活量
    C. 潮气量　　　　　　　　　　　　D. 补吸气量

75. 肺总容量等于( )。
    A. 潮气量＋残气量　　　　　　　　B. 肺活量＋残气量
    C. 补呼气量＋残气量　　　　　　　D. 潮气量＋肺活量

76. 正常人无效腔容量约占潮气量的( )。
    A. 5%　　　　B. 10%　　　　C. 30%　　　　D. 70%

77. 气道狭窄的患者( )。
    A. 肺活量可高于正常　　　　　　　B. 肺活量较正常人明显减少
    C. 时间肺活量明显减少　　　　　　D. 时间肺活量高于正常

78. 决定肺泡和血液间气体交换方向的因素是( )。
    A. 肺泡内气流的方向　　　　　　　B. 膜两侧气体的溶解度
    C. 呼吸膜的通透性　　　　　　　　D. 膜两侧气体的分压差

79. O_2在血液中存在的主要结合形式是( )。
    A. HbO_2　　　B. HHb　　　C. BH_2PO_4　　　D. $BHCO_3$

四、判断选择题

1. 肺与外界环境之间的气体交换称为外呼吸。( )
    A. 对　　　　B. 错

2. 肺通气的直接动力是呼吸运动。( )
    A. 对　　　　B. 错

3. 肺泡通气量＝潮气量×呼吸频率。( )
    A. 对　　　　B. 错

4. 肺泡表面张力可因表面活性物质的作用而减少。( )
    A. 对　　　　B. 错

5. 肺换气是指肺泡与血液之间的气体交换。( )
    A. 对　　　　B. 错

6. 增加呼吸道的容积意味着解剖无效腔增大。( )
    A. 对　　　　B. 错

7. 血红蛋白的氧容量是指血浆中溶解的氧的毫升数。( )
    A. 对　　　　B. 错

8. 平静吸气时膈肌收缩,肋间外肌舒张。( )
    A. 对　　　　B. 错

9. 颈动脉体和主动脉体是调节呼吸的重要的外周化学感受器。( )
    A. 对　　　　B. 错

10. CO_2对呼吸的刺激作用主要通过外周化学感受器。( )
    A. 对　　　　B. 错

五、简答题

1. 简述胸内负压的形成及其生理意义。

2. 简述肺泡表面活性物质的生理作用。

3. 简述肺换气的动力与影响肺换气的主要原因。

4. 简述氧气、二氧化碳在血液中运输的形式。

5. 简述二氧化碳对呼吸的影响及其作用途径。

6. 简述缺氧对呼吸的影响及其作用途径。

7. 简述代谢性酸中毒对呼吸的影响及其作用途径。

第六章 消化和吸收

一、名词解释

1. 消化：

2. 吸收：

3. 黏液-碳酸氢盐屏障：

4. 胃排空：

二、填空题

1. 在消化管内参与分解蛋白质及其中间产物的酶有_____、_____、_____、_____。
2. 胰脂肪酶可将食物中的脂肪分解为_____、_____和_____。
3. 糖吸收的主要形式是_____，蛋白质吸收的主要形式是_____，脂肪吸收的主要形式是_____、_____、_____。
4. 消化后的营养物质主要在_____被吸收，其吸收机制有_____和_____两种。
5. 胃肠道接受_____和_____双重神经支配。
6. 副交感神经兴奋时，胃肠道运动_____，括约肌_____，消化腺分泌_____。

三、单项选择题

1. 关于唾液的生理作用，下列说法错误的是（　　）。
   A. 清洁并保护口腔　　　　　　　　　　B. 湿润与溶解食物
   C. 使蛋白质初步分解　　　　　　　　　D. 使淀粉分解为麦芽糖

2. 唾液中所含的消化酶能消化食物中的（　　）。
   A. 糖类　　　　　B. 维生素　　　　　C. 脂肪酸　　　　　D. 脂肪

3. 胃液的成分中不包括（　　）。
   A. 黏液　　　　　B. 内因子　　　　　C. 盐酸　　　　　D. 胃淀粉酶

4. 纯净的胃液 pH 值为（　　）。
   A. 2.5～3.5　　　B. 6.5～7.1　　　C. 4.2～5.0　　　D. 0.9～1.5

5. 胃蛋白酶原的激活主要依赖（　　）。
   A. 肠激酶　　　　B. 促胰液素　　　　C. 盐酸　　　　　D. 促胃液素

6. 关于胃蛋白酶的叙述，错误的是（　　）。
   A. 由壁细胞以酶原的形式分泌　　　　　B. 必须在酸性环境中起作用
   C. 由 HCl 激活胃蛋白酶原而形成　　　　D. 能将食物中蛋白质水解为胨和胨

7. 有关胃黏液的叙述，错误的是（　　）。
   A. 有较高的黏滞性　　　　　　　　　　B. 参与胃液的化学消化过程
   C. 保护胃黏膜，具有黏液屏障作用　　　D. 参与润滑作用，使食物易于通过

8. 下列不属于胃液的作用的是（　　）。
   A. 杀菌　　　　　　　　　　　　　　　B. 使蛋白质变性
   C. 激活胃蛋白酶原　　　　　　　　　　D. 使淀粉初步消化

9. 有关内因子的叙述错误的是（　　）。
   A. 是由胃黏膜的主细胞分泌的　　　　　B. 是一种糖蛋白
   C. 能促进维生素 B_{12} 的吸收　　　　　D. 能与食物中的维生素 B_{12} 结合

10. 胃大部切除的患者可出现巨幼红细胞性贫血，其主要原因是缺少（　　）。
    A. 内因子　　　　B. 盐酸　　　　　C. 黏液　　　　　D. 胃蛋白酶原

11. 胃液中所含的消化酶能消化食物中的（　　）。
    A. 糖类　　　　　B. 维生素　　　　C. 脂肪　　　　　D. 蛋白质

12. 在胃液中具有激活胃蛋白酶原、促进钙和铁吸收的成分是（　　）。
    A. 内因子　　　　B. 黏液　　　　　C. 盐酸　　　　　D. H_2CO_3

13. 胃容受和贮存食物的功能主要是由（　　）提供的。
    A. 胃体　　　　　B. 胃底　　　　　C. 胃窦　　　　　D. 胃底和胃体

14. 胃特有的运动是（　　）。
    A. 分节运动　　　B. 容受性舒张　　C. 紧张性收缩　　D. 蠕动

15. 三种主要食物在胃中排空的速度由快到慢的顺序排列是（　　）。
    A. 脂肪，蛋白质，糖　　　　　　　　　B. 糖，蛋白质，脂肪
    C. 蛋白质，脂肪，糖　　　　　　　　　D. 糖，脂肪，蛋白质

16. 混合食物由胃完全排空，通常需要（　　）小时。
    A. 1～2　　　　　　B. 2～3　　　　　　C. 4～6　　　　　　D. 6～8
17. 胃排空的原动力来自（　　）。
    A. 幽门两边的压力差　　　　　　　　B. 胃内压变化
    C. 食物对胃黏膜的机械性刺激　　　　D. 胃的运动
18. 消化液中含有蛋白酶的是（　　）。
    A. 唾液和胆汁　　B. 胆汁和小肠液　　C. 胃液和胆汁　　D. 胃液和胰液
19. 所有消化液中最重要的是（　　）。
    A. 唾液　　　　　　B. 胰液　　　　　　C. 小肠液　　　　　D. 胆汁
20. 含有脂肪酶的消化液有（　　）。
    A. 胃液和胆汁　　B. 胆汁和胰液　　　C. 胃液和胰液　　D. 胰液
21. 不含消化酶的消化液是（　　）。
    A. 唾液　　　　　　B. 胆汁　　　　　　C. 胰液　　　　　　D. 胃液
22. 对脂肪和蛋白质消化作用最强的消化液是（　　）。
    A. 唾液　　　　　　B. 胆汁　　　　　　C. 胰液　　　　　　D. 小肠液
23. 使胰蛋白酶原活化的最主要的物质是（　　）。
    A. 盐酸　　　　　　B. 肠致活酶　　　　C. 胰蛋白酶　　　　D. 糜蛋白酶
24. 关于胆汁的叙述，下列错误的是（　　）。
    A. 胆汁中无消化酶　　　　　　　　　B. 人的肝胆汁呈弱酸性
    C. 胆汁是由肝细胞分泌的　　　　　　D. 胆汁中与消化有关的主要成分是胆盐
25. 关于胆汁的叙述，下列错误的是（　　）。
    A. 胆盐、胆固醇、卵磷脂都可乳化脂肪　　B. 胆盐可促进脂肪消化产物的吸收
    C. 胆盐可促进脂溶性维生素的吸收　　　　D. 胆汁中的脂肪酶可消化脂肪
26. 胆汁中参与消化作用的主要成分是（　　）。
    A. 卵磷脂　　　　　B. 胆盐　　　　　　C. 脂酸钠　　　　　D. 胆色素
27. 关于小肠液的叙述，下列错误的是（　　）。
    A. 由小肠腺分泌
    B. 为弱碱性液体，pH 约为 7.6
    C. 每天分泌量约 1～3 L
    D. 含有多种消化酶能对三种营养物质进行最后彻底消化
28. 小肠特有的运动方式是（　　）。
    A. 紧张性收缩　　　B. 蠕动　　　　　　C. 分节运动　　　　D. 集团蠕动
29. 关于小肠的运动，下列错误的是（　　）。
    A. 分节运动可使食糜与消化液充分混合
    B. 分节运动是以环形肌为主的收缩和舒张运动
    C. 运动形式主要包括紧张性收缩、分节运动和蠕动
    D. 小肠还可见到蠕动冲和集团蠕动等其他运动形式

30. 大肠内细菌利用肠内简单的物质可合成(　　)。
    A. 维生素 A 和维生素 B 复合物　　B. 维生素 D 和维生素 E
    C. 维生素 K 和维生素 B 复合物　　D. 维生素 E 和维生素 A
31. 消化管共有的一种运动形式是(　　)。
    A. 分节运动　　B. 蠕动　　C. 紧张性收缩　　D. 容受性舒张
32. 食物消化和吸收的主要部位在(　　)。
    A. 食管　　B. 胃　　C. 小肠　　D. 结肠
33. 脂肪消化产物的吸收途径是(　　)。
    A. 全部由毛细血管吸收　　B. 全部由淋巴系统吸收
    C. 以淋巴途径为主,血液途径也有　　D. 以血液途径为主,淋巴途径也有
34. 能被胃黏膜吸收的物质是(　　)。
    A. 维生素　　B. 氨基酸　　C. 葡萄糖　　D. 酒精
35. 关于糖类的吸收,下列叙述错误的是(　　)。
    A. 与 Na^+ 的吸收相耦联　　B. 是耗能的主动转运
    C. 吸收后由血液途径运输　　D. 只能以葡萄糖的形式吸收
36. 关于蛋白质的吸收,下列叙述错误的是(　　)。
    A. 吸收途径几乎完全通过血液　　B. 少量食物蛋白可以完整地进入血液
    C. 吸收是主动性的　　D. 与 Na^+ 的吸收无关
37. 刺激交感神经对胃肠道的影响是(　　)。
    A. 胃肠运动增强,分泌抑制　　B. 胃肠运动增强,分泌增强
    C. 胃肠运动抑制,分泌抑制　　D. 胃肠运动抑制,分泌增强
38. 在人唾液中含有的酶是(　　)。
    A. 脂肪酶和蛋白酶　　B. 脂肪酶和肽酶
    C. 淀粉酶和蛋白酶　　D. 淀粉酶和溶菌酶
39. 主要刺激胃酸分泌的激素是(　　)。
    A. 肾上腺素　　B. 促胰液素　　C. 促胃液素　　D. 胆囊收缩素
40. 胃酸、胃蛋白酶正常情况下不损伤胃黏膜,是由于胃黏膜存在自我保护机制,称为(　　)
    A. 黏膜屏障　　B. 碳酸氢盐屏障
    C. 黏液-碳酸氢盐屏障　　D. 黏液细胞保护
41. 胃的容受性舒张的生理意义是(　　)。
    A. 实现胃贮存食物的功能　　B. 有利于胃的排空
    C. 有利于胃液和食物充分混合　　D. 有利于胃黏膜腺体分泌胃液
42. 糜蛋白酶原的激活依赖于(　　)。
    A. 碳酸氢盐　　B. 盐酸　　C. 胰蛋白酶　　D. 肠激酶
43. 从消化腺分泌出来不需激活便具有活性的酶是(　　)。
    A. 胰淀粉酶　　B. 胰蛋白酶　　C. 胃蛋白酶　　D. 糜蛋白酶原

44. 下列无消化作用的酶是（　　）。
    A. 唾液淀粉酶　　　B. 胰蛋白酶　　　C. 胰脂肪酶　　　D. 肠激酶
45. 下列说法错误的是（　　）。
    A. 呕吐会失酸　　　　　　　　　　B. 患肝炎时脂肪消化吸收不良
    C. 腹泻会失碱　　　　　　　　　　D. 大肠内的细菌能制造维生素 D
46. 小肠的分节运动主要是（　　）。
    A. 将食糜进一步磨碎　　　　　　　B. 将食糜向前推进
    C. 促进消化液分泌　　　　　　　　D. 使食糜与消化液充分混合
47. 食物经过消化后,透过消化道黏膜进入血液或淋巴的过程称（　　）。
    A. 运输　　　　　B. 滤过　　　　　C. 渗透　　　　　D. 吸收
48. 水分及营养物质吸收的主要部位是在（　　）。
    A. 胃　　　　　　B. 十二指肠　　　C. 小肠　　　　　D. 大肠
49. 葡萄糖通过小肠黏膜或肾小管上皮吸收属于（　　）。
    A. 单纯扩散　　　　　　　　　　　B. 通道介导扩散
    C. 载体介导扩散　　　　　　　　　D. 继发性主动转运
50. 糖的吸收形式主要是（　　）。
    A. 麦芽糖　　　　B. 果糖　　　　　C. 葡萄糖　　　　D. 半乳糖
51. 促进小肠吸收脂肪酸的物质是（　　）。
    A. 内因子　　　　B. 维生素 B_{12}　　C. 维生素 C　　　D. 胆盐
52. 以毛细淋巴管为主要吸收途径的物质是（　　）。
    A. 单糖　　　　　B. 无机盐　　　　C. 乳糜微粒　　　D. 氨基酸
53. 阻断乙酰胆碱的药物能够使（　　）。
    A. 唾液分泌增多　　　　　　　　　B. 胃液分泌增多
    C. 胃肠运动减弱　　　　　　　　　D. 胰液分泌增多
54. 排便反射的初级中枢位于（　　）。
    A. 脊髓腰骶段　　B. 脊髓胸段　　　C. 延髓　　　　　D. 脑桥

四、判断选择题

1. 食物消化和吸收主要部位是胃。（　　）
    A. 正确　　　　　B. 错误
2. 胆汁不含消化酶,所以对食物无消化作用。（　　）
    A. 正确　　　　　B. 错误
3. 胃排空速度快慢的顺序是脂肪、糖、蛋白质。（　　）
    A. 正确　　　　　B. 错误
4. 淀粉在胃内被彻底消化。（　　）
    A. 正确　　　　　B. 错误
5. 大肠不具备消化和吸收的功能。（　　）
    A. 正确　　　　　B. 错误

6. 小肠液是所有消化液中最重要的。（　　）
    A. 正确　　　　　　　　B. 错误
7. 胆盐在脂肪的消化吸收中起重要作用。（　　）
    A. 正确　　　　　　　　B. 错误
8. 胃液是指胃黏膜各腺体所分泌的混合液。（　　）
    A. 正确　　　　　　　　B. 错误
9. 交感神经兴奋,抑制胃肠运动。（　　）
    A. 正确　　　　　　　　B. 错误

五、简答题

1. 试述胃液的主要成分及其作用。

2. 胃大部切除的人可能出现哪些贫血？为什么？

3. 为什么说胰液是最重要的消化液？

4. 为什么说小肠是消化和吸收最重要的部位？

5. 试述胆汁中与消化有关的主要成分及其生理作用。

第七章　能量代谢和体温

一、名词解释
1. 能量代谢：

2. 基础代谢：

3. 基础代谢率：

4. 体温：

二、填空题
1. 影响能量代谢的因素包括_____、_____、_____、_____。
2. 临床上常用测量体温的部位是_____、_____、_____。
3. 影响体温生理波动的因素有_____、_____、_____、_____。
4. 正常人体温昼夜波动,清晨2～6时_____,午后1～6时_____,波动幅度一般不超过_____℃。
5. 机体安静时,产热主要来自_____,尤以_____最多;机体剧烈活动时,产热主要来自_____。
6. 皮肤蒸发散热包括_____和_____两种方式,在安静情况下,气温升高到30℃左右,人体才开始_____。
7. 皮肤散热方式包括_____、_____、_____、_____。

三、单项选择题
1. (　　)既是重要的贮能物质,又是直接的供能物质。
   A. 脂肪　　　　　B. ATP　　　　　C. ADP　　　　　D. 葡萄糖

2. 一般情况下我国人体的能量来源是（　　）。
    A. 脂肪　　　　　　B. 维生素　　　　　　C. 糖和蛋白质　　　D. 糖和脂肪
3. 对机体能量代谢影响最显著的因素是（　　）。
    A. 性别　　　　　　B. 环境温度　　　　　C. 肌肉活动　　　　D. 精神活动
4. 特殊动力作用效应最大的食物是（　　）。
    A. 糖　　　　　　　B. 维生素　　　　　　C. 蛋白质　　　　　D. 脂肪
5. （　　）不能使能量代谢增强。
    A. 寒冷刺激　　　　B. 雄激素　　　　　　C. 甲状腺素　　　　D. 入睡
6. 基础代谢率的表示单位为（　　）。
    A. $kJ/(m^2 \cdot h)$　　　　　　　　　　B. $kJ/(m \cdot h)$
    C. kJ/kg　　　　　　　　　　　　　　D. $kJ/(kg \cdot h)$
7. 基础代谢率常用于了解（　　）的功能状态。
    A. 甲状腺　　　　　B. 胰岛　　　　　　　C. 脑垂体　　　　　D. 甲状旁腺
8. 测定基础代谢率的条件不包括（　　）。
    A. 空腹　　　　　　B. 睡眠状态　　　　　C. 室温20℃～25℃　D. 清晨
9. 下列有关基础代谢率的叙述错误的是（　　）。
    A. 正常人基础代谢率是相对稳定的
    B. 男子的基础代谢率平均高于女子
    C. 基础代谢率相对值的正常范围为±15%
    D. 基础代谢率是机体的最低的代谢水平
10. 下列有关基础代谢的叙述正确的是（　　）。
    A. 基础代谢是指人体在基础状态下的能量代谢
    B. 基础代谢与体表面积无关
    C. 基础代谢的高低与体重成正比
    D. 基础代谢的高低与肌肉活动程度有关
11. 在（　　）情况下基础代谢率降低。
    A. 糖尿病　　　　　　　　　　　　　　　B. 发热
    C. 甲状腺功能亢进（甲亢）　　　　　　　D. 甲状腺功能减退（甲减）
12. 从生理学角度出发，体温是指（　　）。
    A. 舌下温度　　　　　　　　　　　　　　B. 直肠温度
    C. 机体表层平均温度　　　　　　　　　　D. 机体深部平均温度
13. 关于体温的正常波动，下列错误的是（　　）。
    A. 新生儿体温易波动　　　　　　　　　　B. 女子体温略高于男子，排卵日最高
    C. 老年人体温往往低于成年人　　　　　　D. 食物的特殊动力作用可使体温升高
14. 下列有关女子体温特点的说法错误的是（　　）。
    A. 女子体温比男子体温略低　　　　　　　B. 排卵日体温最低
    C. 基础体温随月经周期波动　　　　　　　D. 排卵后体温升高

15. 关于正常人体温与测定部位的关系,正确的是( )。
    A. 口腔温＞直肠温＞腋窝温　　　　　B. 腋窝温＞口腔温＞直肠温
    C. 直肠温＞腋窝温＞口腔温　　　　　D. 直肠温＞口腔温＞腋窝温
16. 关于影响产热的因素,下列错误的是( )。
    A. 骨骼肌活动使产热增加　　　　　　B. 寒冷刺激使产热减少
    C. 交感神经兴奋可使产热增加　　　　D. 甲状腺分泌增加,产热增加
17. ( )与增加产热无关。
    A. 骨骼肌　　　　B. 交感神经　　　　C. 皮肤血管　　　　D. 脂肪
18. ( )不增加机体产热。
    A. 甲状腺激素　　B. 去甲肾上腺素　　C. 孕激素　　　　　D. 雌激素
19. 人体最主要的散热器官是( )。
    A. 汗腺　　　　　B. 肾　　　　　　　C. 消化道　　　　　D. 皮肤
20. 皮肤直接散热的多少主要取决于( )。
    A. 风速　　　　　　　　　　　　　　B. 空气湿度
    C. 衣着厚薄　　　　　　　　　　　　D. 皮肤与环境之间的温度差
21. 当外界温度等于或大于体表温度时机体散热的方式是( )。
    A. 辐射散热　　　B. 传导散热　　　　C. 对流散热　　　　D. 蒸发散热
22. 关于产热和散热的叙述,错误的是( )。
    A. 产热过程是生物化学反应
    B. 皮肤散热主要通过物理方式
    C. 运动时骨骼肌产热量占总产热量的 90%
    D. 环境温度高于皮肤温度时,辐射、传导、对流散热加强
23. 对于蒸发散热的叙述,下列错误的是( )。
    A. 不感蒸发也具有散热作用　　　　　B. 水分从体表气化时吸收体热
    C. 环境湿度越高,蒸发散热效率越高　D. 气流速度越高,蒸发散热效率越高
24. ( )不会引起发汗速度加快。
    A. 环境温度增高　B. 环境湿度增高　　C. 风速加大　　　　D. 劳动强度增大
25. 在自主性体温调节中,利于机体散热的关键因素是( )。
    A. 环境温度降低　　　　　　　　　　B. 增加传导散热面积
    C. 增加辐射散热面积　　　　　　　　D. 皮肤血管扩张
26. 常温下,皮肤的物理散热速度主要取决于( )。
    A. 环境温度　　　B. 皮肤温度　　　　C. 皮肤和环境温差　D. 皮肤湿度
27. 机体处于炎热环境时( )。
    A. 完全靠加强散热来维持体热平衡　　B. 肌肉紧张性增加
    C. 交感神经紧张度增加　　　　　　　D. 皮肤动静脉吻合支开放减少
28. 给高热病人用酒精擦浴是增加( )。
    A. 对流散热　　　B. 辐射散热　　　　C. 蒸发散热　　　　D. 传导散热

29. 安静状况下,在温和气温中主要的散热方式是(　　)。
    A. 呼出气散热　　　B. 皮肤辐射散热　　　C. 皮肤蒸发散热　　　D. 皮肤传导散热
30. 体温调节的主要中枢在(　　)。
    A. 延髓　　　　　　B. 丘脑　　　　　　　C. 下丘脑　　　　　　D. 大脑皮层
31. 寒冷环境中增加产热的主要方式是(　　)。
    A. 非寒战性产热　　　　　　　　　　　　B. 寒战性产热
    C. 温度刺激性肌紧张　　　　　　　　　　D. 全部内脏代谢增加
32. 人体内主要的贮能物质是(　　)。
    A. 葡萄糖　　　　　B. 蛋白质　　　　　　C. 脂肪　　　　　　　D. 肌糖原
33. 组织细胞活动的直接供能物质是(　　)。
    A. 磷酸肌酸　　　　B. 三磷酸腺苷　　　　C. 核苷酸　　　　　　D. 葡萄糖
34. 机体所需要能量的70%来自(　　)。
    A. 糖的氧化　　　　B. 脂肪的氧化　　　　C. 蛋白质的氧化　　　D. 核酸的氧化
35. 关于能量代谢的叙述下列错误的是(　　)。
    A. 与年龄有关　　　　　　　　　　　　　B. 与身高有关
    C. 与体重成正比　　　　　　　　　　　　D. 受外界温度影响
36. 测定基础代谢率的最佳温度是(　　)。
    A. 0～10 ℃　　　　B. 10～20 ℃　　　　 C. 20～35 ℃　　　　 D. 20～30 ℃
37. 下列有关基础代谢率的叙述错误的是(　　)。
    A. 儿童高于成人　　　　　　　　　　　　B. 在基础状态下测定
    C. 反映人体最低的能量代谢水平　　　　　D. 临床常用相对值表示
38. 基础代谢率相对值的正常范围是(　　)。
    A. ±30%～±40%　B. ±10%～±15%　 C. ±20%～±30%　 D. ±40%～±50%
39. 人体深部的平均温度最接近于(　　)。
    A. 舌下温度　　　　B. 直肠温度　　　　　C. 血液温度　　　　　D. 腋窝温度
40. 体温昼夜间的波动一般不超过(　　)。
    A. 0.1 ℃　　　　　B. 0.3 ℃　　　　　　C. 0.5 ℃　　　　　　D. 1.0 ℃
41. 安静状态下的主要产热器官是(　　)。
    A. 骨骼肌　　　　　B. 肝　　　　　　　　C. 消化道　　　　　　D. 甲状腺
42. 常温下,散热的主要方式是(　　)。
    A. 辐射散热　　　　B. 对流散热　　　　　C. 传导散热　　　　　D. 不感蒸发
43. 给发热的病人用冰袋、冰帽属于(　　)散热。
    A. 辐射　　　　　　B. 传导　　　　　　　C. 对流　　　　　　　D. 蒸发

四、判断选择题

1. 能量代谢率在20～30℃的环境中最为稳定,环境温度降低使能量代谢率显著降低。(　　)
    A. 正确　　　　　　B. 错误

2. 基础代谢率是最低的能量代谢率。（　　）

　　A. 正确　　　　　　B. 错误

3. 成年男性较女性体温略高 0.3 ℃。（　　）

　　A. 正确　　　　　　B. 错误

4. 排卵日体温最低，排卵后体温更低。（　　）

　　A. 正确　　　　　　B. 错误

5. 直肠温度正常值为 36.9～37.9 ℃，最接近体温。（　　）

　　A. 正确　　　　　　B. 错误

6. 影响能量代谢最显著的因素是精神活动。（　　）

　　A. 正确　　　　　　B. 错误

7. 最基本的体温调节中枢位于延髓。（　　）

　　A. 正确　　　　　　B. 错误

五、简答题

1. 简述影响能量代谢的因素。

2. 影响体温变动的生理因素有哪些？

3. 高温患者可采用哪些散热方式降温？

第八章　尿的生成与排放

一、名词解释

1. 排泄：

2. 肾小球滤过：

3. 肾小球滤过率：

4. 肾糖阈：

5. 水利尿：

6. 渗透性利尿：

二、填空题
1. 尿生成的基本过程包括_____、_____、_____。
2. 原尿中大部分溶质重吸收的主要部位在_____。
3. 肾小管和集合管具有分泌_____、_____和_____的作用。
4. 肾小球滤过的动力是_____，其中促进滤出的力是_____，阻止滤出的力是_____和_____。
5. 醛固酮的主要作用是_____，它的分泌受_____和_____的调节。
6. 肾小管和集合管重吸收的方式有_____和_____两种，其中葡萄糖、氨基酸全部在_____小管被_____重吸收。
7. 水分在远曲小管和集合管的重吸收主要受_____和_____两种激素的调节。
8. 影响肾小球滤过的因素有_____、_____、_____。
9. 当血浆蛋白浓度明显降低时，血浆胶体渗透压_____，有效率过压_____，滤过率_____，尿量_____。

10. 动脉血压变动在 10.7～24.0 kPa(80～180 mmHg)范围内,肾血流量_____,这是肾血流量_____调节的结果。
11. 剧烈运动时,尿量_____,其原因是_____神经兴奋,肾血管_____,肾血流量_____。

三、单项选择题
1. 机体的排泄途径不包括(　　)。
   A. 肾脏排出尿液　　　　　　　　　　B. 大肠排出食物残渣
   C. 大肠排出胆色素　　　　　　　　　D. 皮肤排出汗液
2. 人体最主要的排泄器官是(　　)。
   A. 肺　　　　　　B. 消化道　　　　　C. 肾　　　　　　D. 皮肤
3. 正常尿中不应该出现的成分是(　　)。
   A. 水　　　　　　B. 氯化钠　　　　　C. 尿胆素　　　　D. 葡萄糖
4. 肾小球滤过作用的动力是(　　)。
   A. 肾小球毛细血管血压　　　　　　　B. 血浆胶体渗透压
   C. 肾小囊内压　　　　　　　　　　　D. 有效滤过压
5. 促进原尿生成的直接动力是(　　)。
   A. 全身动脉血压　　　　　　　　　　B. 肾小球毛细血管血压
   C. 入球小动脉血压　　　　　　　　　D. 出球小动脉血压
6. 能使有效滤过压增加的因素是(　　)。
   A. 囊内压增加　　　　　　　　　　　B. 血中葡萄糖浓度过高
   C. 血浆晶体渗透压降低　　　　　　　D. 血浆胶体渗透压降低
7. 正常情况下,不能通过滤过膜的物质是(　　)。
   A. 葡萄糖　　　　B. 氨基酸　　　　　C. 血浆白蛋白　　D. 甘露醇
8. 肾小球滤过率是指单位时间内(每分钟)(　　)。
   A. 两侧肾脏生成的原尿量　　　　　　B. 两肾生成的终尿量
   C. 每侧肾脏的终尿量　　　　　　　　D. 每侧肾脏生成的原尿量
9. 正常成人肾小球滤过率约为(　　)。
   A. 25 mL/min　　　B. 50 mL/min　　　C. 1 L/min　　　　D. 125 mL/min
10. 影响肾小球滤过的因素不包括(　　)。
    A. 肾血浆流量　　　　　　　　　　　B. 血糖浓度
    C. 有效滤过压　　　　　　　　　　　D. 滤过膜通透性
11. 下列(　　)情况下肾小球滤过率不会减少。
    A. 肾小囊内压升高　　　　　　　　　B. 肾小球血浆流量减少
    C. 肾小球滤过面积减少　　　　　　　D. 血浆蛋白浓度明显降低
12. 使肾小球滤过率增加的因素是(　　)。
    A. 任何程度的动脉血压升高　　　　　B. 交感神经兴奋
    C. 肾血流量增加　　　　　　　　　　D. 肾小囊内压增加

13. 交感神经兴奋时,对肾脏的影响是(　　)。
    A. 肾小球滤过率增加,尿量增加　　　　B. 肾小球滤过率减少,尿量减少
    C. 肾小球滤过率减少,尿量增加　　　　D. 肾小球滤过率增加,尿量减少
14. 肾血管收缩时,肾小球滤过率及尿量的变化为(　　)。
    A. 滤过率增加,尿量增加　　　　　　　B. 滤过率减少,尿量减少
    C. 滤过率减少,尿量增加　　　　　　　D. 滤过率增加,尿量减少
15. 肾盂或输尿管有结石压迫可能出现(　　)。
    A. 肾小球毛细血管血压升高　　　　　　B. 血浆胶体渗透压升高
    C. 有效滤过压明显升高　　　　　　　　D. 囊内压升高
16. 肾小管各段中,重吸收功能最强的部位是(　　)。
    A. 远曲小管　　　B. 近端小管　　　C. 集合管　　　D. 髓袢
17. 近端肾小管水的重吸收比例是超滤液的(　　)。
    A. 65%~70%　　　B. 45%~50%　　　C. 55%~60%　　　D. 75%~80%
18. 葡萄糖在肾小管的重吸收部位仅限于(　　)。
    A. 集合管　　　B. 髓袢细段　　　C. 远端小管　　　D. 近端小管
19. 与葡萄糖的重吸收密切相关的是(　　)。
    A. 钠离子的重吸收　B. 钾离子的重吸收　C. 氯离子的重吸收　D. 钙离子的重吸收
20. 正常人的肾糖阈一般为(　　)。
    A. 6~8 g/L　　　B. 160~180 mg/L　　　C. 1.6~1.8 g/L　　　D. 16~18 g/L
21. 近端小管对钠离子重吸收量经常是 Na^+ 的滤过量的(　　)。
    A. 45%~50%　　　B. 55%~65%　　　C. 65%~70%　　　D. 75%~80%
22. 在酸中毒的情况下,肾小管的(　　)。
    A. H^+-K^+ 交换减少　　　　　　　B. K^+-Na^+ 交换增多
    C. H^+-Na^+ 交换增多　　　　　　D. K^+-Na^+ 交换不变
23. 关于肾小管分泌钾,下列叙述错误的是(　　)。
    A. K^+ 的分泌主要通过 K^+-Na^+ 交换
    B. 超滤液中的 K^+ 在近端小管被重吸收
    C. K^+-Na^+ 与 H^+-Na^+ 交换两者存在竞争性抑制
    D. 酸中毒时往往出现低血钾
24. 关于钾离子的吸收和分泌作用,下列错误的是(　　)。
    A. 原尿中钾离子大部分在近球小管重吸收
    B. 泌钾离子和泌氢离子之间存在竞争
    C. 醛固酮的作用主要是促进钾离子的重吸收
    D. 钠离子的主动重吸收促进钾离子的分泌
25. 关于肾小管分泌 NH_3,下列叙述中错误的是(　　)。
    A. NH_3 是通过主动转运而进入小管液的　　B. NH_3 与小管液中的 H^+ 结合生成 NH_4^+
    C. NH_3 分泌对维持酸碱平衡起重要作用　　D. NH_3 的分泌能促进 H^+ 的分泌

26. 关于尿生成的叙述正确的是（　　）。
    A. 肾小球滤过的都是代谢产物
    B. 肾小管分泌的都是无机盐
    C. 肾小管重吸收的都是营养物质
    D. 99％的原尿被重吸收

27. 肾脏维持体内水平衡的功能，主要靠调节（　　）来实现。
    A. 肾小球滤过量
    B. 近曲小管重吸收水量
    C. 肾小管的分泌功能
    D. 远曲小管和集合管重吸收水量

28. 抗利尿激素对肾功能的调节（　　）。
    A. 使尿量增加
    B. 增加近曲小管对水的通透性
    C. 提高远曲小管和集合管上皮细胞对水的通透性
    D. 抑制髓袢升支粗段主动重吸收 NaCl

29. 引起抗利尿激素分泌增多的因素不包括（　　）。
    A. 剧烈疼痛
    B. 机体失水过多
    C. 血浆晶体渗透压升高
    D. 血浆胶体渗透压增高

30. 下列因素，可抑制抗利尿激素分泌的是（　　）。
    A. 血浆胶体渗透压增高
    B. 循环血量减少
    C. 血压降低
    D. 血浆晶体渗透压降低

31. 远曲小管和集合管对水的重吸收主要受（　　）的调节。
    A. 血管紧张素
    B. 肾上腺素
    C. 醛固酮
    D. 血管升压素

32. 饮大量清水后尿量增多，主要是由于（　　）。
    A. 肾小囊内压降低
    B. 醛固酮分泌减少
    C. 抗利尿激素分泌减少
    D. 血浆胶体渗透压降低

33. 引起抗利尿激素分泌的最敏感因素是（　　）。
    A. 循环血量减少
    B. 血浆晶体渗透压增高
    C. 寒冷刺激
    D. 疼痛刺激

34. 静脉注射（　　）可使尿量增加。
    A. 肾上腺素
    B. 醛固酮
    C. 血管升压素
    D. 高渗葡萄糖

35. 在实验中给动物快速静脉注射生理盐水引起尿量增加，其原因是（　　）。
    A. 血浆胶体渗透压降低
    B. 血浆胶体渗透压升高
    C. 血浆晶体渗透压升高
    D. 肾小球毛细血管血压降低

36. 血浆晶体渗透压下降，伴有循环血量严重不足时，将出现（　　）。
    A. 抗利尿激素分泌减少，尿量增多
    B. 抗利尿激素分泌增多，尿量减少
    C. 抗利尿激素分泌增多，尿量增多
    D. 抗利尿激素分泌不变，通过肾血流量自身调节，使尿量减少

37. 关于 H^+ 分泌的叙述,下列错误的是(　　)。

   A. 肾小管各段均可分泌 H^+

   B. H^+ 的分泌与 Na^+ 的重吸收有关

   C. H^+ 的分泌有利于 HCO_3^- 的重吸收

   D. H^+ 的分泌与 NH_3 的分泌有竞争性抑制关系

38. 糖尿病人尿量增多的原因是(　　)。

   A. 水利尿 B. 渗透性利尿 C. 醛固酮分泌减少 D. 肾小球滤过率增加

39. 对尿量影响最大的激素是(　　)。

   A. 醛固酮 B. 抗利尿激素 C. 糖皮质激素 D. 胰岛素

40. 直接影响远曲小管和集合管重吸收水的重要激素是(　　)。

   A. 醛固酮 B. 血管升压素 C. 甲状旁腺激素 D. 心房钠尿肽

41. 大量饮水引起尿量增多的有关因素不包括(　　)。

   A. 血管升压素分泌减少 B. 醛固酮分泌增多

   C. 血浆渗透压降低 D. 循环血量增多

42. 远曲小管和集合管对钠离子的主动重吸收受(　　)调节。

   A. 肾素 B. 醛固酮 C. 血管紧张素 D. 心房钠尿肽

43. 醛固酮作用的主要部位是(　　)。

   A. 近曲小管 B. 髓袢升支粗段

   C. 远曲小管 D. 远曲小管和集合管

44. 有关醛固酮的主要生理作用的说法错误的是(　　)。

   A. 促进抗利尿激素的合成和释放 B. 使血钠离子增加,血钾降低

   C. 保钠离子,排钾离子 D. 醛固酮分泌增多时,可使血容量增多

45. 排尿反射的初级中枢位于(　　)。

   A. 脊髓骶段 B. 脊髓腰段 C. 脊髓胸段 D. 延髓

46. 无尿是指成人每日尿量(　　)。

   A. 100 mL B. 100 mL 以下 C. 200 mL 以下 D. 300 mL 以下

47. 正常人每 24 小时尿量约为(　　)。

   A. 50 mL B. 100 mL C. 1500 mL D. 500 mL

48. 每天人体约产生 35 g 固体代谢产物,最少需要(　　)尿量才能将其溶解并排出。

   A. 0.1 L B. 0.5 L C. 1 L D. 1.5 L

49. 正常人原尿中蛋白质浓度(　　)。

   A. 高于血浆 B. 低于血浆

   C. 远低于血浆 D. 基本与血浆相等

50. 肾小球有效滤过压等于(　　)。

   A. 肾小球毛细血管血压＋(血浆胶体渗透压－囊内压)

   B. 肾小球毛细血管血压－(血浆渗透压＋囊内压)

C. 肾小球毛细血管血压－（血浆胶体渗透压＋囊内压）
D.（肾小球毛细血管血压＋囊内胶体渗透压）－（血浆胶体渗透压＋囊内压）

51. 有关肾血流量调节,正确的是（　　）。
    A. 肾血流量的神经调节是保持泌尿功能稳定的基础
    B. 肾交感神经兴奋时,肾血流量的自身调节就不存在
    C. 儿茶酚胺会使动脉血压下降,从而使肾血流量减少
    D. 肾血流量自身调节是入球小动脉舒缩的结果

52. 肾血流量的相对稳定主要靠（　　）。
    A. 神经调节　　　　　　　　　　　B. 体液调节
    C. 正反馈调节　　　　　　　　　　D. 肾血管自身调节

53. 剧烈运动时少尿的主要原因是（　　）。
    A. 醛固酮分泌增多　　　　　　　　B. 抗利尿激素分泌增多
    C. 肾小动脉收缩,肾血流量减少　　D. 肾小球滤过膜面积减小

54. 肾小球滤液中大部分溶质的吸收部位是（　　）。
    A. 近端小管　　B. 髓袢细段　　C. 远端小管　　D. 集合管

55. 正常情况下,关于肾小管和集合管重吸收的叙述,错误的是（　　）。
    A. 葡萄糖可以全部重吸收　　　　　B. 微量蛋白质可以全部重吸收
    C. 尿素可以部分被吸收　　　　　　D. 氨基酸大部分被重吸收

56. 肾脏对 K^+ 的重吸收主要在（　　）完成。
    A. 近端小管　　B. 髓袢细段　　C. 远端小管　　D. 集合管

57. 肾小管 H^+-Na^+ 交换增强时可使（　　）。
    A. 血钠降低　　B. 血钠增高　　C. 血液 pH 值降低　　D. 血钾增高

58. K^+、H^+ 与 NH_3 分泌的相互关系,错误的是（　　）。
    A. K^+、H^+ 交换有相互促进的作用　　B. H^+ 的分泌促进了 HCO_3^- 的重吸收
    C. NH_3 的分泌有排酸保碱的作用　　　D. H^+ 的分泌促进 Na^+ 的重吸收

59. 关于醛固酮的分泌,错误的是（　　）。
    A. 由肾上腺皮质球状带分泌　　　　B. 血钠离子减少时,分泌增多
    C. 循环血量增加时分泌增多　　　　D. 受血钾离子、血钠离子浓度的调节

四、判断选择题

1. 肾小球滤过率与滤过膜的面积成反比。（　　）
   A. 正确　　　　B. 错误

2. 肾糖阈反映了肾小管上皮细胞对葡萄糖的最大重吸收限度。（　　）
   A. 正确　　　　B. 错误

3. 肾小球有效滤过压与组织液形成的有效滤过压相似。（　　）
   A. 正确　　　　B. 错误

4. H^+ 的分泌与 NH_3 的分泌相互促进,与 K^+ 的分泌存在竞争性抑制。（　　）
   A. 正确　　　　B. 错误

5. 成年人每天产生的代谢产物至少需要溶解在0.5 L的尿液中才能将其排出。（　　）
   A. 正确　　　　　　　B. 错误
6. 排尿反射的低级中枢在脑干。（　　）
   A. 正确　　　　　　　B. 错误
7. 原尿中的水大部分在集合管被重吸收。（　　）
   A. 正确　　　　　　　B. 错误
8. 原尿中的葡萄糖只能部分被重吸收。（　　）
   A. 正确　　　　　　　B. 错误
9. 血浆晶体渗透压升高时，血浆抗利尿激素的浓度下降。（　　）
   A. 正确　　　　　　　B. 错误

五、简答题

1. 试述尿生成的基本过程。

2. 试述影响肾小球滤过作用的因素。

3. 大量饮清水后尿量有何变化？试述其机理。

4. 因大量出汗、严重呕吐或腹泻引起机体大量失水时尿量有何变化？试述其机理。

5. 简述静脉大量注射生理盐水后尿量增多的机理。

6. 糖尿病患者为何出现多尿现象？

7. 大量失血后尿量有何变化？试述其机制。

8. 简述抗利尿激素的生理作用及分泌调节。

第九章　感觉器官

一、名词解释
1. 视力：

2. 视野：

二、填空题
1. 眼视近物时的调节反应包括_____、_____、_____。
2. 老视是因为_____弹性降低、近点远移，需用_____透镜矫正。
3. 视网膜感光细胞包括_____和_____。
4. 视锥细胞对光敏感度_____，感受_____光，对物体分辨力_____，能产生_____觉。

三、单项选择题
1. 在眼的折光系统中，折光力可被调节的结构是(　　)。
　　A. 角膜　　　　B. 房水　　　　C. 晶状体　　　　D. 玻璃体

2. 使近物发出的光线能聚焦成像在视网膜上的功能称为（　　）。
   A. 角膜反射　　　　　B. 明适应　　　　　C. 眼的调节　　　　　D. 瞳孔对光反射
3. 悬韧带（睫状小带）放松可使（　　）。
   A. 晶状体曲度增大　B. 晶状体曲度减小　C. 角膜曲度增大　　D. 角膜曲度减小
4. 看近物时，晶状体改变的原因是睫状体中的（　　）。
   A. 辐射状肌收缩使晶状体凸起　　　　B. 环状肌舒张使晶状体扁平
   C. 环状肌收缩使晶状体变凸　　　　　D. 辐射状肌舒张使晶状体扁平
5. 眼经过充分调节能够看清眼前物体的最近点称为（　　）。
   A. 主点　　　　　　B. 节点　　　　　　C. 近点　　　　　　D. 远点
6. 视近物时，支配眼的（　　）兴奋。
   A. 运动神经　　　　　　　　　　　　B. 交感神经
   C. 副交感神经　　　　　　　　　　　D. 交感和副交感神经
7. 正常时，强光照射一侧瞳孔的反应是（　　）。
   A. 两侧瞳孔扩大　　　　　　　　　　B. 该侧瞳孔缩小
   C. 该侧瞳孔扩大　　　　　　　　　　D. 两侧瞳孔缩小
8. 瞳孔对光反射的中枢位于（　　）。
   A. 枕叶皮质　　　　B. 大脑皮质　　　　C. 中脑　　　　　　D. 脑桥
9. 发生老视的主要原因是（　　）。
   A. 角膜曲率变小　　　　　　　　　　B. 角膜透明度减小
   C. 房水循环受阻　　　　　　　　　　D. 晶状体弹性减弱
10. 有关眼调节力大小的叙述错误的是（　　）。
    A. 取决于睫状肌的收缩力　　　　　　B. 取决于晶状体的弹性
    C. 与近点成反比　　　　　　　　　　D. 随年龄增长而减弱
11. 眼注视远物时，物体成像在视网膜之后，这种屈光不正称为（　　）。
    A. 近视　　　　　　B. 远视　　　　　　C. 老视　　　　　　D. 散光
12. 下列有关近视眼的叙述错误的是（　　）。
    A. 眼球前后径过短　　　　　　　　　B. 可用凹透镜纠正
    C. 多为用眼不当所致　　　　　　　　D. 眼的折光能力过强
13. 散光眼产生的原因一般是（　　）。
    A. 眼球前后径过长　　　　　　　　　B. 眼球前后径过短
    C. 角膜表面不呈正球面　　　　　　　D. 晶状体曲率半径过小
14. 夜盲症发生的原因是（　　）。
    A. 视紫红质过多　　　　　　　　　　B. 视紫红质缺乏
    C. 视黄醛过多　　　　　　　　　　　D. 视蛋白合成障碍
15. 有关视杆细胞的叙述正确的是（　　）。
    A. 对光的敏感性差　　　　　　　　　B. 只能感受强光
    C. 能产生色觉　　　　　　　　　　　D. 能在暗光下起作用

16. 视黄醛可由下列（　　）物质转变而来。
    A. 维生素 D　　　　B. 维生素 E　　　　C. 维生素 A　　　　D. 维生素 K
17. 下列有关视紫红质的描述，错误的是（　　）。
    A. 分解、合成为可逆反应　　　　　　B. 血中维生素 A 缺乏，合成减少
    C. 为视蛋白与视黄醛的结合物　　　　D. 为视锥细胞的感光色素
18. 三原色学说设想在视网膜中存在对（　　）三种色光特别敏感的三种视锥细胞。
    A. 蓝、绿、白　　　B. 红、绿、白　　　C. 红、绿、黄　　　D. 蓝、绿、红
19. 下列颜色中视野最大的是（　　）。
    A. 红色　　　　　　B. 白色　　　　　　C. 黄色　　　　　　D. 绿色
20. 声音传向内耳的主要途径是（　　）。
    A. 外耳道→鼓膜→听骨链→圆窗→内耳
    B. 颅骨→耳蜗内淋巴
    C. 外耳道→鼓膜→听骨链→卵圆窗→内耳
    D. 外耳道→鼓膜→鼓室空气→圆窗→内耳
21. 声波感受器是指（　　）。
    A. 鼓膜　　　　　　B. 基底膜　　　　　C. 卵圆窗　　　　　D. 螺旋器
22. 螺旋器位于（　　）上。
    A. 前庭膜　　　　　B. 盖膜　　　　　　C. 基底膜　　　　　D. 耳石膜
23. 鼓膜穿孔或听骨链破坏可引起（　　）。
    A. 全聋　　　　　　　　　　　　　　　B. 感音功能部分降低
    C. 骨导功能降低　　　　　　　　　　　D. 气导功能降低
24. 椭圆囊与球囊的囊斑的适宜刺激是（　　）。
    A. 角加速度　　　　　　　　　　　　　B. 角匀速运动
    C. 各方向的直线匀速运动　　　　　　　D. 头部和躯干各方向直线正负加速运动
25. 半规管内毛细胞的适宜刺激是（　　）。
    A. 内淋巴位移　　　B. 外淋巴位移　　　C. 直线加速运动　　D. 旋转变速运动
26. 前庭器官指（　　）。
    A. 球囊　　　　　　　　　　　　　　　B. 椭圆囊
    C. 半规管和壶腹　　　　　　　　　　　D. 半规管、椭圆囊和球囊
27. 视近物时，眼的调节是（　　）。
    A. 晶状体变凸，瞳孔扩大，两眼会聚　　B. 晶状体变凸，瞳孔缩小，两眼会聚
    C. 晶状体变扁平，瞳孔缩小，两眼会聚　D. 晶状体变扁平，瞳孔扩大，两眼会聚
28. 要看清近物，最主要的调节是（　　）。
    A. 使晶状体变凸　　　　　　　　　　　B. 使晶状体变扁平
    C. 使瞳孔缩小　　　　　　　　　　　　D. 使双眼会聚
29. 需要凹透镜纠正的是（　　）。
    A. 近视　　　　　　B. 远视　　　　　　C. 散光　　　　　　D. 老视

30. 有关视锥细胞的叙述错误的是（　　）。
    A. 感受强光刺激　　　　　　　　　B. 对光的敏感性高
    C. 主要在白昼光线下起作用　　　　D. 能分辨颜色
31. 内耳耳蜗的功能是（　　）。
    A. 集音　　　　B. 传音　　　　C. 扩音　　　　D. 感音换能

四、判断选择题

1. 近视是由晶状体变凸所致。（　　）
    A. 正确　　　　B. 错误
2. 视杆细胞主要感受暗光，分辨力较强。（　　）
    A. 正确　　　　B. 错误
3. 听骨链破坏后将引起感音性耳聋。（　　）
    A. 正确　　　　B. 错误
4. 感音性耳聋时气传导和骨传导都将减弱。（　　）
    A. 正确　　　　B. 错误
5. 前庭器官包括壶腹嵴、椭圆囊、球囊。（　　）
    A. 正确　　　　B. 错误

五、简答题

1. 简述视网膜感光细胞的种类及其功能。

2. 简述视近物时眼的调节。

3. 简述声波传入内耳的主要途径及其临床意义。

第十章　神经系统

一、名词解释
1. 神经递质：

2. 特异性投射系统：

3. 非特异性投射系统：

4. 牵涉痛：

5. 牵张反射：

6. 腱反射：

7. 肌紧张：

8. 胆碱能纤维：

9. 肾上腺素能纤维：

10. 胆碱能受体：

11. 肾上腺素能受体：

二、填空题

1. 感觉是由_____系统和_____系统共同作用而产生的。
2. 小脑的主要功能有_____、_____和_____。
3. 脑干网状结构中易化区和抑制区的作用主要是通过_____束下传,在肌紧张平衡调节中,_____区作用略占优势。
4. 只有_____递质才能引起突触后膜去极化,此去极化电位称_____后电位。
5. 骨骼肌牵张反射包括_____和_____两种类型,其反射弧特点是_____和_____在同一块肌肉中。
6. 胆碱能受体可分为_____和_____两类;肾上腺素能受体可分为_____和_____。
7. 经典的化学性突触结构包括_____、_____和_____。
8. 交感神经绝大部分节后纤维是_____能纤维,少部分节后纤维是_____能纤维。

三、单项选择题

1. 神经元与神经元之间相互接触的部位称为（　　）。
   A. 轴突　　　　　　B. 树突　　　　　　C. 突触　　　　　　D. 紧密连接
2. 突触前细胞活动引起突触后细胞活动变化的过程称（　　）。
   A. 局部电流　　　　B. 动作电位　　　　C. 突触传递　　　　D. 神经冲动
3. 关于细胞间兴奋的化学传递特点的叙述，以下错误的是（　　）。
   A. 主要通过化学递质　　　　　　　　　B. 不需要钙离子参与
   C. 兴奋呈单向传递　　　　　　　　　　D. 传递有延搁
4. 下列关于突触传递的叙述错误的是（　　）。
   A. 突触前神经元释放神经递质　　　　　B. 突触后膜有相应受体能与递质结合
   C. 钙离子在突触传递中有重要作用　　　D. 突触传递对内环境变化不敏感
5. 有关兴奋性突触传递过程的叙述错误的是（　　）。
   A. 兴奋性突触后电位是一种局部去极化电位
   B. 递质与后膜受体结合，使后膜对 K^+ 和 Cl^- 通透性升高
   C. 神经冲动传至轴突末梢，Ca^{2+} 由外膜进入突触前膜内
   D. 兴奋性突触后电位发展到阈电位水平便引起突触后神经元兴奋
6. 抑制性递质与突触后膜受体结合，引起突触后膜（　　）。
   A. 超极化　　　　　B. 去极化　　　　　C. 反极化　　　　　D. 复极化
7. 神经冲动抵达末梢时，其与递质释放之间的耦联，有赖于（　　）的作用。
   A. Cl^-　　　　　　B. Ca^{2+}　　　　　C. K^+　　　　　　D. Na^+
8. 兴奋性突触后电位（EPSP）是发生在突触后膜上的（　　）。
   A. 超极化　　　　　B. 去极化　　　　　C. 复极化　　　　　D. 动作电位
9. 除（　　）外，下列均为抑制性突触后电位（IPSP）的产生过程。
   A. 动作电位抵达突触前轴突末梢
   B. 突触后膜对 Na^+、K^+、Cl^- 通透性升高，尤其是 Na^+
   C. 突触前膜释放递质，并与后膜受体结合
   D. 突触后膜超极化
10. 下列关于递质的叙述错误的是（　　）。
    A. 递质分为外周递质和中枢递质两大类
    B. 外周递质主要包括去甲肾上腺素和乙酰胆碱
    C. 中枢神经元的轴突末梢释放相同的递质
    D. 抑制性突触前神经元释放抑制性递质，产生 IPSP
11. 神经冲动是沿着神经纤维传导的（　　）。
    A. 静息电位　　　　　　　　　　　　　B. 动作电位
    C. 兴奋性突触后电位　　　　　　　　　D. 局部电位
12. 以下（　　）不是中枢信息传递的特征。
    A. 单向传递　　　　B. 总和　　　　　　C. 中枢延搁　　　　D. 相对不疲劳性

13. 在反射活动中最易疲劳的部位是(　　)。
    A. 突触　　　　　B. 传入神经　　　　　C. 感受器　　　　　D. 效应器
14. 刺激停止后,反射活动仍延续一段时间,这种现象称为(　　)。
    A. 扩散　　　　　B. 总和　　　　　C. 诱导　　　　　D. 后发放
15. 突触后抑制的产生是由于(　　)。
    A. 突触后膜去极化　　　　　B. 突触前膜去极化
    C. 突触后膜超极化　　　　　D. 突触前膜超极化
16. 以下(　　)感觉不经过下丘脑接替。
    A. 视觉　　　　　B. 听觉　　　　　C. 本体感觉　　　　　D. 嗅觉
17. 非特异投射系统的功能是(　　)。
    A. 有点对点的感觉功能　　　　　B. 产生特定的感觉
    C. 产生内脏感觉　　　　　D. 使大脑皮质维持觉醒
18. 关于丘脑特异性投射系统的叙述,下列错误的是(　　)。
    A. 投射至皮质特定感觉区,有点对点的关系
    B. 引起特定的感觉
    C. 主要终止于中央后回
    D. 切断特异性传入通路的动物将出现昏睡
19. 从生理学角度看,巴比妥类药物的催眠原理应是阻断了(　　)。
    A. 感受器的兴奋　　　　　B. 脊髓的传导
    C. 特异投射系统　　　　　D. 非特异投射系统
20. 关于脑干网状结构上行激动系统的叙述不正确的是(　　)。
    A. 维持和改变大脑皮层的兴奋状态　　　　　B. 也受特异投射系统影响
    C. 是一个多突触接替的上行系统　　　　　D. 不易受药物的影响
21. 有关内脏痛的特征描述错误的是(　　)。
    A. 较缓慢,持续时间长　　　　　B. 定位不精确,对刺激分辨力差
    C. 切割与烧灼均可引起剧烈疼痛　　　　　D. 常伴有牵涉痛
22. 关于牵涉痛的描述错误的是(　　)。
    A. 由内脏疾患引起　　　　　B. 有助临床对疾病的诊断
    C. 肝、胆疾病牵涉痛部位多在右肩胛　　　　　D. 与过敏反应有关
23. 有关骨骼肌牵张反射的叙述错误的是(　　)。
    A. 感受器是肌梭　　　　　B. 感受器和效应器在同一块肌肉中
    C. 有腱反射和肌肉紧张两种类型　　　　　D. 正常肌紧张的维持只取决于重力
24. 躯体运动最基本的反射中枢在(　　)。
    A. 大脑　　　　　B. 中脑　　　　　C. 延髓　　　　　D. 脊髓
25. 维持姿势最基本的反射是(　　)。
    A. 屈肌反射　　　　　B. 对侧伸肌反射
    C. 腱反射　　　　　D. 肌紧张反射

26. 关于躯体运动调节的叙述正确的是（　　）。
    A. 基本中枢在脑干
    B. 脑干网状结构是具有易化和抑制肌紧张的作用
    C. 小脑对躯体运动调节作用很小
    D. 躯体运动调节与大脑皮质无关
27. 瞳孔对光反射的中枢位于（　　）。
    A. 脊髓　　　　B. 延髓　　　　C. 脑桥　　　　D. 中脑
28. 肾上腺素能纤维是指（　　）。
    A. 交感神经节前纤维　　　　　　B. 大部分交感神经节后纤维
    C. 副交感神经节后纤维　　　　　D. 副交感神经节前纤维
29. 不属于胆碱能纤维的是（　　）。
    A. 交感神经节前纤维　　　　　　B. 副交感神经节前纤维
    C. 副交感神经节后纤维　　　　　D. 支配心脏的交感神经节后纤维
30. 以下不是胆碱能纤维作用的是（　　）。
    A. 能使汗腺分泌　　　　　　　　B. 能使骨骼肌收缩
    C. 能使瞳孔缩小　　　　　　　　D. 能使心脏活动加强
31. 副交感神经活动增强时（　　）。
    A. 支气管平滑肌收缩　　　　　　B. 胃肠道平滑肌舒张
    C. 汗腺分泌增加　　　　　　　　D. 心肌收缩力增强
32. 下列（　　）不是交感神经的作用。
    A. 汗腺分泌增加　　　　　　　　B. 支气管平滑肌舒张
    C. 瞳孔缩小　　　　　　　　　　D. 胃肠道的活动减弱
33. 交感神经活动增强时，下列错误的是（　　）。
    A. 瞳孔缩小　　　　　　　　　　B. 胃肠道运动抑制
    C. 皮肤、内脏血管收缩　　　　　D. 汗腺分泌
34. 心迷走神经末梢释放的递质是（　　）。
    A. 肾上腺素　　B. 去甲肾上腺素　C. 乙酰胆碱　　D. 组胺
35. 交感缩血管神经节后纤维释放的递质是（　　）。
    A. 肾上腺素　　B. 去甲肾上腺素　C. 乙酰胆碱　　D. 血管紧张素
36. 植物神经节前纤维的末梢释放（　　）。
    A. 肾上腺素　　B. 乙酰胆碱　　C. 去甲肾上腺素　D. 儿茶酚胺
37. 大部分交感节后纤维释放的递质是（　　）。
    A. 乙酰胆碱　　　　　　　　　　B. 5-羟色胺
    C. 三磷酸腺苷　　　　　　　　　D. 去甲肾上腺素
38. 胆碱能 M 受体的特点是能与（　　）。
    A. 去甲肾上腺素结合　　　　　　B. ATP 结合
    C. 毒蕈碱结合　　　　　　　　　D. 烟碱结合

39. 刺激心交感神经对心肌的兴奋作用,是( )的作用。
    A. 肾上腺素能受体   B. $β_1$ 肾上腺素能受体
    C. M 胆碱能受体   D. N 胆碱能受体

40. 副交感神经节后纤维所支配的效应器细胞膜上的受体是( )。
    A. M 受体   B. N 受体   C. α 受体   D. $β_1$ 受体

41. 用阿托品阻断 M 受体可导致( )。
    A. 唾液分泌增多   B. 胃液分泌增多   C. 胰液分泌增多   D. 胃肠运动减弱

42. 关于兴奋性突触后电位产生的叙述错误的是( )。
    A. 突触后膜产生去极化
    B. Ca^{2+} 由膜外进入突触前膜内
    C. 突触小泡释放递质,并与突触后膜受体结合
    D. 突触后膜对 Na^+、K^+、Ca^{2+},特别对 K^+ 的通透性升高

43. 兴奋性与抑制性突触后电位的相同点是( )。
    A. 突触后膜电位去极化
    B. 递质使后膜对某些离子通透性改变的结果
    C. 都与后膜对 Na^+ 通透性增加有关
    D. 出现"全或无"式电位变化

44. 丘脑特异性投射系统的主要功能是( )。
    A. 维持觉醒
    B. 调节内脏功能
    C. 调节肌紧张
    D. 引起特定感觉并激发大脑皮层发出神经冲动

45. 在动物的上、下丘之间横切脑干出现去大脑僵直,其原因是( )。
    A. 疼痛刺激所引起
    B. 切断了脑干网状结构抑制区
    C. 抑制区失去始动作用,使易化区作用相对占优势
    D. 易化区的兴奋性明显增高

46. 关于自主神经系统对内脏活动调节的特点正确的是( )。
    A. 具有紧张性作用   B. 所有内脏器官均受双重神经支配
    C. 双重神经的作用是相互加强的   D. 调节作用与效应器的功能状态无关

47. 下列是 M 受体阻断剂的是( )。
    A. 阿托品   B. 筒箭毒   C. 酚妥拉明   D. 普萘洛尔

四、判断选择题

1. 所有的感觉都经过下丘脑换元后向大脑皮质投射。( )
    A. 正确   B. 错误

2. 神经递质只能由突触前膜释放,作用于突触后膜。( )
    A. 正确   B. 错误

3. 脊髓是调节躯体运动的基本中枢。（ ）
   A. 正确   B. 错误
4. 前庭小脑的主要功能是调节肌紧张。（ ）
   A. 正确   B. 错误
5. 自主神经系统包括交感神经和副交感神经，它们的作用相互拮抗。（ ）
   A. 正确   B. 错误

五、简答题

1. 试述中枢兴奋扩布的特征。

2. 特异性投射系统和非特异性投射系统的生理功能有何不同？两者有何关系？

3. 试述牵张反射的类型和生理意义、反射弧的特点。

4. 试述胆碱受体的分类和分布及激动后的主要生理效应。

5. 试述肾上腺素能受体的分类和分布及激动后的主要生理效应。

6. 外周神经纤维中哪些神经纤维属于胆碱能纤维？

第十一章 内分泌与生殖

一、名词解释

1. 激素：

2. 应激反应：

3. 应急反应：

4. 月经周期：

二、填空题

1. 激素的分类包括_____和_____。
2. 腺垂体分泌的促激素包括促甲状腺激素、_____、_____。
3. 甲状腺激素的主要生理作用是_____、_____。
4. 肾上腺皮质束状带分泌_____。向心性肥胖是由于血中_____分泌过多而引起的。
5. 促肾上腺皮质激素（ACTH）的作用是刺激_____正常发育，促进_____的分泌。
6. 睾丸主要分泌_____激素；卵巢主要分泌雌激素和_____激素。
7. 月经周期按子宫内膜的变化可分为增生期、_____期和_____期。

三、单项选择题

1. 激素是（　　）。
   A. 腺体的分泌物　　　　　　　　　B. 是含氮类化合物
   C. 细胞的代谢产物　　　　　　　　D. 内分泌细胞分泌的生物活性物质

2. 不属于腺垂体分泌的激素是（　　）。
   A. 促肾上腺皮质激素　　　　　　　B. 催产素
   C. 生长素　　　　　　　　　　　　D. 促甲状腺激素
3. 下列（　　）不属于促激素。
   A. 促甲状腺素　　　　　　　　　　B. ACTH
   C. 卵泡刺激素　　　　　　　　　　D. 促性腺激素释放激素
4. 有关生长激素作用的描述错误的是（　　）。
   A. 促进所有组织的生长　　　　　　B. 促进蛋白质合成
   C. 促进脂肪分解　　　　　　　　　D. 过量时减少组织对葡萄糖的利用
5. 侏儒症是由于幼年时缺乏（　　）。
   A. 甲状腺激素　　B. 生长激素　　C. 性激素　　D. 甲状旁腺激素
6. 神经垂体释放的激素，其合成的部位在（　　）。
   A. 垂体前叶　　　　　　　　　　　B. 垂体后叶
   C. 下丘脑促垂体区　　　　　　　　D. 下丘脑视上核、室旁核
7. 属于神经垂体释放的激素的是（　　）。
   A. 催产素　　　　B. 催乳素　　　C. 黄体生成素　　D. 生长素
8. 黄体生成素对男性的作用是（　　）。
   A. 促进精子的生成　　　　　　　　B. 促进睾酮的分泌
   C. 促进外生殖器发育　　　　　　　D. 抑制卵泡刺激素分泌
9. 下列不属于甲状腺激素生理作用的是（　　）。
   A. 促进蛋白质合成　　　　　　　　B. 促进组织器官发育成熟
   C. 使基础代谢率降低　　　　　　　D. 增加心肌收缩力
10. 甲亢患者出现肌肉无力是因为（　　）。
    A. 蛋白质合成增加　　　　　　　　B. 蛋白质合成减少
    C. 蛋白质分解增加　　　　　　　　D. 蛋白质分解减少
11. 关于甲状腺激素对新陈代谢的作用，下列错误的是（　　）。
    A. 促进体内生物氧化　　　　　　　B. 生理剂量促进蛋白质合成
    C. 促进糖原分解　　　　　　　　　D. 抑制组织对糖的利用
12. 生长和发育受甲状腺激素影响的主要器官是（　　）。
    A. 脑和内脏　　B. 骨骼和神经系统　　C. 脑和肌肉　　D. 躯体神经
13. 影响神经系统发育最重要的激素是（　　）。
    A. 糖皮质激　　B. 胰岛素　　C. 生长素　　D. 甲状腺激素
14. 在严重缺碘地区，体内 T3、T4 合成减少，将造成（　　）。
    A. 甲状腺萎缩　　B. 畏热　　C. 易失眠　　D. 甲状腺肿大
15. 呆小症是由（　　）所引起。
    A. 幼年时生长素分泌不足　　　　　B. 胰岛素分泌不足
    C. 糖皮质激素分泌不足　　　　　　D. 幼年甲状腺激素分泌不足

16. 关于糖皮质激素的作用,错误的是(　　)。
    A. 促进蛋白质分解　　　　　　　　B. 影响体脂分布
    C. 可使血糖降低　　　　　　　　　D. 增强机体对有害刺激的耐受能力
17. 与机体在严寒、饥饿、休克、过敏、感染等应激状态无关的激素是(　　)。
    A. 促肾上腺皮质激素　　　　　　　B. 肾上腺素
    C. 胰岛素　　　　　　　　　　　　D. 肾上腺皮质激素
18. 长期使用糖皮质激素可引起(　　)。
    A. 促肾上腺皮质激素增多　　　　　B. 肾上腺皮质渐趋萎缩
    C. 肾上腺皮质明显增生　　　　　　D. 肾上腺皮质和髓质萎缩
19. 糖皮质激素对糖代谢的作用是(　　)。
    A. 促进糖异生,抑制葡萄糖消耗,升高血糖
    B. 抑制糖异生,促进葡萄糖消耗,降低血糖
    C. 不影响糖异生,抑制葡萄糖利用,升高血糖
    D. 促进糖异生,不影响糖利用,对血糖水平无明显影响
20. 糖皮质激素对血细胞的影响是(　　)。
    A. 红细胞数量增加,中性粒细胞减少,淋巴细胞增多
    B. 红细胞数量减少,中性粒细胞增加,淋巴细胞增多
    C. 红细胞数量减少,中性粒细胞减少,淋巴细胞减少
    D. 红细胞数量增加,血小板数量增加,淋巴细胞减少
21. 有关糖皮质激素的叙述错误的是(　　)。
    A. 可增强机体对有害刺激的抵抗力　B. 可使淋巴细胞和嗜酸性粒细胞增多
    C. 长期应用糖皮质激素可导致向心性肥胖　D. 长期应用可导致肾上腺皮质萎缩
22. 关于肾上腺素的作用,下列错误的是(　　)。
    A. 使机体反应敏捷　　　　　　　　B. 使心跳加强加快
    C. 迅速提高血糖　　　　　　　　　D. 促使支气管、胃肠平滑肌收缩
23. 能调节血糖浓度,使其降低的激素是(　　)。
    A. 雌激素　　　　　　　　　　　　B. 肾上腺素
    C. 胰岛素　　　　　　　　　　　　D. 去甲肾上腺素
24. 关于胰岛素降低血糖作用,下列说法错误的是(　　)。
    A. 促进葡萄糖进入细胞内　　　　　B. 促进糖异生
    C. 抑制糖原分解　　　　　　　　　D. 抑制糖异生
25. 关于甲状旁腺激素的作用,下列错误的是(　　)。
    A. 促进肾小管重吸收钙　　　　　　B. 抑制肾小管重吸收磷
    C. 增加组织耗氧量和产热量　　　　D. 动员骨钙进入血
26. 若因手术不慎,误摘了甲状旁腺将造成(　　)。
    A. 血磷升高,血钙降低　　　　　　B. 血钙升高,血磷降低
    C. 血钙不变,血磷升高　　　　　　D. 血磷不变,血钙升高

27. 不引起血糖升高的激素是(   )。
    A. 生长素   B. 肾上腺皮质激素
    C. 甲状腺激素   D. 甲状旁腺激素
28. 关于雌激素作用的描述错误的是(   )。
    A. 促进女性生殖器官生长发育
    B. 激发女性副性征出现并维持之
    C. 促使子宫内膜血管、腺体增生,腺体分泌
    D. 促进阴道上皮细胞增生、角化并合成大量糖原
29. 关于孕激素作用的描述错误的是(   )。
    A. 保证胚泡着床和维持妊娠
    B. 促进子宫肌和输卵管活动
    C. 促进子宫内膜进一步增生,腺体大量分泌
    D. 促进乳腺腺泡的发育

四、判断选择题

1. 胰岛素分泌不足将导致血糖降低。(   )
    A. 正确   B. 错误
2. 血中含量最高的甲状腺激素是 T3。(   )
    A. 正确   B. 错误
3. 醛固酮是调节水盐代谢的重要激素。(   )
    A. 正确   B. 错误
4. 男性睾丸产生精子,间质细胞产生雄激素。(   )
    A. 正确   B. 错误
5. 排卵后黄体生成,使子宫内膜维持增生期状态。(   )
    A. 正确   B. 错误

五、简答题

1. 简述生长激素的生理作用。

2. 胰岛素对血糖浓度有何影响？简述其机理。

3. 简述甲状腺激素的主要生理作用。

4. 简述甲状腺激素的分泌调节。

5. 简述糖皮质激素的主要生理作用。

6. 简述糖皮质激素的分泌调节。

7. 长期使用糖皮质激素者,为何不可骤然停药?

第三部分　解剖学参考答案

第一章　绪论

一、单项选择题

1. 解析：选 D。消化、呼吸、泌尿、生殖合称内脏。
2. 解析：选 D。形态相同、功能相近的细胞和细胞间质构成组织。
3. 解析：选 D。躯干包括胸腹盆。
4. 解析：选 C。从左到右，将人体分为前后两部分的面。
5. 解析：选 B。从前到后，将人体分为左右两部分的面。
6. 解析：选 D。将人体横行切开分为上下两部分的面。
7. 解析：选 C。四肢近躯干者称为近侧。
8. 解析：选 A。以解剖学姿势为准，近头者为上。
9. 解析：选 C。距身体腹侧面近者为前。
10. 解析：选 B。前后方向和地面平行的轴为矢状轴。

二、判断选择题

1. 解析：选 A。凡有空腔的器官，以内腔为准，近内腔者为内。
2. 解析：选 B。近正中矢状面者为内侧。
3. 解析：选 B。冠状轴为左右方向平行于水平面，与垂直轴和矢状轴相垂直的轴。

三、名词解释

1. 内脏：消化、呼吸、泌尿、生殖合称内脏。
2. 人体解剖学姿势：身体直立，两眼向前平视，上肢下垂于躯干两侧，手掌向前，下肢并拢，足尖向前。

第二章　运动系统

一、单项选择题

1. 解析：选 C。成人共有 206 块骨。
2. 解析：选 B。运动系统由骨、骨连结和骨骼肌组成；骨按形态分为长骨、短骨、扁骨和不规则骨；骨有血管、淋巴管及神经。
3. 解析：选 C。骨由骨质、骨膜、骨髓构成。
4. 解析：选 B。红骨髓具有造血功能，黄骨髓在一定条件下可转化为红骨髓恢复造血功能。
5. 解析：选 D。关节的基本结构包括关节面、关节囊、关节腔。
6. 解析：选 B。关节的辅助结构包括韧带、关节唇、关节盘。
7. 解析：选 B。关节囊的滑膜层可分泌滑液起到润滑关节的作用。

8. 解析：选 B。关节面光滑；关节囊由纤维层和滑膜层构成；人体关节的关节囊有的松弛,有的紧张而坚韧。

9. 解析：选 C。骨绕关节的垂直轴进行的运动是旋转。

10. 解析：选 A。骨向正中矢状面靠近的动作称内收。

11. 解析：选 A。椎间盘突出的部位常见于后外侧。

12. 解析：选 B。椎间盘有利于脊椎的运动,同时有弹性能缓冲震荡和保护脑。

13. 解析：选 B。脊柱能做多种运动,如屈、伸、侧屈、旋转和环转等。

14. 解析：选 C。黄韧带连结于椎弓板之间。

15. 解析：选 A。位于椎体和椎间盘前面的韧带是前纵韧带。

16. 解析：选 B。棘突之间的韧带是棘间韧带。

17. 解析：选 D。腰椎穿刺时经过棘上韧带、棘间韧带和黄韧带,不经过后纵韧带。

18. 解析：选 C。颈椎棘突短而分叉,胸椎棘突长,斜向后下方。

19. 解析：选 B。第 1 颈椎又称寰椎,没有椎体。

20. 解析：选 A。第 7 颈椎又称为隆椎。

21. 解析：选 C。胸椎的主要特征是椎体侧面和横突末端有肋凹。

22. 解析：选 D。腰椎棘突呈板状,水平伸向后方；有横突孔是颈椎的特点；椎体较小不符合腰椎特点；椎体侧面有肋凹是胸椎的特点。

23. 解析：选 B。确定骶管裂孔的体表标志是骶角。

24. 解析：选 B。颈椎棘突短而分叉（除寰椎、枢椎外）；腰椎的棘突呈板状,宽而短；枢椎有棘突。

25. 解析：选 D。胸廓由 12 块胸椎、12 对肋和胸骨组成,肩胛骨不参与胸廓组成。

26. 解析：选 A。胸廓下口由第 12 胸椎、第 11 及 12 肋前端、肋弓和剑突构成,不包括第 1 腰椎。

27. 解析：选 A。胸廓上口由胸骨柄上缘、第 1 肋和第 1 胸椎体围成,不包括肋弓。

28. 解析：选 D。计数肋骨的骨性标志是胸骨角。

29. 解析：选 B。胸骨角平对第 2 肋软骨。

30. 解析：选 C。肋弓是由第 8~10 对肋软骨依次与上位肋软骨相连形成的。

31. 解析：选 C。真肋是指第 1~7 对肋,其肋软骨直接与胸骨相连。

32. 解析：选 B。假肋是指第 8~12 对肋,其中第 8~10 对肋软骨依次与上位肋软骨相连形成肋弓,间接与胸骨相连；第 11、12 对肋前端游离,也称浮肋。

33. 解析：选 D。浮肋是指第 11~12 对肋,其前端游离。

34. 解析：选 B。翼点由额骨、顶骨、颞骨和蝶骨构成,不包括枕骨。

35. 解析：选 C。新生儿前囟呈菱形,位于额骨与两顶骨之间；后囟呈三角形。

36. 解析：选 C。前囟闭合时间通常是 1.5 岁。

37. 解析：选 C。冠状缝位于额骨与两顶骨之间。

38. 解析：选 C。肱骨属于上肢骨；上颌骨属于颅骨；椎骨属于躯干骨；胫骨属于下肢骨。

39. 解析：选 C。肩胛下角约平对第 7 肋骨,是背部计数肋骨的标志。

40. 解析:选 C。肩部的最高点是肩峰。
41. 解析:选 B。肱骨外科颈是肱骨上易发生骨折的部位。
42. 解析:选 B。肱骨滑车在肱骨上,不在尺骨上;尺骨上有冠突、桡切迹和鹰嘴。
43. 解析:选 D。与肱骨滑车构成关节的是尺骨滑车切迹。
44. 解析:选 D。股骨是人体中最长的骨。
45. 解析:选 D。股骨下端两个膨大向后突出,不是向前突出。
46. 解析:选 B。肩关节由关节盂与肱骨头构成。
47. 解析:选 A。肩关节关节囊薄而松弛,不是厚而紧张。
48. 解析:选 B。肘关节由肱尺关节、肱桡关节和桡尺近侧关节构成,桡腕关节不参与构成肘关节。
49. 解析:选 D。屈肘时肱骨内上髁、外上髁和尺骨鹰嘴呈三角形,伸肘时呈一直线。
50. 解析:选 B。两侧髂嵴最高点的连线平对第 4 腰椎棘突。
51. 解析:选 A。髋臼由髂骨、耻骨、坐骨融合而成。
52. 解析:选 B。骨盆由尾骨和髋骨构成。
53. 解析:选 A。骨盆腔指小骨盆内腔。
54. 解析:选 D。界线由骶骨岬、弓状线、耻骨梳、耻骨结节和耻骨联合上缘围成,不包括耻骨联合面。
55. 解析:选 A。骨盆以界线为界分为大骨盆和小骨盆;界线以下为骨盆腔;男性骨盆腔呈漏斗状;女性骨盆耻骨下角为钝角。
56. 解析:选 B。髋关节关节囊厚而坚韧,不是薄而松弛。
57. 解析:选 D。膝关节由股骨、胫骨、髌骨构成。
58. 解析:选 C。膝关节关节囊薄而松弛,不是紧张而坚韧。
59. 解析:选 C。骨骼肌由肌腹和肌腱构成,肌腹有收缩功能,肌腱无收缩功能,肌腱由致密结缔组织构成。
60. 解析:选 A。一侧胸锁乳突肌收缩时,头屈向同侧,脸转向对侧。
61. 解析:选 B。两侧胸锁乳突肌同时收缩时,使头后仰。
62. 解析:选 C。一侧竖脊肌收缩使脊柱侧曲。
63. 解析:选 B。两侧竖脊肌收缩使脊柱后伸和仰头。
64. 解析:选 A。三角肌外展肩关节。
65. 解析:选 C。肱二头肌屈肘关节。
66. 解析:选 A。肱三头肌伸肘关节。
67. 解析:选 B。臀大肌使髋关节后伸。
68. 解析:选 A。股四头肌使髋关节前屈和旋外,还能伸膝关节。
69. 解析:选 B。小腿三头肌使足跖屈。
70. 解析:选 D。股四头肌伸膝关节。
71. 解析:选 D。三角肌主要作用于肩关节,不参与脊柱运动;胸锁乳突肌、斜方肌、竖脊肌都参与脊柱运动。

72. 解析:选 B。通过膈肌腔静脉孔的是下腔静脉。
73. 解析:选 A。膈肌的三个裂孔中,主动脉裂孔位于第 12 胸椎前方。
74. 解析:选 B。膈肌的食管裂孔有食管和迷走神经通过。
75. 解析:选 C。腹壁最深层的扁肌是腹横肌。
76. 解析:选 C。腹外斜肌腱膜形成腹股沟韧带、腔隙韧带、耻骨梳韧带等结构。腹直肌鞘由腹外侧壁三层扁肌的腱膜构成;白线是腹前正中线上,由两侧腹直肌鞘纤维彼此交织形成的;腱划是腹直肌上的结构,与腹外斜肌腱膜无关。
77. 解析:选 B。腹股沟管在男性有精索通过,精索是由输精管、睾丸动脉、蔓状静脉丛等结构组成的圆索状结构。射精管开口于尿道前列腺部,不通过腹股沟管;精囊位于盆腔内,前列腺位于盆腔内尿道周围,它们都不通过腹股沟管。
78. 解析:选 A。腹股沟管是腹壁下方的薄弱部位,是腹前外侧壁下部肌和腱膜之间的潜在性裂隙,易发生腹股沟疝。它位于腹股沟韧带内侧半的稍上方,不是外侧半;外口是腹股沟管浅环,内口称腹股沟管深环;在女性有子宫圆韧带通过,不是子宫阔韧带。
79. 解析:选 B。胸锁乳突肌一侧收缩时,使头屈向同侧,脸转向对侧;两侧同时收缩时,使头后仰。

二、判断选择题

1. 解析:选 A。关节面、关节囊和关节腔是关节的基本结构,这三种结构是保证关节正常活动的基础结构。
2. 解析:选 B。第 2 颈椎称为枢椎,寰椎是第 1 颈椎,寰椎没有椎体。
3. 解析:选 B。椎骨的长韧带有 3 条,是前纵韧带、后纵韧带和棘上韧带,棘间韧带不是长韧带。
4. 解析:选 B。脊柱的 4 个弯曲中,颈曲和腰曲突向前,胸曲和骶曲突向后。
5. 解析:选 B。两侧顶骨和额骨连结构成冠状缝,不是枕骨。
6. 解析:选 A。锁骨位于胸廓前上方两侧,内侧 2/3 突向前,外侧 1/3 突向后下方。
7. 解析:选 B。肩关节易发生前下方脱位,因为肩关节的关节囊前下方比较薄弱。
8. 解析:选 B。平对第 4 腰椎棘突的是两侧髂嵴最高点的连线,不是髂前上棘的连线。
9. 解析:选 B。膈收缩时,膈顶下降以助吸气;膈松弛时,膈顶上升以助呼气。
10. 解析:选 A。腹股沟管是腹壁的一个斜行裂隙,男性有精索通过,女性有子宫圆韧带通过。
11. 解析:选 A。正常情况下,伸肘时肱骨内上髁、外上髁与尺骨鹰嘴呈一直线;屈肘时,三点构成等腰三角形。

三、名词解释

1. 关节:是骨与骨之间的连接结构,能活动的骨连结称为关节。其基本结构包括关节面、关节囊和关节腔,辅助结构有韧带、关节盘、关节唇等,关节使骨的运动更加灵活多样。
2. 胸骨角:是胸骨柄与胸骨体连接处微向前突的角,两侧平对第 2 肋,是计数肋的重要标志。
3. 翼点:在颞窝内,位于额骨、顶骨、颞骨和蝶骨四骨会合处,此处骨质薄弱,内面有脑膜中动脉前支通过,骨折时易损伤该动脉引起颅内血肿。
4. 椎间孔:是相邻椎骨的椎上切迹和椎下切迹围成的孔,有脊神经和血管通过。

5. 界线:是由骶骨岬、弓状线、耻骨梳、耻骨结节和耻骨联合上缘围成的环行线,是大、小骨盆的分界线。
6. 腹股沟韧带:是腹外斜肌腱膜的下缘卷曲增厚形成的结构,连于髂前上棘与耻骨结节之间,它是腹部和下肢的分界线。
7. 腹股沟管:是位于腹股沟韧带内侧半上方的一个斜行裂隙,男性有精索通过,女性有子宫圆韧带通过。
8. 肋弓:是第 8~10 对肋软骨,依次与上位肋软骨相连形成的弓形结构,是腹部触诊肝、脾的重要标志。

四、简答题

1. 简述人体各部椎骨的外形和结构特点。
   (1) 颈椎:椎体较小,椎孔较大,呈三角形。横突上有横突孔,第 2~6 颈椎棘突短而分叉。第 1 颈椎(寰椎)无椎体,呈环形,由前弓、后弓和两个侧块组成。第 2 颈椎(枢椎)在椎体上方有齿突,与寰椎的齿突凹相关节。
   (2) 胸椎:椎体侧面和横突末端有肋凹,分别与肋头和肋结节相关节。棘突较长,斜向后下方,呈叠瓦状排列。椎孔相对较小,呈圆形。
   (3) 腰椎:椎体粗壮,横断面呈肾形。椎孔呈三角形,椎孔大。棘突宽而短,呈板状,水平伸向后方。关节突关节面几乎呈矢状位。
2. 简述计数肋和椎骨序数的标志和方法。
   (1) 计数肋的标志和方法:
   ① 胸骨角:是计数肋的重要标志,其两侧平对第 2 肋。
   ② 肩胛下角:平对第 7 肋或第 7 肋间隙,可用于在背部计数肋。
   (2) 计数椎骨序数的标志和方法:
   ① 颈椎:最明显的是第 7 颈椎(隆椎),其棘突特别长,末端不分叉,低头时在颈部后下方容易摸到,常作为计数颈椎序数的标志,其下方为第 1 胸椎。
   ② 胸椎:通过计数肋来定位胸椎序数,因为胸椎与肋相连。
   ③ 腰椎:两侧髂嵴最高点的连线平对第 4 腰椎棘突,可由此向上或向下计数腰椎序数。
3. 简述关节的基本结构与运动形式。
   (1) 基本结构:
   ① 关节面:是构成关节的各骨的接触面,一般为一凸一凹,表面覆盖有关节软骨,可减少摩擦、缓冲震荡。
   ② 关节囊:是由纤维结缔组织膜构成的囊,附着于关节面周缘及其附近的骨面上,分为外层的纤维层和内层的滑膜层。滑膜层能分泌滑液,起到润滑关节、营养关节软骨的作用。
   ③ 关节腔:是由关节囊滑膜层和关节软骨共同围成的密闭腔隙,腔内呈负压,有助于关节的稳定。
   (2) 运动形式:
   ① 屈和伸:是指关节围绕冠状轴进行的运动,相关节的两骨角度变小为屈,角度增大为伸。

②内收和外展:是关节围绕矢状轴进行的运动,骨向正中矢状面靠拢为内收,远离正中矢状面为外展。

③旋转:是关节围绕垂直轴进行的运动,骨的前面转向内侧为旋内,转向外侧为旋外。

④环转:是骨的近端在原位转动,远端做圆周运动,运动时骨的近端在原位画一个圆锥体,实际上是屈、展、伸、收的连续运动。

4. 简述脊柱的组成、形态和运动方式。

(1)组成:脊柱由 24 块椎骨(颈椎 7 块、胸椎 12 块、腰椎 5 块)、1 块骶骨和 1 块尾骨借椎间盘、韧带和关节连接而成。

(2)形态:

①前面观:椎体自上而下逐渐增大,到骶骨耳状面以下又逐渐缩小。

②后面观:所有椎骨的棘突连贯形成纵嵴,位于背部正中线上。颈椎棘突短而分叉,胸椎棘突长且斜向后下方,腰椎棘突呈板状,水平伸向后方。

③侧面观:可见脊柱有 4 个生理性弯曲,即颈曲、胸曲、腰曲和骶曲。其中颈曲和腰曲凸向前,胸曲和骶曲凸向后。

(3)运动方式:脊柱可做前屈、后伸、侧屈、旋转和环转运动。这些运动往往是多个椎骨间运动的联合动作,同时还受到椎间盘、韧带和肌肉等多种结构的协同和限制。

5. 简述椎间盘的位置、组成及临床意义。

(1)位置:位于相邻两个椎体之间,除第 1、2 颈椎之间外,成人共有 23 个椎间盘。

(2)组成:由纤维环和髓核组成。纤维环位于外周,为多层同心圆排列的纤维软骨环,坚韧而有弹性,牢固地连接相邻椎体,保护髓核并限制髓核向周围膨出。髓核位于中央,是富有弹性的胶状物质。

(3)临床意义:椎间盘具有缓冲震荡的作用,可承受身体的重力并将其均匀地传递到椎体。随着年龄增长或因受到外力作用等情况,椎间盘的纤维环可能破裂,髓核突出,压迫周围的神经等结构,导致椎间盘突出症,引起疼痛、麻木等一系列临床症状。

6. 简述膝关节的组成、结构特点和运动方式。

(1)组成:由股骨下端、胫骨上端和髌骨构成。

(2)结构特点:关节囊薄而松弛,附着于各关节面的周缘。关节腔内有半月板,是位于股骨与胫骨关节面之间的纤维软骨板,分为内侧半月板和外侧半月板,可加深关节窝,增加关节的稳定性,缓冲震荡。关节囊内有前、后交叉韧带,前交叉韧带防止胫骨向前移位,后交叉韧带防止胫骨向后移位,对维持膝关节的稳定起重要作用。

(3)运动方式:主要做屈、伸运动。在半屈膝状态下,还可做轻度的旋转运动。

7. 简述男女性骨盆的主要区别。

男性骨盆外形窄,女性长宽而短;男性骨盆上口心形,女性近似圆形;男性骨盆下口较窄小,女性较宽大;男性骨盆腔呈漏斗状,较深,女性骨盆腔呈圆桶状,较浅;男性耻骨下角 70°～75°,女性 90°～100°。

8. 简述膈肌 3 个裂孔的名称、位置和穿经的结构。

(1)主动脉裂孔:位于第 12 胸椎前方,有主动脉和胸导管通过。

(2) 食管裂孔:在主动脉裂孔的左前上方,约平第 10 胸椎水平,有食管和迷走神经通过。

(3) 腔静脉孔:位于食管裂孔右前上方的中心腱内,约平第 8 胸椎水平,有下腔静脉通过。

9. 简述骨盆的组成、分部,以及小骨盆上口和下口的组成。

(1) 组成:由骶骨、尾骨和左右髋骨及其韧带连接而成。

(2) 分部:以界线为界,分为大骨盆和小骨盆。大骨盆位于界线以上,主要由两侧髂骨翼围成,向前开放;小骨盆是界线以下的部分,是盆腔的主要部分。

(3) 小骨盆上口组成:由骶骨岬、弓状线、耻骨梳、耻骨结节和耻骨联合上缘围成。

(4) 小骨盆下口组成:由尾骨尖、骶结节韧带、坐骨结节、坐骨支、耻骨下支和耻骨联合下缘围成。

10. 简述髋关节的组成、构造特点和运动方式。

(1) 组成:由髋臼和股骨头构成。

(2) 构造特点:

① 髋臼深凹,边缘有髋臼唇加深髋臼,股骨头几乎全部纳入髋臼内,增加了关节的稳定性。

② 关节囊厚而坚韧,上方附着于髋臼周缘及横韧带,下方附着于股骨颈,在前面包裹股骨颈的全部,在后面仅包裹股骨颈的内侧 2/3,故股骨颈骨折有囊内骨折和囊外骨折之分。

③ 关节囊内有股骨头韧带,一端连于髋臼横韧带,另一端连于股骨头凹,对股骨头有固定作用。

(3) 运动方式:髋关节可做屈、伸、内收、外展、旋内、旋外和环转运动,运动范围比肩关节小,但具有更好的稳定性。

11. 简述肩关节的组成、构造特点和运动方式。

(1) 组成:由肱骨头和肩胛骨关节盂构成。

(2) 构造特点:

① 肱骨头大,关节盂小而浅,仅能容纳肱骨头的 1/4~1/3,关节盂周围有关节唇加深关节盂。

② 关节囊薄而松弛,其上部、前部和后部都有肌腱和肌肉加强,但前下方缺乏肌和肌腱的加强,比较薄弱,所以肩关节易向前下方脱位。

(3) 运动方式:肩关节是全身最灵活的关节,可做屈、伸、内收、外展、旋内、旋外和环转等多种形式的运动。

第三章 消化系统

一、单项选择题

1. 解析:选 D。空肠属于下消化道,上消化道包括口腔、咽、食管、胃和十二指肠。
2. 解析:选 C。十二指肠属于上消化道,下消化道包括空肠、回肠、盲肠、结肠、直肠和肛管。
3. 解析:选 B。食管属于上消化道,结肠、空肠、直肠属于下消化道。
4. 解析:选 D。空肠属于下消化道,胃、十二指肠、食管属于上消化道。

5. 解析:选 C。消化系统包括消化管和消化腺,消化管包括口腔、咽、食管、胃、小肠、大肠,上消化道是口腔到十二指肠,大肠包括盲肠、结肠、直肠,小肠包括十二指肠、空肠、回肠。

6. 解析:选 C。上消化道是从口腔到十二指肠。

7. 解析:选 C。下消化道是从空肠到肛管。

8. 解析:选 C。消化管的肌层大部分由平滑肌构成,但食管上段和肛管下段为骨骼肌。

9. 解析:选 B。通过锁骨中点所作的垂线是锁骨中线。

10. 解析:选 A。沿胸骨最宽处外侧缘所作的垂线是胸骨线。

11. 解析:选 D。通过肩胛骨下角所作的垂线是肩胛线。

12. 解析:选 A。腹上区属于四分法,九分法包括左上腹区、右上腹区、左下腹区、右下腹区、脐区、左腹外侧区、右腹外侧区、耻区、腰区。

13. 解析:选 B。右下腹区属于四分法,腹上区、耻区、右腹外侧区属于九分法。

14. 解析:选 B。九分法的两条纵线是通过两侧锁骨中线的延长线。

15. 解析:选 C。口腔向后经咽峡与咽相通,不是食管。

16. 解析:选 B。口腔向后为咽,不是食管。

17. 解析:选 A。咽峡由腭垂、两侧腭舌弓、舌根组成,不包括舌体。

18. 解析:选 B。咽峡是口腔和咽的分界。

19. 解析:选 D。口腔和咽的分界是咽峡。

20. 解析:选 C。在牙冠和牙根之间的部分称牙颈,不是牙干。

21. 解析:选 A。切牙的牙冠扁平,适于咬切食物。

22. 解析:选 B。牙的构造包括牙质、釉质、牙骨质和牙髓。

23. 解析:选 D。牙釉质覆盖在牙冠表面,牙骨质在牙根表面,最坚硬的结构是牙釉质,牙髓发炎时,可引起剧烈疼痛。

24. 解析:选 C。恒牙共 32 个,分为切牙、尖牙、前磨牙、磨牙。

25. 解析:选 A。⌐3 表示左上颌侧切牙。

26. 解析:选 B。Ⅲ⌐ 表示右下颌乳尖牙。

27. 解析:选 A。⌊Ⅳ 表示左上颌第 2 乳磨牙。

28. 解析:选 D。6⌐ 表示右上第 1 磨牙。

29. 解析:选 C。⌊7 表示左上颌第 2 磨牙。

30. 解析:选 D。⌊5 表示左上颌第 2 前磨牙。

31. 解析:选 C。牙周组织包括牙周膜、牙龈和牙槽骨。

32. 解析:选 D。牙周组织包括牙龈、牙周膜和牙槽骨。

33. 解析:选 D。舌系带根部两侧的小黏膜隆起称舌下阜,不是舌下襞。

34. 解析:选 D。舌的上面称舌背,有多种舌乳头,不光滑;舌背以界沟为界,分为前 2/3 的舌体和后 1/3 的舌根;舌的下面正中有舌系带;舌系带根部两侧的小黏膜隆起称舌下襞。

35. 解析:选 B。丝状乳头能感受触觉,菌状乳头能感受甜、咸等味觉,轮廓乳头能感受苦味等味觉。

36. 解析:选 D。菌状乳头和轮廓乳头能够感受味觉。

37. 解析:选 D。腮腺导管开口于上颌第 2 磨牙相对应的颊黏膜上。
38. 解析:选 B。下颌下腺导管开口于舌下阜。
39. 解析:选 D。舌下腺位于舌下襞深面。
40. 解析:选 A。腮腺属于唾液腺,胸腺、肾上腺、甲状腺不属于唾液腺。
41. 解析:选 B。胸腺不属于唾液腺,腮腺、下颌下腺、舌下腺属于唾液腺。
42. 解析:选 C。下颌下腺位于下颌骨下缘,开口于舌下阜。
43. 解析:选 B。腮腺导管开口于平对上颌第 2 磨牙的颊黏膜处。
44. 解析:选 C。咽位于颈椎前方,分为鼻咽、口咽和喉咽三部分,上端附于颅底,下端在第 6 颈椎平面接食管。
45. 解析:选 C。咽长约 12 cm,不是 25 cm,它是前后略扁的肌性管道,是消化道和呼吸道共用的通道,下端移行为食管。
46. 解析:选 B。咽鼓管咽口位于鼻咽部。
47. 解析:选 D。咽腔与鼻腔、口腔、食管直接相通,与气管通过喉间接相通。
48. 解析:选 C。腭扁桃体位于口咽,咽鼓管咽口、咽隐窝、咽扁桃体位于鼻咽。
49. 解析:选 C。腭扁桃体位于口咽,咽鼓管咽口位于鼻咽,咽扁桃体位于鼻咽,梨状隐窝位于喉咽。
50. 解析:选 D。梨状隐窝位于喉咽,咽鼓管咽口位于鼻咽,咽扁桃体位于鼻咽,腭扁桃体位于口咽。
51. 解析:选 D。咽经喉口与喉相通,再经喉与气管相通,不是直接与食管相通。
52. 解析:选 D。食管的第二个狭窄在与左主支气管交叉处,距中切牙约 25 cm。
53. 解析:选 C。食管下段管壁主要是平滑肌,不是骨骼肌。
54. 解析:选 D。食管可分为颈部、胸部和腹部三部分。
55. 解析:选 B。食管的第一个狭窄距中切牙约 15 cm。
56. 解析:选 C。食管的第三个狭窄距中切牙约 40 cm。
57. 解析:选 B。食管的第三个狭窄是食管穿膈处。
58. 解析:选 B。男性直肠前面有膀胱、前列腺和精囊,女性直肠前面有子宫和阴道。
59. 解析:选 B。胃中等充盈时,大部分位于左季肋区,小部分位于腹上区。
60. 解析:选 D。齿状线是肛管黏膜与皮肤的分界标志。
61. 解析:选 B。胃的出口为幽门,与十二指肠相连,不是空肠。
62. 解析:选 B。胃大部分位于左季肋区,小部分在腹上区;胃可分为贲门部、胃底、胃体和幽门部。
63. 解析:选 D。齿状线是直肠动脉供应、静脉和淋巴回流的分界线。
64. 解析:选 D。角切迹是胃体和幽门部的分界。
65. 解析:选 D。胃溃疡和胃癌的好发部位是幽门窦近小弯处。
66. 解析:选 D。齿状线是临床上区别内、外痔的标志。
67. 解析:选 B。胃溃疡好发于胃窦部。
68. 解析:选 C。混合痔在跨越齿状线上、下相连处。
69. 解析:选 D。胃溃疡好发于幽门部。

70. 解析：选 A。内痔是位于齿状线以上。
71. 解析：选 C。胃可分为胃底、胃体、幽门部、贲门部。
72. 解析：选 A。白线是肛门内、外括约肌的分界标志。
73. 解析：选 A。肝脏是消化腺，脾属于淋巴器官，胸腺是免疫器官，甲状腺是内分泌腺。
74. 解析：选 B。十二指肠大乳头位于十二指肠降部。
75. 解析：选 A。十二指肠呈"C"形包绕胰头，不是胰体。
76. 解析：选 B。人体中最大的消化腺是肝。
77. 解析：选 A。十二指肠溃疡好发于十二指肠球部。
78. 解析：选 B。十二指肠悬韧带是临床确认空肠起始的标志。
79. 解析：选 A。肝上界在右锁骨中线第 5 肋间隙。
80. 解析：选 A。肝大部分位于右季肋区和腹上区，小部分位于左季肋区；肝的上界最高点位于右锁骨中线与第 5 肋间隙的交点；肝的下界在右侧与右肋弓一致；肝的下界在腹上区可达剑突下 3~5 cm。
81. 解析：选 C。小肠分为十二指肠、空肠和回肠三部分。
82. 解析：选 D。空肠约占小肠的 2/5，回肠约占 3/5。
83. 解析：选 C。肝在膈面被镰状韧带分为左、右两叶，不是肝圆韧带。
84. 解析：选 C。小肠是消化管中最长的一段。
85. 解析：选 D。肠脂垂是大肠的特征结构，小肠没有。
86. 解析：选 B。右纵沟前为胆囊窝，后为下腔静脉窝，不是镰状韧带。
87. 解析：选 B。中央乳糜管与脂肪吸收有关，毛细血管主要吸收其他营养物质，肠腺主要分泌消化液，结缔组织起支持等作用。
88. 解析：选 D。肝小叶是肝的基本结构和功能单位。
89. 解析：选 D。盲肠与结肠具有结肠带、结肠袋、肠脂垂。
90. 解析：选 D。回肠属于小肠，盲肠、结肠、直肠属于大肠。
91. 解析：选 A。肝细胞分泌的胆汁直接注入胆小管。
92. 解析：选 D。直肠没有结肠带，盲肠、横结肠、乙状结肠都有结肠带。
93. 解析：选 A。盲肠具有结肠带、结肠袋、肠脂垂，回肠、空肠没有这些结构，直肠没有结肠带。
94. 解析：选 A。肝的脏面左纵沟的前部有肝圆韧带。
95. 解析：选 C。回盲部深部是平滑肌，不是骨骼肌。
96. 解析：选 D。肝的脏面右纵沟后部有下腔静脉。
97. 解析：选 A。肝细胞产生胆汁。
98. 解析：选 C。阑尾位于右髂窝内，一般长 5~7 cm；阑尾根部连于盲肠；临床阑尾手术时可沿 3 条结肠带的汇聚点寻找阑尾；阑尾根部的体表投影，通常在脐与右髂前上棘连线中、外 1/3 交点处。
99. 解析：选 C。麦氏点位于脐与右髂前上棘连线的中、外 1/3 交点处。
100. 解析：选 D。肝静脉出肝后注入下腔静脉，不经过肝门，神经、肝门静脉、肝固有动脉从肝门出入。

101. 解析:选 B。手术切口一般依次经过皮肤、浅筋膜、腹外斜肌、腹内斜肌、腹横肌、腹横筋膜、腹膜。
102. 解析:选 B。结肠的分部顺序是升结肠、横结肠、降结肠、乙状结肠。
103. 解析:选 C。肝脏面可分为 4 叶。
104. 解析:选 C。降结肠活动度小,升结肠活动度较小,横结肠活动度较大,乙状结肠活动度较大。
105. 解析:选 A。肝的膈面可分为 2 叶。
106. 解析:选 C。直肠在矢状面上有两个弯曲,骶曲凸向后,会阴曲凸向前。
107. 解析:选 D。胆小管位于相邻的肝细胞之间。
108. 解析:选 B。肝门管区的结构包括小叶间动脉、小叶间胆管、小叶间静脉。
109. 解析:选 B。胰头被十二指肠环抱;胰分为胰头、胰体、胰尾三部分;胰头与十二指肠相邻,胰尾与脾门相邻;胰管排出胰液。
110. 解析:选 D。胆囊位于肝下面右纵沟前部。
111. 解析:选 C。输卵管与腹膜腔相通,输尿管、输精管、食管不与腹膜腔相通。
112. 解析:选 A。肾的活动度最小,胃、肝、胆囊活动度相对较大。
113. 解析:选 A。胆囊位于右季肋区,分为胆囊底、胆囊体、胆囊颈和胆囊管 4 部分。
114. 解析:选 A。阑尾活动度最大,子宫、膀胱、输尿管活动度相对较小。
115. 解析:选 B。胃属于腹膜内位器官,子宫属于腹膜间位器官,升结肠属于腹膜间位器官,输尿管属于腹膜外位器官。
116. 解析:选 A。胆总管由肝总管和胆囊管汇合而成,不是肝右管和肝左管。
117. 解析:选 D。肝属于腹膜间位器官,脾属于腹膜内位器官,横结肠属于腹膜内位器官,肾属于腹膜外位器官。
118. 解析:选 A。胰属于腹膜外位器官,胆囊属于腹膜间位器官,脾属于腹膜内位器官,胃属于腹膜内位器官。
119. 解析:选 B。胆囊底体表投影在右锁骨中线与右肋弓交点的稍下方。
120. 解析:选 C。肾属于腹膜外位器官,子宫属于腹膜间位器官,十二指肠上部属于腹膜内位器官,脾属于腹膜内位器官。
121. 解析:选 B。胆总管在肝十二指肠韧带内下行。
122. 解析:选 D。胃属于腹膜内位器官,肝属于腹膜间位器官,胰属于腹膜外位器官,子宫属于腹膜间位器官。
123. 解析:选 D。腹膜腔内有胃、小肠等脏器是错误的,脏器在腹膜的包裹下位于腹腔内,腹膜腔是脏腹膜和壁腹膜之间的潜在腔隙。
124. 解析:选 B。胆总管和胰管共同开口于十二指肠降部。
125. 解析:选 A。经阴道后穹,穿入直肠子宫陷凹进行穿刺或引流,因为直肠子宫陷凹是女性腹膜腔最低部位。
126. 解析:选 C。肝左、右管汇合成肝总管,不是胆总管。
127. 解析:选 C。胆总管在肝十二指肠韧带内下降;位于门静脉的前方;由肝总管和胆囊管汇合而成;经十二指肠上部的后方。

128. 解析:选 D。胰位于胃的后方,相当于第1、2腰椎水平。

129. 解析:选 B。胰分为胰头、胰体、胰尾 3 部;胰管沿胰的中部走行;胰管与胆总管在十二指肠降部后内侧汇合;胰头后面与胆总管、下腔静脉相邻。

130. 解析:选 A。胃底腺的壁细胞分泌盐酸,主细胞分泌胃蛋白酶原,黏液细胞分泌黏液。

131. 解析:选 D。胃壁的组织结构从内到外依次是黏膜、黏膜下层、肌层、浆膜。

132. 解析:选 D。胃底腺主细胞能分泌胃蛋白酶原,不是胃蛋白酶。

133. 解析:选 B。食管黏膜上皮为复层扁平上皮,胃是单层柱状上皮,空肠和盲肠是单层柱状上皮。

134. 解析:选 C。消化管的肌层大部分由平滑肌构成,但食管上段和肛管下段为骨骼肌。

135. 解析:选 D。小肠黏膜的上皮内含有杯形细胞,其可分泌黏液,有润滑和保护作用。

二、判断选择题

1. 解析:选 B。内脏器官主要是指大部分位于体腔内,直接或间接与外界相通的器官,包括消化系统、呼吸系统、泌尿系统和生殖系统,并不单纯指位于胸腔和腹腔内的器官。

2. 解析:选 B。消化系统由消化道和消化腺组成。消化道包括口腔、咽、食管、胃、小肠、大肠;消化腺包括唾液腺、肝、胰等。

3. 解析:选 A。咽是食物和空气的共同通道,它既属于消化系统,又属于呼吸系统。

4. 解析:选 B。肝脏的下面(脏面)正中有略呈"H"形的三条沟,其中横行的沟称为肝门。

5. 解析:选 A。胆囊管与肝总管汇合成胆总管,胆总管再与胰管汇合,共同开口于十二指肠大乳头。

6. 解析:选 B。胃手术切口切开的是腹膜腔,因为胃位于腹膜腔内,腹腔是指膈以下、盆膈以上,腹前壁和腹后壁之间的腔。

7. 解析:选 B。肝静脉是将肝内血液导出肝脏的血管,它不是从肝门进入肝,而是离开肝脏汇入下腔静脉。肝固有动脉和肝门静脉是从肝门进入肝脏。

8. 解析:选 B。区别小肠和大肠除了肠管大小外,还有其他特征,如小肠管壁薄、管径细、黏膜皱襞高而密,有绒毛;大肠管壁较厚、管径较粗,黏膜皱襞低而稀疏,无绒毛等。

9. 解析:选 A。齿状线是肛管黏膜和皮肤的分界线,齿状线上下在神经支配、血液供应、静脉回流和淋巴引流等方面都有所不同。

10. 解析:选 A。十二指肠悬韧带是确定空肠起始的重要标志,它能帮助外科医生在手术等操作中准确辨认空肠的起始部位。

三、名词解释

1. 上消化道:从口腔至十二指肠的这部分消化道称为上消化道,包括口腔、咽、食管、胃和十二指肠。它主要负责对食物进行初步的机械性和化学性消化,如口腔的咀嚼和唾液淀粉酶对淀粉的初步分解,胃内胃酸和胃蛋白酶对蛋白质的初步消化等。

2. 咽峡:是由腭垂、腭帆游离缘、两侧的腭舌弓及舌根共同围成的狭窄处,它是口腔和咽的分界,在吞咽过程中起着重要的通道作用,食物和液体经过咽峡进入咽腔。

3. 咽淋巴环:是由咽扁桃体、腭扁桃体、舌扁桃体在鼻腔和口腔通咽处形成的环形淋巴组织,是人体免疫系统的一部分,对防御细菌、病毒等病原体的入侵发挥重要作用。
4. 咽隐窝:是位于鼻咽部,咽鼓管圆枕后方与咽后壁之间的凹陷。此部位在鼻咽癌的发生中有重要意义,鼻咽癌好发于咽隐窝,并且早期症状可能比较隐匿,易被忽视。
5. 十二指肠悬韧带:是联系于十二指肠空肠曲与腹后壁之间的肌性结构,它是确定空肠起始的重要标志,手术中常以此韧带作为空肠起始端的判定标志。
6. 麦氏点:位于脐与右髂前上棘连线的中、外1/3交界处,是阑尾根部的体表投影点。临床上在诊断阑尾炎时,此点压痛和反跳痛是重要的体征之一。
7. 肝门:肝脏面正中有略呈"H"形的三条沟,其中横行的沟称为肝门,是肝固有动脉左、右支,肝门静脉左、右支,肝左、右管,神经和淋巴管出入肝脏的部位。
8. 腹膜腔:是脏腹膜和壁腹膜相互延续、移行,共同围成的潜在性腔隙。正常情况下,腹膜腔内含有少量浆液,起润滑作用,可减少脏器间的摩擦。
9. 齿状线:是连接各肛柱下端与各肛瓣边缘的锯齿状环形线,是肛管内皮肤和黏膜的分界线。齿状线在解剖学和临床上都具有重要意义,其上下的神经支配、血液供应和静脉回流等方面都存在差异。
10. 肝胰壶腹:是胆总管和胰管汇合形成的略膨大的共同管道,开口于十二指肠大乳头。它在胆汁和胰液的排泄过程中起着关键作用,胆汁和胰液在此混合后进入十二指肠,有助于脂肪和蛋白质等物质的消化。
11. 腹膜:是覆盖于腹、盆腔壁内和腹、盆腔脏器表面的一层薄而光滑的浆膜,分为壁腹膜和脏腹膜。壁腹膜贴附于腹、盆腔壁的内面;脏腹膜覆盖于腹、盆腔脏器的表面。腹膜具有分泌、吸收、保护、支持、修复等多种功能。

四、简答题

1. 简述咽的分部及相通结构。
   (1) 分部:咽分为鼻咽、口咽和喉咽三部。
   ① 鼻咽:位于鼻腔后方,向前经鼻后孔与鼻腔相通。
   ② 口咽:位于口腔后方,向前经咽峡与口腔相通。
   ③ 喉咽:位于喉的后方,向下与食管相续。
   (2) 相通结构:除了上述与鼻腔、口腔、食管相通外,鼻咽部两侧壁上有咽鼓管咽口,经咽鼓管与中耳鼓室相通。
2. 简述食管的分段及三处狭窄。
   (1) 分段:食管可分为颈部、胸部和腹部三段。
   (2) 三处狭窄:
   ① 第一狭窄:位于食管的起始处,也就是咽与食管相续的部位,距中切牙约15 cm。
   ② 第二狭窄:在食管与左主支气管交叉处,距中切牙约25 cm。
   ③ 第三狭窄:为食管通过膈的食管裂孔处,距中切牙约40 cm。
3. 简述胃的位置、形态和分部。
   (1) 位置:胃大部分位于左季肋区,小部分位于腹上区。
   (2) 形态:胃有两口、两缘和两壁。两口为入口贲门,与食管相连;出口幽门,与十二指肠相通。两缘是上缘凹而短的胃小弯和下缘凸而长的胃大弯。两壁为前壁和后壁。

(3) 分部：胃分为贲门部、胃底、胃体和幽门部四部。贲门部是靠近贲门的部分；胃底是贲门平面以上，向左上方膨出的部分；胃体是胃底与幽门部之间的部分；幽门部又可分为幽门管和幽门窦，幽门窦通常是胃溃疡和胃癌的好发部位。

4. 简述肝的位置、形态及分叶。

(1) 位置：肝大部分位于右季肋区和腹上区，小部分位于左季肋区。肝的上界与膈穹窿一致，其最高点在右侧相当于右锁骨中线与第5肋交点处，左侧相当于左锁骨中线与第5肋间隙交点处。肝的下界，右侧大致与右肋弓一致，在腹上区可达剑突下3～5 cm。

(2) 形态：肝呈不规则的楔形，上面膨隆，与膈相接触，称为膈面，被镰状韧带分为左、右两叶；下面凹凸不平，与腹腔脏器相邻，称为脏面。脏面中部有略呈"H"形的三条沟，其中横行的沟称为肝门，是肝固有动脉左、右支，肝门静脉左、右支，肝左、右管，神经和淋巴管出入肝脏的部位。

(3) 分叶：按外形分叶，肝可分为左叶、右叶、方叶和尾状叶。按肝内管道系统分叶，可分为肝左叶、肝右叶、肝中叶(包括方叶和尾状叶)。

5. 简述胆汁的分泌及排出途径。

(1) 分泌部位：胆汁由肝细胞分泌。

(2) 排出途径：

① 平时(非进食时)：胆汁经肝管、肝总管、胆囊管进入胆囊储存并浓缩。

② 进食时：胆囊收缩，胆汁经胆囊管、胆总管排入十二指肠，参与脂肪的消化。当胆总管和胰管共同开口处的肝胰壶腹括约肌舒张时，胆汁和胰液一起进入十二指肠大乳头，流入十二指肠。

6. 简述腹膜在盆腔内的凹陷及临床意义。

(1) 男性：在直肠与膀胱之间有直肠膀胱陷凹，是男性腹膜腔的最低部位。当男性腹膜腔内有积液时，液体多聚积于此陷凹，临床上可通过直肠指检触及，也可经直肠穿刺进行诊断和治疗。

(2) 女性：在膀胱与子宫之间有膀胱子宫陷凹，在直肠与子宫之间有直肠子宫陷凹，后者是女性腹膜腔的最低部位。女性腹膜腔内的积液多聚积于直肠子宫陷凹，临床上可通过阴道后穹窿穿刺进行诊断和治疗，此处穿刺可抽取盆腔内的积液用于检查，也可用于某些疾病的治疗。

7. 简述胆囊的位置、形态、体表投影及功能。

(1) 位置：胆囊位于肝脏面的胆囊窝内，其上面借结缔组织与肝相连。

(2) 形态：胆囊呈梨形，可分为胆囊底、胆囊体、胆囊颈和胆囊管四部分。

(3) 体表投影：胆囊底的体表投影在右锁骨中线与右肋弓交点稍下方，胆囊发炎时，此处可有压痛。

(4) 功能：主要功能是储存和浓缩胆汁，在进食后将胆汁排入十二指肠，帮助消化脂肪。

8. 简述人体大唾液腺组成、位置及导管开口。

(1) 腮腺：是最大的一对唾液腺，位于外耳道前下方，咬肌后缘和下颌后窝内。腮腺管自腮腺前缘发出,在颧弓下一横指处向前横越咬肌表面,至咬肌前缘处斜穿颊肌,开口于平对上颌第 2 磨牙牙冠颊黏膜处。

(2) 下颌下腺:位于下颌骨下缘及二腹肌前、后腹所围成的下颌下三角内。下颌下腺管开口于舌下阜。

(3) 舌下腺:位于口腔底舌下襞的深面。舌下腺导管有大、小两种,大管与下颌下腺管共同开口于舌下阜,小管开口于舌下襞。

9. 简述十二指肠的分部。

十二指肠可以分为上部、降部、水平部和升部四部。

(1) 上部:起自幽门,向右后方至肝门下方,此部肠壁较薄,黏膜光滑,是十二指肠溃疡的好发部位。

(2) 降部:沿脊柱右侧下降至第 3 腰椎水平,其内侧壁有十二指肠大乳头,是胆总管和胰管的共同开口处。

(3) 水平部:向左横过第 3 腰椎前方至其左侧。

(4) 升部:自水平部末端斜向左上方,至第 2 腰椎左侧转向前下,形成十二指肠空肠曲,此曲被十二指肠悬韧带固定于腹后壁。

第四章 呼吸系统

一、单项选择题

1. 解析:选 C。临床上将鼻、咽、喉合称为上呼吸道,气管及各级支气管称为下呼吸道。

2. 解析:选 B。上呼吸道包括鼻、咽和喉。

3. 解析:选 D。呼吸道的结构按连续顺序依次是鼻、咽、喉、气管、主支气管及其分支。

4. 解析:选 C。支气管属于下呼吸道,咽、喉属于上呼吸道,口腔不属于呼吸道。

5. 解析:选 D。气管属于下呼吸道,鼻、咽、喉属于上呼吸道。

6. 解析:选 C。鼻由外鼻、鼻腔和鼻窦组成。

7. 解析:选 A。鼻与嗅觉有关,鼻腔分为鼻前庭与固有鼻腔两部分,是呼吸道的起始部,鼻中隔前下部黏膜内有丰富的血管丛。

8. 解析:选 B。鼻腔被鼻中隔分为左、右两腔,左右互不相通。

9. 解析:选 A。蝶筛隐窝位于上鼻甲的后上方。

10. 解析:选 C。鼻泪管开口于下鼻甲的前端。

11. 解析:选 A。嗅区位于上鼻甲及其对应的鼻中隔的黏膜。

12. 解析:选 D。鼻易出血区在鼻中隔的前下部。

13. 解析:选 D。鼻中隔前下部黏膜是鼻黏膜出血的常见部位。

14. 解析:选 D。筛窦后群开口于上鼻道,额窦、上颌窦开口于中鼻道,筛窦前群和中群开口于中鼻道。

15. 解析:选 C。蝶窦开口于蝶筛隐窝。

16. 解析:选 C。上颌窦是最大的一对鼻旁窦。
17. 解析:选 A。鼻窦炎中的慢性炎症多发生于上颌窦。
18. 解析:选 B。上颌窦开口于中鼻道。
19. 解析:选 B。额窦开口于中鼻道。
20. 解析:选 D。喉室位于喉中间腔两侧的隐窝。
21. 解析:选 C。喉由 9 块软骨构成支架,不是 4 块。
22. 解析:选 B。喉结在成年男性特别明显。
23. 解析:选 B。喉结属于甲状软骨。
24. 解析:选 B。杓状软骨是成对的喉软骨,甲状软骨、环状软骨、会厌软骨是不成对的。
25. 解析:选 B。环状软骨是呼吸道中完整的环形软骨。
26. 解析:选 C。在吞咽时,会厌掩盖喉口,防止食物进入喉腔。
27. 解析:选 A。喉腔由上到下分为喉前庭、喉中间腔、声门下腔。
28. 解析:选 B。声门裂是喉腔最狭窄的部位。
29. 解析:选 D。声门下腔黏膜下组织疏松,炎症时易发生水肿造成呼吸道阻塞。
30. 解析:选 B。气管位于食管的前方,上接环状软骨,不是杓状软骨。
31. 解析:选 C。临床上气管切开术常选用第 3～4 或 4～5 气管。
32. 解析:选 C。气管切开的位置通常选择在第 3～5 气管软骨前正中线处。
33. 解析:选 D。分布于气管黏膜的上皮是假复层纤毛柱状上皮。
34. 解析:选 B。右主支气管粗而短。
35. 解析:选 A。左主支气管细而长,走行较水平。
36. 解析:选 A。气管异物易落入右主支气管,因为其粗而短。
37. 解析:选 C。左主支气管细而长,走行较水平;右主支气管粗而短,走行较垂直。
38. 解析:选 C。右主支气管粗而短,走行较垂直,所以异物易坠入。
39. 解析:选 D。肺尖超出胸廓上口,高出锁骨内侧 1/3 上方 2～3 cm。
40. 解析:选 C。左肺分为 2 叶,右肺有斜裂和水平裂,分为 3 叶;左肺前缘下部有心切迹;右肺较粗短。
41. 解析:选 C。肺位于胸腔内,不在胸膜腔内;肺尖突出胸廓上口;右肺较宽短,左肺较狭长;左肺分 2 叶。
42. 解析:选 B。右肺较宽短,左肺较狭长;右肺前缘下部无心切迹;右肺有斜裂和水平裂,分为 3 叶。
43. 解析:选 C。左肺前缘下部有心切迹;肺尖超出胸廓上口;内侧面中部有肺门;左肺分 2 叶。
44. 解析:选 A。肺位于胸腔内,不是胸膜腔内。
45. 解析:选 A。肺尖高出锁骨内侧 1/3 部 2～3 cm。
46. 解析:选 A。通过肺门的结构包括主支气管(不是右主支气管这一单独选项表述)、肺动脉、肺静脉、淋巴管和神经。
47. 解析:选 B。肺根包括主支气管、肺静脉、淋巴管和神经,不包括肺段支气管。
48. 解析:选 D。胸膜是脏胸膜和壁胸膜的总称。

49. 解析:选 B。胸膜腔左右互不相通;其最低部位是肋膈隐窝;是密闭的腔隙,内含少量浆液,不含气体;不与外界相通。

50. 解析:选 B。壁胸膜包括膈胸膜、胸膜顶、肋胸膜、纵隔胸膜,没有肺胸膜。

51. 解析:选 D。肋膈隐窝是胸膜腔最低处,由肋胸膜和膈胸膜转折形成,吸气时可加深,不是由脏、壁两层胸膜围成,不在肺根处。

52. 解析:选 C。壁胸膜和脏胸膜在肺根处相移行。

53. 解析:选 C。肋膈隐窝是膈胸膜与肋胸膜转折处。

54. 解析:选 D。肋膈隐窝为胸膜腔最低处,不是由脏、壁两层胸膜围成,不在肺根处,正常平静呼气时肺下缘达不到其底部。

55. 解析:选 D。胸膜腔左右不相通,由脏、壁胸膜形成,是密闭的,最低处是肋膈隐窝。

56. 解析:选 D。平静呼吸时肺下界的体表投影在腋中线相交于第 8 肋。

57. 解析:选 C。平静呼吸时胸膜下界的体表投影在肩胛线相交于第 11 肋。

58. 解析:选 B。胸膜下界体表投影在腋中线处与第 8 肋相交。

59. 解析:选 A。纵隔的上界是胸廓上口。

二、判断选择题

1. 解析:选 B。上呼吸道不仅有吸气功能,还具有加温、加湿、过滤空气等功能;下呼吸道主要是进行气体传导和气体交换,换气主要是在呼吸部进行。

2. 解析:选 A。鼻旁窦都开口于鼻腔,它们能调节吸入空气的温度、湿度,并且对发音起共鸣作用。

3. 解析:选 B。咽是消化道和呼吸道的共同通道,喉只是呼吸道的一部分。

4. 解析:选 A。吞咽时,会厌软骨盖住喉口,防止食物进入喉腔,从而保证食物顺利进入食管。

5. 解析:选 B。气管在胸骨角平面分为左、右主支气管,这是一个重要的解剖标志。

6. 解析:选 B。右主支气管短粗而陡直,所以进入气管的异物易落入右主支气管。

7. 解析:选 A。肺的外侧面与肋相邻,所以又称肋面,内侧面朝向纵隔,称为纵隔面。

8. 解析:选 B。左肺分上、下两叶,右肺分上、中、下三叶。

9. 解析:选 B。上呼吸道包括鼻、咽、喉,口腔不属于呼吸道,气管属于下呼吸道。

10. 解析:选 B。鼻腔黏膜分为嗅区和呼吸区,只有嗅区含有嗅细胞,呼吸区主要起呼吸作用,不含嗅细胞。

11. 解析:选 A。鼻窦炎好发于筛窦,因为筛窦的开口小,引流不畅,容易发生炎症。

12. 解析:选 A。喉结是成年男性甲状软骨前角向前突出形成的结构,在体表可明显看到。

13. 解析:选 A。环状软骨是呼吸道中唯一完整的软骨环,后方平对第 6 颈椎,是颈部重要的体表标志。

14. 解析:选 B。声门下腔的黏膜下组织疏松,炎症时易发生水肿,喉前庭不是这样的结构。

15. 解析:选 A。喉腔中最狭窄的部位是声门裂,气流通过时会引起声带振动而发音。

16. 解析:选 A。气管杈是气管在颈静脉切迹平面的分叉处,是气管的一个重要结构。

17. 解析:选 A。异物多坠入右主支气管,是因为右主支气管粗而短,走行方向较垂直,这一特点使得异物更容易进入右主支气管。

18. **解析**：选 B。肺位于胸腔内,而不是胸膜腔内,胸膜腔是脏胸膜和壁胸膜之间的潜在腔隙。

19. **解析**：选 A。肺尖高出锁骨内侧 1/3 部 2～3 cm,此处可超出胸廓上口,是肺的位置特点之一。

20. **解析**：选 B。左肺前缘下部有心切迹,右肺没有。

21. **解析**：选 A。出入肺门的结构被结缔组织包绕,称为肺根,这些结构包括主支气管、肺动脉、肺静脉、淋巴管和神经等。

22. **解析**：选 B。纵隔的两侧界是纵隔胸膜,不是肋胸膜。

三、名词解释

1. 上呼吸道：临床上把鼻、咽、喉称为上呼吸道。它是气体进入人体的最初通道,对吸入的空气有加温、加湿和过滤清洁的作用,同时在发音等功能上也有重要作用,例如喉是发声器官。

2. 肺门：是肺的内侧面(纵隔面)中部的凹陷处,是主支气管、肺动脉、肺静脉、淋巴管和神经等进出肺的部位,这些结构被结缔组织包裹在一起,在肺门处出入肺。

3. 肋膈隐窝：是肋胸膜和膈胸膜相互转折处的一个半环形间隙,是胸膜腔的最低部位。在正常情况下,肋膈隐窝内含有少量浆液,当胸腔积液时,液体首先积聚于此。

4. 胸膜腔：是由脏胸膜和壁胸膜在肺根处相互延续、移行,共同围成的一个潜在的、密闭的腔隙。正常情况下,胸膜腔内含有少量浆液,可减少呼吸时两层胸膜之间的摩擦。

5. 纵隔：是两侧纵隔胸膜间全部器官、结构和结缔组织的总称。其前界为胸骨,后界为脊柱胸段,两侧为纵隔胸膜,上界是胸廓上口,下界为膈。纵隔内包含心脏、出入心的大血管、气管、食管等众多重要器官。

6. 鼻旁窦：是鼻腔周围含气颅骨开口于鼻腔的含气空腔,包括上颌窦、额窦、筛窦和蝶窦。它们能温暖、湿润空气,并对发音起共鸣作用。

7. 下呼吸道：临床上把气管、主支气管及以下的各级支气管称为下呼吸道,主要功能是输送气体进出肺,并且在支气管分支末端进行气体交换。

8. 胸膜：是一层薄而光滑的浆膜,可分为脏胸膜和壁胸膜。脏胸膜被覆于肺的表面,与肺紧密结合,并伸入叶间裂内;壁胸膜贴附于胸壁内面、膈上面和纵隔侧面。

9. 声门裂：是位于两侧声襞及杓状软骨底和声带突之间的裂隙,是喉腔最狭窄的部位。它是气流进出呼吸道产生声音的关键部位,声带的振动和声门裂的形态变化对发音的音调、响度等有重要影响。

四、简答题

1. 气管异物为什么容易坠入右主支气管?

   右主支气管较粗而短,走行方向较垂直,而左主支气管细而长,走行较水平。这种解剖结构差异使得异物在气管内更容易进入右主支气管。

2. 简述左、右主支气管及左、右肺的区别。

   左主支气管:细而长,走行较水平,与气管中线的夹角较大。

右主支气管:粗而短,走行较垂直,与气管中线的夹角较小。

左肺:较狭长,被斜裂分为上、下两叶,前缘下部有心切迹。

右肺:较宽短,被斜裂和水平裂分为上、中、下三叶。

3. 简述肺下界及胸膜下界的体表投影。

(1) 肺下界:

① 锁骨中线处:与第 6 肋相交。

② 腋中线处:与第 8 肋相交。

③ 肩胛线处:与第 10 肋相交。

(2) 胸膜下界:

① 锁骨中线处:与第 8 肋相交。

② 腋中线处:与第 10 肋相交。

③ 肩胛线处:与第 11 肋相交。

4. 简述外界气体进入肺泡的途径。

外界气体首先经鼻腔(或口腔)进入,接着通过咽,然后经过喉,再通过气管,最后通过各级支气管分支,包括叶支气管、段支气管等,气体到达细支气管、呼吸性细支气管,最终进入肺泡。

5. 简述鼻旁窦的名称及各窦的开口部位。

(1) 额窦:位于额骨内,开口于中鼻道。

(2) 筛窦:位于筛骨内,分为前、中、后三群。前群和中群开口于中鼻道,后群开口于上鼻道。

(3) 上颌窦:位于上颌骨体内,是最大的鼻旁窦,开口于中鼻道。

(4) 蝶窦:位于蝶骨体内,开口于蝶筛隐窝。

6. 什么是胸膜?胸膜的分部如何?

(1) 胸膜:是一层薄而光滑的浆膜,覆盖在肺表面和胸壁内面、膈上面和纵隔侧面。

(2) 胸膜可分为脏胸膜和壁胸膜。

① 脏胸膜:紧贴于肺的表面,与肺实质紧密结合,并伸入叶间裂内。

② 壁胸膜:可分为四部分。肋胸膜衬贴于胸壁内面;膈胸膜覆盖于膈的上面;纵隔胸膜贴附于纵隔两侧;胸膜顶覆盖在肺尖上方,高出锁骨内侧 1/3 上方 2～3 cm。

7. 简述肺的位置、形态和分叶。

(1) 位置:肺位于胸腔内,纵隔两侧,左右各一。肺的上方为胸廓上口,下方为膈,周围有肋骨环绕。

(2) 形态:呈半圆锥形,有一尖、一底、两面和三缘。

① 肺尖:钝圆,经胸廓上口向上伸入颈根部,高出锁骨内侧 1/3 上方 2～3 cm。

② 肺底:位于膈上面,又称膈面,向上凹陷。

③ 两面:外侧面(肋面)圆凸,与肋和肋间肌相邻;内侧面(纵隔面)中部凹陷为肺门。

④ 三缘:前缘锐利,左肺前缘下部有心切迹;后缘钝圆,贴于脊柱两侧;下缘较锐利。

(3) 分叶:左肺被斜裂分为上、下两叶;右肺被斜裂和水平裂分为上、中、下三叶。

第五章 泌尿系统

一、单项选择题

1. 解析:选 A。肾是形成尿液的器官,输尿管是输送尿液的管道,膀胱是暂时储存尿液的器官,尿道是排出尿液的通道。
2. 解析:选 A。肾是腹膜外位器官,有纤维囊、脂肪囊和肾筋膜 3 层被膜,颜色呈红褐色,肾实质主要由泌尿小管构成。
3. 解析:选 B。右肾位置比左肾低;肾门在腹后壁的体表投影在临床又称肾区;肾为腹膜外位器官;肾门是肾血管、肾盂、神经和淋巴管等进出肾的部位。
4. 解析:选 C。成人肾门约平第 1 腰椎体。
5. 解析:选 C。肾乳头管排出的尿液先进入肾小盏,肾小盏汇合成肾大盏,肾大盏再汇合成肾盂。
6. 解析:选 C。肾柱属于肾皮质结构,肾锥体属于肾髓质结构,肾小盏和肾大盏为肾盂的组成部分。
7. 解析:选 D。肾髓质由肾锥体构成,肾柱属于肾皮质,肾窦是肾门向肾实质内凹陷形成的腔隙,肾盂是输送尿液的管道。
8. 解析:选 D。肾乳头伸入肾小盏,不是肾大盏。肾的剖面结构分皮质和髓质两部分,髓质由肾椎体组成,部分肾皮质伸入肾椎体之间称肾柱。
9. 解析:选 D。肾皮质血管丰富,色深;肾髓质血管较少,呈淡红色;肾髓质由许多肾椎体构成;肾大盏由 2～3 个肾小盏合成。
10. 解析:选 D。肾乳头伸入肾小盏,不是肾大盏。肾的剖面结构分皮质和髓质两部分,髓质由肾椎体组成,部分肾皮质伸入肾椎体之间称肾柱。
11. 解析:选 C。当一侧输尿管被结石堵塞时,另一侧输尿管仍可正常排尿,不会无尿液排出。输尿管为一对细长肌性管道,起自肾盂,终于膀胱,输尿管第一处狭窄为肾盂与输尿管移行处。
12. 解析:选 A。输尿管第二狭窄位于小骨盆上口处,第一狭窄在输尿管起始处,第三狭窄在斜穿膀胱处。
13. 解析:选 D。输尿管开口于膀胱底,不是膀胱体。输尿管是长约 20～30 cm 的肌性管道,第二狭窄在小骨盆上口处,第一狭窄在输尿管的起始处。
14. 解析:选 B。输尿管开口于膀胱底,不是膀胱颈。输尿管属于腹膜外位器官,始于肾盂,跨越小骨盆上口处较狭窄。
15. 解析:选 B。膀胱底处有输尿管内口,尿道内口位于膀胱最下部。膀胱是贮尿器官,成人膀胱容积为 300～500 mL,空虚时位于骨盆腔内。
16. 解析:选 A。膀胱为腹膜外位器官,不是腹膜内位器官。膀胱三角为肿瘤和结核的好发处,成人膀胱位于小骨盆腔的前部,耻骨联合的后方,可分为尖、体、颈和底四部分。

第三部分　解剖学参考答案

17. 解析：选A。膀胱最下部是膀胱颈，膀胱底是膀胱的后面部分，膀胱体是膀胱底和膀胱尖之间的部分，膀胱尖是膀胱的前部。
18. 解析：选D。膀胱黏膜的上皮为变移上皮，能适应膀胱的充盈和空虚状态。
19. 解析：选D。膀胱三角黏膜处的皱襞很少，比较平滑。膀胱壁由黏膜、肌层、外膜构成，黏膜上皮为变移上皮，黏膜形成许多皱襞。
20. 解析：选D。膀胱肿瘤好发于膀胱三角，因为此处是尿液在膀胱内的一个重要停留区域，长期受到尿液成分的刺激。
21. 解析：选B。膀胱三角位于膀胱底，不是膀胱体，在两输尿管口和尿道内口之间，黏膜平滑无皱襞，黏膜的上皮是变移上皮。
22. 解析：选B。女性尿道位于阴道后壁的前方，不是后方。女性尿道长约3～5 cm，形态特点是宽、短、直，易引起逆行感染。

二、判断选择题

1. 解析：选A。肾位于腹腔的后上部，脊柱两侧，属于腹膜外位器官，仅前面有腹膜覆盖。
2. 解析：选B。肾位于腹膜后脊柱两侧，右肾比左肾低半个椎体。
3. 解析：选B。肾囊封闭是将药物注入肾脂肪囊内，不是纤维囊。
4. 解析：选A。膀胱三角位于膀胱底内面的三角形区域，在膀胱空虚或充盈时，其黏膜均平滑无皱襞。
5. 解析：选A。成人膀胱空虚时全部位于骨盆腔内，居耻骨联合后方；充盈时，膀胱顶部可高出耻骨联合上缘。
6. 解析：选A。膀胱属于腹膜外位器官，主要靠疏松结缔组织与周围组织相连。
7. 解析：选A。男性膀胱颈的下方与前列腺相邻，前列腺包绕尿道起始部。
8. 解析：选B。女性尿道短而直，穿过尿生殖膈，有尿道阴道括约肌环绕；男性尿道长而弯，穿过尿生殖膈，有尿道括约肌环绕，但二者结构有差异。

三、名词解释

1. 肾区：是肾门的体表投影点在竖脊肌外侧缘与第12肋的夹角处，临床上常通过叩击此区域来检查肾是否患病。
2. 肾门：是肾内侧缘中部的凹陷处，是肾血管、肾盂、神经和淋巴管等结构进出肾的部位。
3. 膀胱三角：是位于膀胱底内面的一个三角形区域。其两侧角为左右输尿管口，下角是尿道内口。此区域的黏膜始终保持平滑，没有皱襞，是膀胱结核和肿瘤的好发部位。
4. 肾窦：是肾门向肾实质内凹陷而形成的腔隙。肾窦内容纳肾小盏、肾大盏、肾盂、肾血管及脂肪组织等结构。
5. 肾蒂：是出入肾门的所有结构（肾动脉、肾静脉、肾盂、神经和淋巴管等）的总称。肾蒂内主要结构的排列关系：由前向后依次为肾静脉、肾动脉、肾盂；由上到下依次为肾动脉、肾静脉、肾盂。

四、简答题

1. 简述泌尿系统的组成和功能。
   (1) 组成：泌尿系统由肾、输尿管、膀胱和尿道组成。

(2) 功能：

① 肾是泌尿系统的主要器官,其主要功能是生成尿液。

② 输尿管:是一对细长的肌性管道,其功能是将肾产生的尿液输送到膀胱。

③ 膀胱可暂时储存输尿管送来的尿液。

④ 尿道是尿液排出体外的通道。男性尿道还有排精的功能。

2. 简述肾的位置和固定因素。

(1) 肾的位置:肾位于脊柱两侧,腹膜后间隙内。左肾在第 11 胸椎体下缘至第 2 腰椎体下缘之间,右肾比左肾低半个椎体,即第 12 胸椎体上缘至第 3 腰椎体上缘之间。肾门约平第 1 腰椎体。

(2) 固定因素：

① 肾被膜:肾有三层被膜,从内向外依次为纤维囊、脂肪囊和肾筋膜。

② 肾血管:肾动脉、肾静脉等进出肾的血管对肾起固定作用,它们将肾固定在腹后壁的位置。

③ 毗邻器官:肾与周围器官的相互关系也对肾的位置起到一定的固定作用。

3. 简述膀胱三角的位置、结构特点和临床意义。

(1) 位置:膀胱三角位于膀胱底内面,两侧角为左右输尿管口,下角是尿道内口。

(2) 结构特点:膀胱三角的黏膜始终保持平滑,没有皱襞,这是因为黏膜与肌层紧密相连。

(3) 临床意义:由于膀胱三角的黏膜平滑无皱襞,尿液在这个区域容易潴留,所以此处是膀胱结核和肿瘤的好发部位。

4. 简述输尿管的狭窄。

(1) 输尿管的第一处狭窄位于肾盂与输尿管移行处,此处管径较细,结石等异物容易在此处停留,导致输尿管梗阻。

(2) 输尿管的第二处狭窄位于输尿管跨越髂血管处。

(3) 输尿管的第三处狭窄位于输尿管斜穿膀胱壁处,此狭窄可以防止膀胱内的尿液逆流回输尿管。

5. 试从解剖特点解释女性尿道易发生逆行性感染的原因。

(1) 女性尿道短而直:女性尿道长度一般为 3～5 cm,而且较直,细菌等病原体更容易从尿道外口逆行向上进入尿道和膀胱,引发感染。

(2) 尿道与阴道和肛门毗邻。

(3) 尿道括约肌相对薄弱。

第六章　生殖系统

一、单项选择题

1. **解析**:选 D。睾丸是男性生殖腺,能产生精子和分泌雄激素,精囊、附睾、尿道球腺属于男性附属腺或生殖管道的一部分。

2. 解析:选 A。精囊腺属于附属腺,附睾、输精管、射精管属于男性生殖管道。
3. 解析:选 D。前庭大腺属于女性附属腺,精囊、前列腺、尿道球腺属于男性附属腺。
4. 解析:选 C。阴囊属于男性外生殖器,精囊、附睾属于内生殖器,阴阜男女都有,不属于男性外生殖器独有的结构。
5. 解析:选 A。睾丸呈扁椭圆形;位于阴囊内,不是鞘膜腔内;后缘有血管、神经和淋巴管出入;前缘游离。
6. 解析:选 D。睾丸位于阴囊内,不在输精管后方、附睾后内侧和腹股沟管内(正常情况下)。
7. 解析:选 A。睾丸能产生精子和分泌雄激素,附睾主要作用是储存精子和使精子成熟,精囊主要分泌液体,阴囊主要起容纳和保护作用。
8. 解析:选 B。附睾贴附于睾丸的后缘和上端;分为头、体、尾三部分;不分泌雄激素;由附睾管构成。
9. 解析:选 B。附睾能贮存精子,使精子进一步分化、成熟而获得受精能力,睾丸主要产生精子,精囊主要分泌液体,阴囊主要起容纳作用。
10. 解析:选 C。输精管起于附睾尾,开口于尿道前列腺部,不与前列腺排泄管合并成射精管(是和精囊腺的排泄管合成射精管)。
11. 解析:选 C。输精管分为睾丸部、精索部、腹股沟管部和盆部,没有前列腺部。
12. 解析:选 B。输精管结扎的常选部位是精索部,此部位位置表浅,容易触及,操作方便。
13. 解析:选 B。前列腺与直肠相邻,输尿管在盆腔内位置与直肠关系不大,尿道球腺位置靠前,附睾在阴囊内,与直肠不相邻。
14. 解析:选 D。前列腺位于膀胱的下方;呈栗形,底朝上;是实质性器官;经直肠前壁可以触及。
15. 解析:选 C。精囊的排泄管与输精管末端合成射精管,不是与前列腺。附属腺包括前列腺、精囊和尿道球腺,其分泌物与精子共同构成精液,尿道球腺开口于尿道球部。
16. 解析:选 B。精索内包括输精管、睾丸动脉、淋巴管等,不包括附睾管。
17. 解析:选 B。阴囊内容纳睾丸、附睾等结构,不是只容纳一对睾丸。阴囊壁由皮肤、肉膜、精索外筋膜、提睾肌和精索内筋膜组成,阴囊的浅筋膜内含有平滑肌纤维,由阴囊中隔分为左、右两部。
18. 解析:选 C。阴茎分为头、体、根;主要有两条阴茎海绵体和一条尿道海绵体;阴茎前端为阴茎头,上有尿道外口;尿道海绵体前端膨大为阴茎头,后端膨大是尿道球。
19. 解析:选 C。男性尿道平均长约 18~20 cm;阴茎悬垂时出现耻骨前弯,凹向后下方,耻骨下弯凹向上;男性尿道具有排尿和排精的功能;尿道外海绵体部最长,前列腺部次之,膜部最短。
20. 解析:选 B。男性尿道全长约 18~20 cm;分为前列腺部、膜部和尿道海绵体部;临床常称尿道海绵体部为前尿道,膜部和前列腺部为后尿道;导尿时应注意矫正耻骨前弯。
21. 解析:选 B。男性尿道最狭窄的部分是尿道外口,不是膜部。前列腺部后壁有射精管和前列腺排泄管的开口,外伤性尿道断裂易发生于膜部,海绵体部的起始部膨大称尿道球部,尿道球腺开口于此。

22. 解析：选B。男性尿道狭窄包括尿道内口、膜部、尿道外口，前列腺部不属于狭窄部位。
23. 解析：选D。男性尿道的狭窄中最狭窄的结构是尿道外口。
24. 解析：选C。位于耻骨联合下方的弯曲称为耻骨下弯，凹向上，此弯曲恒定，不可改变；位于耻骨联合前下方的弯曲称为耻骨前弯，凹向后下方，可在阴茎勃起或上提时消失。
25. 解析：选A。卵巢是女性生殖腺，能产生卵子和分泌女性激素，输卵管、子宫、阴道属于女性生殖管道或器官。
26. 解析：选C。阴道前庭属于女性外生殖器，卵巢、输卵管、阴道属于女性内生殖器。
27. 解析：选D。卵巢位于盆腔内，不是腹腔内，在髂总动脉分叉处下方、盆腔侧壁，性成熟期后，表面有许多瘢痕。
28. 解析：选A。卵巢位于髂总动脉分叉处下方，在盆腔内，不在肾下方，也不是在子宫颈两侧（位置稍靠上）。
29. 解析：选A。卵巢具有产生卵细胞、分泌雌性激素的功能，输卵管主要是输送卵细胞、提供受精场所，子宫是孕育胎儿和产生月经的器官，阴道是性交器官、月经排出和胎儿娩出的通道。
30. 解析：选C。输卵管与腹膜腔相通，是卵子与精子相遇受精的场所，输尿管、输精管、食管不与腹膜腔相通。
31. 解析：选C。输卵管腹腔口开口于腹膜腔，不是腹腔。输卵管伞为临床识别输卵管的标志，输卵管峡部较短而细，输卵管连于子宫底的两侧。
32. 解析：选D。输卵管伞属于输卵管末端的结构，不是独立的分部，输卵管分为子宫部、输卵管峡部、输卵管壶腹部和输卵管漏斗部。
33. 解析：选B。输卵管结扎术常选用的部位是输卵管峡部，此部位较窄，操作方便且成功率高。
34. 解析：选C。卵细胞在输卵管壶腹部受精，这是因为壶腹部管腔较宽大，且比较弯曲，适合精子和卵子停留和受精。
35. 解析：选D。输卵管伞是临床识别输卵管的标志，其形状像一把打开的伞，比较容易辨认。
36. 解析：选C。输卵管炎易造成输卵管壶腹部堵塞而导致不孕或宫外孕，因为这里是受精的主要场所，一旦堵塞，受精卵无法正常进入子宫着床。
37. 解析：选C。子宫附件指卵巢和输卵管，它们在女性生殖系统中位置和功能紧密相关。
38. 解析：选C。附件炎主要是指卵巢和输卵管发生的炎症，因为它们在解剖结构和生理功能上密切相关，炎症常同时累及两者。
39. 解析：选D。成人子宫呈倒置的梨形，子宫颈为癌肿的好发部位，可分为子宫底、子宫颈、子宫体三部分，内腔狭窄，可分为子宫腔和子宫颈管两部。
40. 解析：选D。子宫腔为倒三角形腔隙，可分为上、下两部，位于子宫颈的腔隙叫子宫颈管，子宫颈管向下通阴道，子宫腔与阴道不通，中间隔有子宫颈。
41. 解析：选B。子宫肿瘤的好发部位在子宫颈，如宫颈癌是女性常见的恶性肿瘤之一。
42. 解析：选C。产科剖宫术最常选择剖开子宫峡部，妊娠末期子宫峡部会伸展变长形成子宫下段，此处较薄，易于切开和缝合，且出血相对较少。

43. 解析:选 D。子宫位于小骨盆的中央、膀胱和直肠之间,呈前倾前屈位。
44. 解析:选 C。成人子宫的正常位置是前倾前屈位,这有利于受孕和分娩等生理过程。
45. 解析:选 A。子宫阔韧带限制子宫向两侧活动,子宫圆韧带维持子宫前倾,子宫主韧带防止子宫下垂,骶子宫韧带维持子宫前屈。
46. 解析:选 B。子宫圆韧带维持子宫前倾,子宫阔韧带限制子宫向两侧活动,子宫主韧带防止子宫下垂,骶子宫韧带维持子宫前屈。
47. 解析:选 C。子宫主韧带防止子宫下垂,子宫圆韧带维持子宫前倾,子宫阔韧带限制子宫向两侧活动,骶子宫韧带维持子宫前屈。
48. 解析:选 D。骶子宫韧带维持子宫前屈,子宫圆韧带维持子宫前倾,子宫阔韧带限制子宫向两侧活动,子宫主韧带防止子宫下垂。
49. 解析:选 C。阴道前壁与膀胱和尿道相邻,后壁与直肠相邻。阴道是连接子宫与外生殖器的肌性管道,有排出月经和娩出胎儿的功能,直肠子宫陷凹有积液时,可经阴道后穹进行穿刺或引流。
50. 解析:选 C。阴道前庭前部是尿道外口,后部是阴道口。女性外生殖器又称为女阴,阴蒂有丰富的神经末梢,阴阜由皮肤和很厚的脂肪层构成。
51. 解析:选 C。尿生殖三角,男性有尿道通过,女性有尿道和阴道通过。会阴分为广义会阴和狭义会阴,广义会阴是封闭骨盆下口的全部软组织,狭义会阴是指外生殖器与肛门之间的狭小区域,产科会阴是指分娩时会阴体所承受压力的区域。
52. 解析:选 B。肛门与阴道口之间的区域称为产科会阴,广义会阴是封闭骨盆下口的全部软组织,尿生殖三角主要涉及尿道和阴道的开口区域,肛门三角主要涉及肛门周围区域。
53. 解析:选 B。狭义会阴是指外生殖器与肛门之间的狭小区域,在分娩时,此区域承受的压力较大,容易发生撕裂,所以助产时需要重点保护狭义会阴。广义会阴是封闭骨盆下口的全部软组织,尿生殖三角主要涉及尿道和阴道开口相关区域,肛门三角主要是肛门周围区域,在助产时不是主要的保护对象(相比之下狭义会阴更关键)。

二、判断选择题

1. 解析:选 A。睾丸是男性生殖腺,其生精小管产生精子,间质细胞分泌雄激素。
2. 解析:选 B。精索部是临床上进行输精管结扎的常用部位,因为精索部位置表浅,容易触及,操作方便。
3. 解析:选 A。尿道内口、尿道膜部和尿道外口是男性尿道的三处狭窄,尿道结石等容易在此处停留。
4. 解析:选 A。输卵管伞呈伞状,开口于腹腔,游离缘有许多细长的突起,是临床上识别输卵管的标志。
5. 解析:选 A。子宫颈阴道部容易受到外界病原体的侵袭,是炎症和癌肿(如宫颈癌)的多发部位。
6. 解析:选 B。卵巢是女性的生殖腺,既能产生卵细胞,也能分泌雌激素和孕激素等。
7. 解析:选 B。输精管结扎术可阻止精子的排出,但不会阻止雄激素的排出,因为雄激素主要是通过血液循环运输,结扎输精管不影响雄激素分泌和运输。

8. 解析:选 B。输卵管壶腹部是精子和卵子受精的部位,峡部较窄短,不是受精部位。
9. 解析:选 A。阴道后穹与直肠子宫陷凹紧密相邻,二者之间仅隔以阴道后壁和一层腹膜,所以直肠子宫陷凹有积液时,可经阴道后穹进行穿刺或引流。
10. 解析:选 B。狭义的会阴是指外生殖器与肛门之间的狭小区域,广义的会阴是指封闭骨盆下口的全部软组织。

三、名词解释

1. 鞘膜腔:是睾丸鞘膜脏、壁两层在睾丸后缘处互相返折移行形成的一个密闭的腔隙。腔内含有少量浆液,可减少睾丸在阴囊内活动时的摩擦。
2. 精索:是一对柔软的圆索状结构,从腹股沟管深环(腹环)经腹股沟管延至睾丸上端。主要内容物包括输精管、睾丸动脉、蔓状静脉丛、输精管动静脉、神经、淋巴管和鞘韧带等,精索表面包有三层被膜,从内向外依次为精索内筋膜、提睾肌和精索外筋膜。
3. 前列腺沟:在前列腺体的后面,正中有一纵行浅沟,称为前列腺沟。直肠指诊时可触及此沟,前列腺肥大时,此沟可变浅或消失。
4. 子宫峡:是子宫体与子宫颈阴道上部之间较为狭窄的部分。非妊娠期,子宫峡不明显,长约 1 cm;在妊娠期,子宫峡逐渐伸展变长,妊娠末期可达 7~10 cm,形成子宫下段,是产科进行剖宫产手术的常用部位。
5. 阴道穹:是阴道上端包绕子宫颈阴道部,在子宫颈周围形成的环状间隙。可分为前、后、左、右四个部分,其中后穹最深,它与直肠子宫陷凹紧密相邻,二者之间仅隔以阴道后壁和一层腹膜。临床上可经阴道后穹穿刺进行盆腔积液等的检查和治疗。
6. 广义会阴:是封闭骨盆下口的全部软组织。其境界呈菱形,前为耻骨联合下缘,后为尾骨尖,两侧为坐骨结节。以两侧坐骨结节连线为界,分为前方的尿生殖区和后方的肛区。
7. 狭义会阴:指外生殖器与肛门之间的狭小区域,女性较男性的狭义会阴短而宽,在分娩时,此区承受的压力较大,容易发生撕裂,需要注意保护。

四、简答题

1. 简述男性生殖系统组成。
   (1) 内生殖器:
   ① 生殖腺:睾丸,是产生精子和分泌雄激素的器官。
   ② 输精管道:包括附睾、输精管、射精管和尿道。附睾能储存精子并使精子进一步成熟;输精管是附睾管的直接延续,负责输送精子;射精管由输精管的末端与精囊腺的排泄管汇合而成,能将精子和精囊腺分泌的液体一起输送到尿道;尿道具有排尿和排精的双重功能。
   (2) 附属腺:有精囊腺、前列腺和尿道球腺。它们的分泌物参与精液的组成,为精子提供营养和有利于精子活动的液体环境。
   (3) 外生殖器:主要包括阴囊和阴茎。阴囊容纳睾丸和附睾,具有调节温度的功能,有利于精子的生成和储存;阴茎主要由两个阴茎海绵体和一个尿道海绵体构成,尿道海绵体前端膨大形成阴茎头,头端有尿道外口。

2. 试述精子产生和排出体外的途径。

精子在睾丸的生精小管中产生。然后进入附睾,在附睾中储存并进一步成熟。当射精时,精子通过输精管(依次经过输精管的睾丸部、精索部、腹股沟管部和盆部)输送。接着进入射精管,射精管穿过前列腺,将精子和精囊腺分泌的液体一起注入尿道前列腺部。之后精子在尿道(依次经过尿道前列腺部、尿道膜部和尿道海绵体部)中前行,最终通过尿道外口排出体外。

3. 简述男性尿道的分部及男性尿道的弯曲和狭窄。

(1) 分部:

① 前列腺部:是尿道穿过前列腺的部分,后壁有射精管和前列腺排泄管的开口。

② 膜部:是尿道穿过尿生殖膈的部分,为男性尿道最短的部分。

③ 尿道海绵体部:是尿道穿过尿道海绵体的部分,其起始部膨大称为尿道球部,尿道球腺开口于此。

(2) 弯曲:

① 耻骨下弯:位于耻骨联合下方,凹向上,此弯曲恒定,不可改变。

② 耻骨前弯:位于耻骨联合前下方,凹向后下方,在阴茎勃起或向上提起时,此弯曲可消失。

③ 狭窄:有尿道内口、尿道膜部和尿道外口三处狭窄,尿道结石等异物容易在这些狭窄部位停留。

4. 简述女性生殖系统的组成。

(1) 内生殖器:

① 生殖腺:卵巢,能产生卵细胞和分泌女性激素(雌激素和孕激素)。

② 生殖管道:包括输卵管、子宫和阴道。输卵管是输送卵细胞的管道,也是受精的场所;子宫是孕育胎儿和产生月经的器官;阴道是月经排出和胎儿娩出的通道。

(2) 外生殖器:又称女阴,主要包括阴阜、大阴唇、小阴唇、阴蒂、阴道前庭等结构。

5. 简述输卵管的位置、分部及临床意义。

(1) 位置:输卵管位于盆腔内,子宫阔韧带的上缘内,连于子宫底的两侧,内侧端开口于子宫腔,外侧端开口于腹膜腔。

(2) 分部:

① 子宫部:位于子宫壁内的一段,直径最细,以输卵管子宫口通子宫腔。

② 峡部:短而狭窄,壁厚腔小,水平向外移行于壶腹部。输卵管结扎术常在此处进行。

③ 壶腹部:较粗而长,壁薄腔大,卵子通常在此受精。

④ 漏斗部:为输卵管末端的膨大部分,呈漏斗状,其游离缘有许多细长的突起,称为输卵管伞,是临床识别输卵管的标志,开口于腹膜腔,有拾卵作用。

(3) 临床意义:输卵管是精子和卵子相遇受精的场所,其通畅与否直接关系到女性的生育能力。输卵管炎等疾病易导致输卵管堵塞,是女性不孕或宫外孕的常见原因。

6. 简述子宫的位置、形态与分部。

(1) 位置:子宫位于盆腔中央,膀胱与直肠之间,下端接阴道,两侧有输卵管和卵巢。正常成年未孕女子子宫呈前倾前屈位。

(2) 形态:成人子宫呈前后稍扁、倒置的梨形。

(3) 分部:

① 子宫底:为两侧输卵管子宫口以上的部分,宽而圆凸。

② 子宫体:是子宫底与子宫颈之间的部分,为子宫的主体部分。

③ 子宫颈:为子宫下端较窄的部分,呈圆柱状,其下 1/3 伸入阴道内,称为子宫颈阴道部,阴道以上部分称为子宫颈阴道上部。

7. 简述子宫的固定装置。

(1) 子宫阔韧带:位于子宫两侧,呈冠状位,由双层腹膜构成,可限制子宫向两侧移动。

(2) 子宫圆韧带:呈圆索状,由平滑肌和结缔组织构成,起于子宫体前面的上外侧,输卵管子宫口的下方,穿经腹股沟管止于阴阜和大阴唇的皮下,主要作用是维持子宫前倾。

(3) 子宫主韧带:又称子宫旁组织,位于子宫阔韧带的基部,从子宫颈两侧缘延伸至盆壁,主要作用是固定子宫颈,防止子宫下垂。

(4) 骶子宫韧带:起自子宫颈后面的上外侧,向后弯行绕过直肠两侧,止于骶骨前面,其表面有腹膜覆盖,主要作用是协同子宫圆韧带维持子宫的前倾前屈位。

第七章 脉管系统

一、单项选择题

1. **解析:**选 D。脉管系统由心血管系统和淋巴系统组成。

2. **解析:**选 C。心血管系统由心、动脉、静脉和毛细血管组成。

3. **解析:**选 D。小循环(肺循环)始于右心室,主要功能是将静脉血转为动脉血;大循环(体循环)始于左心室,内流动的是动脉血。

4. **解析:**选 D。体循环最后经上、下腔静脉及心的冠状窦返回右心房,不是左心房。

5. **解析:**选 D。肺循环最后由肺静脉汇入左心房,不是肺动脉。

6. **解析:**选 D。心位于中纵隔内、膈的上方。

7. **解析:**选 D。心位于中纵隔内,约 2/3 在正中线左侧,心的前面大部分被肺遮盖。

8. **解析:**选 B。成人的左、右心房借房间隔分隔,卵圆孔在出生后多数已关闭;心是中空的肌性器官,心室肌比心房肌厚,左心室的肌层最厚。

9. **解析:**选 D。心尖朝向左前下方。

10. **解析:**选 D。在体表可触及心尖搏动的部位在左第 5 肋间隙,左锁骨中线内侧 1~2 cm 处。

11. **解析:**选 C。心的体表投影 4 个点:右侧第 3 肋软骨上缘,距胸骨右缘 1 cm 处;右侧第 7 胸肋关节处;左侧第 5 肋间隙、锁骨中线内侧 1~2 cm 处;左侧第 2 肋软骨下缘,距胸骨左缘约 1.2 cm 处。

12. **解析:**选 D。右缘主要由右心房构成,不是右心室。

13. 解析:选 D。体循环起于左心室,左右半心不相通,左半心含动脉血,右半心含静脉血。
14. 解析:选 A。右心房有上腔静脉口、下腔静脉口等;肺动脉口属于右心室结构;肺静脉口属于左心房结构;主动脉口属于左心室结构。
15. 解析:选 C。左心室有主动脉口;肺静脉口属于左心房;肺动脉口属于右心室;上腔静脉口属于右心房。
16. 解析:选 B。左心房有 4 个肺静脉口;肺动脉口属于右心室;冠状窦口属于右心房。
17. 解析:选 B。冠状窦注入右心房。
18. 解析:选 C。窦房结位于上腔静脉与右心耳交界处的心外膜深面。
19. 解析:选 A。左心室心壁厚腔小;房室口的周缘附有二尖瓣,入口为左房室口,出口为主动脉。
20. 解析:选 C。右心房壁薄腔大,房间隔的下部有卵圆窝,构成心的右上部,有上腔静脉口、下腔静脉口,没有肺静脉开口,肺静脉开口于左心房。
21. 解析:选 D。心的正常起搏点是窦房结,房室结、房室束、左束支等不是正常起搏点。
22. 解析:选 D。当心室收缩时,左心室的二尖瓣关闭,主动脉瓣开放;三尖瓣在右心室,肺动脉瓣与右心室有关。
23. 解析:选 A。心室舒张时,主动脉瓣和肺动脉瓣防止血液逆流;三尖瓣防止右心房和右心室之间血液逆流;二尖瓣防止左心房和左心室之间血液逆流。
24. 解析:选 D。卵圆窝位于右心房的房间隔下部。
25. 解析:选 B。右冠状动脉不仅供应右心房、右心室,还供应左心室后壁一部分等;心的血管供应来自左右冠状动脉,左冠状动脉供应右心室前壁小部分、室间隔前上部、左心房、左心室的侧壁和后壁。
26. 解析:选 C。心包可分为纤维性心包和浆膜性心包,浆膜性心包分为脏、壁两层,心包腔是浆膜性心包的脏、壁两层之间的潜在腔隙,纤维性心包是坚韧的结缔组织。
27. 解析:选 D。动脉韧带位于肺动脉干分叉处稍左侧与主动脉弓下缘之间,是胎儿出生后动脉导管闭锁的遗迹,动脉导管一般在出生后 3 个月左右闭锁。
28. 解析:选 D。颈动脉窦位于颈总动脉末端和颈内动脉起始处的膨大部分,窦壁内有压力感受器,能感受血压的变化,血压升高能反射性地引起血压下降。
29. 解析:选 B。颈动脉小球是一个扁椭圆形小体,位于颈总动脉分叉处的后方,是化学感受器,能感受血液中二氧化碳分压、氧分压和氢离子浓度的变化。
30. 解析:选 B。心传导系统是由特殊分化的心肌纤维组成,不是神经系统,也不是由三尖瓣、腱索、乳头肌组成,它包括窦房结、房室结、房室束、左右束支和浦肯野纤维等部分。
31. 解析:选 D。肺动脉干起始于右心室,将静脉血输送到肺。
32. 解析:选 D。主动脉自左心室发出,起始处有分支(左右冠状动脉),沿脊柱左侧下行,全长分为升主动脉、主动脉弓和降主动脉 3 部。
33. 解析:选 C。主动脉的分支包括左锁骨下动脉等,右颈总动脉是头臂干的分支,右锁骨下动脉也是头臂干的分支,椎动脉是锁骨下动脉的分支。

34. 解析：选 A。支气管动脉运血入肺，起营养作用；肺动脉是主要进行气体交换的功能血管；胸主动脉主要供应胸部脏器等；胸廓内动脉主要供应胸壁等。

35. 解析：选 B。升主动脉发出左、右冠状动脉，它起于左心室，不是续于主动脉弓，有分支。

36. 解析：选 A。主动脉弓续于升主动脉，呈弓形弯向左后方，凸侧有 3 大分支，自左心室发出的是升主动脉，凹侧没有 3 大分支这种说法。

37. 解析：选 A。主动脉弓上缘从右向左发出的第一分支是头臂干，然后是左颈总动脉、左锁骨下动脉。

38. 解析：选 B。椎动脉是锁骨下动脉的分支，不是颈外动脉的分支，颈外动脉分支包括甲状腺上动脉、面动脉、颞浅动脉等。

39. 解析：选 D。锁骨下动脉左侧起自主动脉弓，右侧起自头臂干，延续为腋动脉，发出椎动脉等分支。

40. 解析：选 D。肾动脉右侧起点稍高于左侧，在第 1～2 腰椎间盘高度起于腹主动脉，两侧长度差异不大。

41. 解析：选 A。腹腔干发出胃左动脉、肝总动脉和脾动脉，胃网膜左动脉是脾动脉分支，胃右动脉是肝固有动脉分支，胃网膜右动脉是胃十二指肠动脉分支。

42. 解析：选 C。胃短动脉直接分布到胃，脾动脉通过分支营养胃，肝总动脉主要分支营养肝等，胃十二指肠动脉主要营养十二指肠等。

43. 解析：选 C。脾动脉起自腹腔干，有到胃的分支，胃网膜右动脉是胃十二指肠动脉分支，不是脾动脉分支。

44. 解析：选 B。肠系膜上动脉起自腹主动脉，进入小肠系膜根，是不成对的动脉，发出回结肠动脉、右结肠动脉、中结肠动脉等，不发出乙状结肠动脉。

45. 解析：选 C。肠系膜下动脉起自腹主动脉，不进入小肠系膜根，向下延续为直肠上动脉，营养降结肠、乙状结肠和直肠上部等。

46. 解析：选 A。子宫动脉进入子宫阔韧带两层之间，在输尿管前方经过，起自髂内动脉。

47. 解析：选 D。肠系膜上动脉营养横结肠、空肠、回肠、盲肠、阑尾等，不营养直肠和肛管，降结肠主要由肠系膜下动脉营养。

48. 解析：选 D。肠系膜下动脉营养降结肠、乙状结肠和直肠上部等，不营养盲肠、空回肠和升结肠。

49. 解析：选 D。肠系膜上动脉的分支包括右结肠动脉、回结肠动脉、中结肠动脉等，左结肠动脉是肠系膜下动脉分支。

50. 解析：选 C。阑尾动脉属于回结肠动脉的分支。

51. 解析：选 D。颅顶部软组织出血需压迫止血时，应压迫颞浅动脉，它分布于颅顶部软组织。

52. 解析：选 C。常用于压迫止血的动脉包括面动脉、颞浅动脉、股动脉等，腋动脉一般不用于常规压迫止血。

53. 解析：选 A。静脉角位于锁骨下静脉与颈内静脉汇合处。

54. 解析：选 D。上腔静脉位于上纵隔内，由左、右头臂静脉汇合而成，沿升主动脉右侧下降，注入右心房。

55. 解析:选 A。上腔静脉由左、右头臂静脉合成。
56. 解析:选 A。下腔静脉是全身最大的静脉干,由两侧髂总静脉汇合而成,沿腹主动脉右侧上行,穿膈的腔静脉孔。
57. 解析:选 C。头臂静脉由颈内静脉与锁骨下静脉合成。
58. 解析:选 A。颈外静脉是颈部最粗大的浅静脉,位于胸锁乳突肌浅方,注入锁骨下静脉。
59. 解析:选 A。头静脉起于手背静脉网桡侧,注入腋静脉或锁骨下静脉,贵要静脉起于手背静脉网尺侧。
60. 解析:选 C。头静脉借肘正中静脉与贵要静脉相吻合,有静脉瓣,起始于手背静脉网桡侧,不注入桡静脉。
61. 解析:选 A。肝门静脉无静脉瓣,大隐静脉、肘正中静脉、肱静脉有静脉瓣。
62. 解析:选 A。上唇感染引起颅内感染的患者,其脓栓经面静脉、内眦静脉、眼静脉进入颅内,因为面静脉通过内眦静脉与眼静脉相通,且面静脉无静脉瓣。
63. 解析:选 B。大隐静脉是下肢的浅静脉,腘静脉、股静脉是下肢的深静脉,贵要静脉是上肢的浅静脉。
64. 解析:选 D。大隐静脉起于足背静脉弓的内侧缘,经内踝前方上行,沿小腿内侧、大腿内侧上行,在腹股沟韧带的稍下方注入股静脉。
65. 解析:选 C。大隐静脉是下肢的浅静脉,起自足背静脉弓的内侧,注入股静脉。
66. 解析:选 C。小隐静脉注入腘静脉,它起于足背静脉弓外侧,经外踝后方上行。
67. 解析:选 A。小隐静脉行于外踝后方,起于足背静脉弓外侧,注入腘静脉。
68. 解析:选 D。肝门静脉走行于肝十二指肠韧带内。
69. 解析:选 D。肝门静脉收集腹腔内不成对脏器(除肝外)的静脉血,经肝脏处理后通过肝静脉注入下腔静脉,肾静脉、右睾丸静脉、肝静脉直接注入下腔静脉。
70. 解析:选 B。肝静脉不属于肝门静脉属支,肠系膜上静脉、脾静脉、胃左静脉是肝门静脉属支。
71. 解析:选 C。肝门静脉多由肠系膜上静脉和脾静脉合成,一般无静脉瓣,不是肝血液的唯一来源,还接收肝动脉的血液,收集腹腔内除肝以外的不成对器官的静脉血。
72. 解析:选 C。肝门静脉无静脉瓣,不注入下腔静脉和肝静脉,有侧副循环。
73. 解析:选 A。肝的静脉血直接注入下腔静脉,胃、胰、脾的静脉血先汇入肝门静脉,经过肝脏代谢后再通过肝静脉注入下腔静脉。
74. 解析:选 D。胸导管收集除右侧上半身以外的全身淋巴,包括双下肢、盆部、腹部、左上肢、左胸部和左头颈部的淋巴。
75. 解析:选 D。胸导管不收集右上半身的淋巴,右淋巴导管收集右上半身的淋巴。
76. 解析:选 A。右淋巴导管收集右上半身的淋巴,不是最长的淋巴导管,胸导管是最长的淋巴导管。
77. 解析:选 C。左锁骨上淋巴结属颈外侧深淋巴结的一部分,其输出管注入胸导管,食管癌或胃癌等癌细胞可经胸导管转移到此。
78. 解析:选 A。乳糜池位于第 1 腰椎前面,是人体淋巴循环的起始部位。

79. 解析:选 D。腋淋巴结数目较多,收集上肢、乳房、胸壁和腹壁上部等部位的淋巴,不直接注入胸导管。
80. 解析:选 B。人体的淋巴干有 9 条,不成对的有 3 条(肠干、左、右支气管纵隔干),淋巴干分别注入胸导管和右淋巴导管。
81. 解析:选 D。肠干是不成对的淋巴干,颈干、锁骨下干、支气管纵隔干是成对的淋巴干。
82. 解析:选 A。乳糜池由左右腰干和肠干合成,位于第 1 腰椎前面,向上经主动脉裂孔进入胸腔。
83. 解析:选 A。脾属于腹膜内位器官,与第 9~11 肋相对,其长轴与第 10 肋一致,脾上缘有 2~3 个脾切迹。
84. 解析:选 C。脾是实质性器官,位于左季肋区,被第 9~11 肋覆盖,脾上缘有 2~3 个脾切迹。

二、判断选择题
1. 解析:选 A。脉管系统是体内封闭式循环管道系统,包括心血管系统和淋巴系统两部分,心血管系统由心、动脉、静脉和毛细血管组成,淋巴系统由淋巴管道、淋巴器官和淋巴组织构成。
2. 解析:选 A。左心室的心肌比右心室肥厚,因为左心室需要将血液泵入体循环,压力高、路程远,做功较多,所以心肌较厚。
3. 解析:选 A。窦房结是心的正常起搏点,能够自动地、有节律地产生兴奋,引发心脏跳动,其产生的节律称为窦性节律。
4. 解析:选 B。心尖的体表投影在左侧第 5 肋间隙,左锁骨中线内侧 1~2 cm 处。
5. 解析:选 B。下腔静脉是全身最大的静脉,大隐静脉是全身最长的浅静脉。
6. 解析:选 B。胸导管收纳除右侧上半身以外的全身淋巴,包括双下肢、盆部、腹部、左上肢、左胸部和左头颈部的淋巴。
7. 解析:选 A。临床测量血压常选肱动脉,一般将血压计袖带绑在肱动脉搏动处上方进行测量。
8. 解析:选 A。左、右心室收缩时,二尖瓣和三尖瓣关闭,防止血液从心室逆流回心房,同时主动脉瓣和肺动脉瓣打开,血液被泵入动脉。
9. 解析:选 B。肺动脉流的是静脉血,它将全身返回心脏的静脉血输送到肺部进行气体交换。
10. 解析:选 B。门静脉内静脉瓣稀少,因此,当门静脉压力升高时,容易出现血液逆流等情况。
11. 解析:选 B。全身最大的淋巴导管是胸导管,它收集的淋巴范围广,右淋巴导管相对较小,主要收集右上半身的淋巴。

三、名词解释
1. 血液循环:指血液在心血管系统中按一定方向周而复始地流动。包括体循环和肺循环:体循环将氧气和营养物质输送到全身组织细胞,并将二氧化碳等代谢废物带回心脏;肺循环使血液在肺泡处进行气体交换,摄取氧气并排出二氧化碳。

2. 动脉韧带:在肺动脉分叉处稍左侧与主动脉弓下缘之间有一纤维性结缔组织索,称为动脉韧带,是胎儿时期动脉导管闭锁后的遗迹。动脉导管出生后6个月仍未闭锁,为动脉导管未闭,是常见的先天性心脏病。

3. 静脉角:是由同侧的颈内静脉和锁骨下静脉在胸锁关节后方汇合形成的夹角,是淋巴导管注入静脉的部位。胸导管注入左静脉角,右淋巴导管注入右静脉角。

4. 乳糜池:位于第1腰椎前方,呈囊状膨大,由左、右腰干和肠干汇合而成,收集来自下肢、盆部、腹部脏器的淋巴液。

5. 体循环(大循环):血液由左心室搏出,经主动脉及其分支到达全身毛细血管,进行物质交换和气体交换后,再通过各级静脉,最后经上、下腔静脉及心冠状窦返回右心房的循环途径。这个过程将氧气和营养物质输送到全身组织,同时把二氧化碳等代谢产物带回心脏。

6. 卵圆窝:是在右心房的房间隔下部的一个浅凹,是胎儿时期卵圆孔闭合后的遗迹。

7. 颈动脉窦:是颈总动脉末端和颈内动脉起始处的膨大部分,属于压力感受器,能感受血压的变化,当血压升高时,可通过反射调节使血压下降。

8. 危险三角:指两侧口角至鼻根连线所形成的三角形区域。此区域内的面静脉缺少静脉瓣,且可通过内眦静脉和眼静脉与颅内海绵窦相通,因此,面部发生化脓性感染时,若处理不当(如挤压等),细菌可经上述途径进入颅内,引起颅内感染。

9. 心包腔:是由浆膜心包的脏、壁两层在心脏周围围成的潜在性腔隙。腔内含有少量浆液,起润滑作用,可减少心脏搏动时的摩擦。

四、简答题

1. 简述脉管系统的组成。

(1) 心血管系统:包括心、动脉、静脉和毛细血管。

心:是中空的肌性器官,为血液循环的动力器官,主要由心肌构成,可分为四个腔室,即左心房、右心房、左心室、右心室。

动脉:是将血液从心脏输送到全身各器官的血管,管径较粗,管壁厚,富有弹性。

静脉:是将血液从全身各器官输送回到心脏的血管,管径较粗,管壁薄,弹性小。

毛细血管:是连接动脉和静脉的微小血管,管径极细,管壁薄,主要由一层内皮细胞构成,是进行物质交换的场所。

(2) 淋巴系统:由淋巴管道、淋巴器官和淋巴组织构成。

淋巴管道:包括毛细淋巴管、淋巴管、淋巴干和淋巴导管,主要功能是运输淋巴液。

淋巴器官:包括淋巴结、脾、胸腺和扁桃体等,具有产生淋巴细胞、过滤淋巴液和进行免疫应答的功能。

淋巴组织:广泛分布于消化道和呼吸道等黏膜下,主要参与机体的免疫防御。

2. 简述心的位置和外形。

(1) 位置:心位于胸腔的中纵隔内,约2/3位于正中线左侧,1/3位于正中线右侧。其前方对向胸骨体和第2~6肋软骨;后面平对5~8胸椎。

(2) 外形:心呈前后稍扁的圆锥体,可分为一尖、一底、两面、三缘。

心尖:朝向左前下方,由左心室构成,在左侧第5肋间隙、左锁骨中线内侧1~2 cm处可触及心尖搏动。

心底：朝向右后上方，主要由左心房和小部分右心房构成，与出入心的大血管相连。

两面：胸肋面（前面）大部分由右心房和右心室构成，小部分由左心耳和左心室构成；膈面（下面）大部分由左心室、小部分由右心室构成。

三缘：右缘主要由右心房构成；左缘主要由左心室构成；下缘主要由右心室和心尖构成。

3. 简述右心房的结构。

右心房位于心的右上部，分为前、后两部。前部称固有心房，后部称腔静脉窦。两部之间以界嵴为界。

(1) 固有心房：其向前上方呈锥体形突出的盲囊，称右心耳。固有心房内面有许多大致平行排列的肌束，称梳状肌。

(2) 腔静脉窦：位于右心房的后部，内壁光滑，无肌性隆起。上、下方分别有上腔静脉口和下腔静脉口。下腔静脉口的前方有冠状窦口。右心房的前下部为右房室口，右心房的血液由此流入右心室。房间隔右侧面中部有一卵圆形的凹陷，名卵圆窝，为胚胎时期卵圆孔闭合后的遗迹，是房间隔缺损的好发部位。

4. 简述左心室的主要结构。

左心室位于右心室的左后方，呈圆锥形，以二尖瓣前尖为界，分为左后方的流入道和右前方的流出道两部分。

(1) 流入道，又称窦部，位于二尖瓣前尖左后方，入口为左房室口。口周缘有纤维环，其上附有 2 个呈三角形的帆状瓣膜，称二尖瓣。二尖瓣环、二尖瓣、腱索和乳头肌合称二尖瓣复合体，防止血液逆流。

(2) 流出道，又称主动脉前庭，流出道的上界为主动脉口，位于左房室口的右前方。口周围有 3 个半环形的主动脉瓣，与每个瓣膜相对应的主动脉壁向外膨出，形成主动脉窦。

5. 试述心的兴奋在何处产生？又经何途径传到心室肌？

(1) 产生部位：心的兴奋（正常起搏点）在窦房结产生，窦房结位于上腔静脉与右心耳交界处的心外膜深面。

(2) 传导途径：窦房结产生的兴奋首先传至心房肌，使心房收缩。同时，兴奋通过结间束传导至房室结，房室结位于房间隔下部，冠状窦口前上方的心内膜深面。然后，兴奋经房室束（希氏束）传导，房室束分为左、右束支，分别沿室间隔两侧心内膜下行，最后经浦肯野纤维网将兴奋传遍整个心室肌，使心室收缩。

6. 简述肝门静脉系组成和属支。

(1) 组成：肝门静脉多由肠系膜上静脉和脾静脉在胰头和胰体交界处的后方汇合而成，向上经十二指肠上部的后方进入肝十二指肠韧带，在肝固有动脉和胆总管的后方上行至肝门，分为两支，分别进入肝左叶和肝右叶。

(2) 属支：主要包括肠系膜上静脉、肠系膜下静脉、脾静脉、胃左静脉、胃右静脉、胆囊静脉和附脐静脉等。这些属支收集腹腔内除肝以外的不成对脏器（胃、小肠、大肠、脾、胰等）的静脉血。

7. 简述肝门静脉系与上腔静脉系、下腔静脉系的吻合途径及临床意义。
   (1) 吻合途径：
   ① 食管静脉丛：肝门静脉系的胃左静脉通过食管静脉丛与上腔静脉系的奇静脉和半奇静脉相吻合。
   ② 直肠静脉丛：肝门静脉系的直肠上静脉通过直肠静脉丛与下腔静脉系的直肠下静脉和肛静脉相吻合。
   ③ 脐周静脉网：肝门静脉系的附脐静脉通过脐周静脉网与上腔静脉系的胸腹壁静脉和腹壁上静脉、下腔静脉系的腹壁浅静脉和腹壁下静脉相吻合。
   (2) 临床意义：正常情况下，这些吻合支细小，血流量少。当肝门静脉循环发生障碍（如肝硬化等）时，肝门静脉压力升高，血液可通过这些吻合支形成侧支循环，流入上、下腔静脉。但这种侧支循环可能会导致食管静脉丛、直肠静脉丛曲张破裂出血，或脐周静脉网曲张等现象，如食管静脉曲张破裂可引起呕血，直肠静脉曲张破裂可引起便血。
8. 简述下腔静脉的合成、注入部位和收集范围。
   (1) 合成：下腔静脉是人体最大的静脉干，由左、右髂总静脉在第4～5腰椎体右前方汇合而成。
   (2) 注入部位：下腔静脉沿腹主动脉右侧上行，经肝的腔静脉孔进入胸腔，注入右心房。
   (3) 收集范围：收集下肢、盆部和腹部（除肝外）的静脉血，包括髂总静脉、肾静脉、肾上腺静脉、肝静脉（肝脏的血液经过肝静脉汇入下腔静脉）等属支的血液。

第八章　感 觉 器

一、单项选择题
1. 解析：选 C。角膜，无色透明，具有屈光作用。角膜内无血管，但有丰富的神经末梢。
2. 解析：选 A。眼球壁由外向内依次分为眼球纤维膜、眼球血管膜和视网膜三层。
3. 解析：选 B。眼球纤维膜由致密结缔组织构成，具有保护眼球内容物和维持眼球形态的作用。可分为角膜和巩膜两部分，巩膜呈乳白色，坚韧而不透明。
4. 解析：选 B。血管膜从前向后分为虹膜、睫状体和脉络膜三部分。
5. 解析：选 C。血管膜从前向后分为虹膜、睫状体和脉络膜三部分。
6. 解析：选 C。在强光下或视近物时，瞳孔缩小。
7. 解析：选 A。瞳孔是光线射入眼内的孔道。
8. 解析：选 B。睫状体位于虹膜外后方，为眼球血管膜的环形增厚部分。睫状体前部有许多呈放射状排列的皱襞与晶状体相连，称睫状突。睫状体内有平滑肌，称睫状肌，舒缩时可调节晶状体的曲度。睫状体还有产生房水的功能。
9. 解析：选 B。睫状体有产生房水的功能。
10. 解析：选 C。脉络膜，具有营养眼球壁和吸收眼内分散光线避免扰乱视觉的功能。
11. 解析：选 D。在视网膜后部中央稍偏鼻侧处，有一白色圆盘形隆起，称视神经盘（视神经乳头）。视神经盘处无感光作用，故称生理性盲点。

12. 解析:选 C。在视网膜后部中央稍偏鼻侧处,有一白色圆盘形隆起,称视神经盘(视神经乳头)。视神经盘处无感光作用,故称生理性盲点。

13. 解析:选 A。在视神经盘的颞侧约 3.5 mm 处,有一黄色区域,称黄斑,黄斑中央凹陷,称中央凹,是感光最敏锐的部位。

14. 解析:选 A。眼球内容物包括房水、晶状体和玻璃体。

15. 解析:选 B。角膜、房水、晶状体和玻璃体都具有屈光作用,它们共同组成眼的屈光系统。

16. 解析:选 D。角膜、房水、晶状体和玻璃体都具有屈光作用,它们共同组成眼的屈光系统。

17. 解析:选 C。房水具有屈光、营养角膜和晶状体以及维持眼内压的作用。

18. 解析:选 B。房水由睫状体产生,从眼球后房经瞳孔流到眼球前房,再经虹膜角膜角渗入巩膜静脉窦,最后汇入眼静脉。房水具有屈光、营养角膜和晶状体以及维持眼内压的作用。

19. 解析:选 B。房水由睫状体产生,从眼球后房经瞳孔流到眼球前房,再经虹膜角膜角渗入巩膜静脉窦,最后汇入眼静脉。

20. 解析:选 B。看近物时,睫状肌收缩,睫状体向前内移位,睫状小带松弛,晶状体依其本身弹性变凸(变厚),屈光力增强。

21. 解析:选 C。若晶状体因疾病或创伤而混浊,影响视力,临床上称白内障。

22. 解析:选 D。晶状体具有屈光功能,是眼球屈光系统的主要组成部分。

23. 解析:选 D。随年龄增长,晶状体逐渐硬化而失去弹性。

24. 解析:选 B。如果眼球的前后径过短或眼的屈光系统的屈光率过小,看近物时物像落在视网膜之后,则称为远视。

25. 解析:选 A。如果眼球的前后径过长或眼的屈光系统的屈光率过大,看远物时物像落在视网膜之前,所以看不清远处的物体,称为近视。

26. 解析:选 A。近视需要凹透镜矫治。

27. 解析:选 D。玻璃体具有屈光和支撑视网膜的作用。

28. 解析:选 C。泪器包括泪腺和泪道;泪腺位于眼眶内眼球的外上方的泪腺窝内;泪道包括泪点、泪小管、泪囊和鼻泪管。

29. 解析:选 A。上睑提肌收缩时可上提上睑。

30. 解析:选 B。前庭蜗器包括外耳、中耳和内耳三部分。

31. 解析:选 D。外耳包括耳郭、外耳道和鼓膜三部分。

32. 解析:选 C。外耳道外侧 1/3 部为软骨部,内侧 2/3 部为骨部,是一弯曲管道。外耳道的皮下组织极少,皮肤与软骨膜或骨膜紧密结合,故外耳道发生疖肿时,疼痛剧烈。

33. 解析:选 C。外耳道是一弯曲管道,从外向内,其方向是先斜向后上,后斜向前下。检查外耳道和鼓膜时,需将耳郭向后上方牵拉。

34. 解析:选 D。婴儿的外耳道较短而平直,检查婴儿的鼓膜时,应将耳郭向后下方牵拉。

35. 解析:选 D。鼓膜位于外耳道与鼓室之间,为椭圆形半透明的薄膜,其中心向内凹陷,称鼓膜脐。

36. 解析:选 C。鼓膜前下部有三角形的反光区,称光锥。

37. 解析：选A。中耳包括鼓室、咽鼓管、乳突窦和乳突小房等。
38. 解析：选C。内耳门位于鼓室外，颞骨岩部尖端。
39. 解析：选B。鼓室前壁称颈动脉壁，其上部有咽鼓管的开口。
40. 解析：选B。鼓室外侧壁为鼓膜壁，主要由鼓膜构成。
41. 解析：选C。鼓室后壁为乳突壁，此壁上部有乳突窦的开口。
42. 解析：选D。镫骨是人体最小的骨。
43. 解析：选B。鼓室壁由家质构成，并非皮肤，不含有耵聍腺。
44. 解析：选D。幼儿的咽鼓管较成人短而平直，腔径相对较大，故咽部感染易沿此管侵入鼓室，引起中耳炎。
45. 解析：选D。乳突小房为颞骨乳突内许多相通的含气小腔。相邻的小房相互通连，小房的壁衬有黏膜。乳突小房的前部借乳突窦通鼓室，故中耳炎时可向后蔓延，并发乳突炎。
46. 解析：选C。骨迷路分为骨半规管、前庭和耳蜗三部分。
47. 解析：选A。膜迷路内含有内淋巴。
48. 解析：选C。螺旋器是听觉感受器，能感受声波刺激。
49. 解析：选C。蜗管下壁称螺旋膜（基底膜），螺旋膜上有螺旋器。
50. 解析：选B。椭圆囊斑、球囊斑和壶腹嵴是位觉感受器。
51. 解析：选D。壶腹嵴能感受头部旋转变速运动的刺激。
52. 解析：选A。椭圆囊斑和球囊斑能感受直线变速运动的刺激。
53. 解析：选C。声波→外耳道→鼓膜→听小骨链→前庭窗（卵圆窗）→前庭阶的外淋巴→前庭膜→蜗管的内淋巴→螺旋膜→螺旋器→蜗神经→大脑皮质听觉中枢。
54. 解析：选A。膜迷路内含有内淋巴，膜迷路与骨迷路之间的间隙内充满外淋巴，膜迷路包括膜半规管、椭圆囊和球囊以及蜗管三部分。
55. 解析：选C。内耳位于颞骨岩部内。

二、判断选择题
1. 解析：选B。虹膜呈圆盘形，中央有一圆孔，称瞳孔。
2. 解析：选A。睫状体内有平滑肌，称睫状肌，舒缩时可调节晶状体的曲度。睫状体还有产生房水的功能。
3. 解析：选A。睫状体内有平滑肌，称睫状肌，舒缩时可调节晶状体的曲度，晶状体具有屈光功能，是眼球屈光系统的主要组成部分。
4. 解析：选B。视神经盘处无感光作用，故称生理性盲点。
5. 解析：选B。视神经盘处无感光作用，故称生理性盲点。
6. 解析：选A。晶状体因疾病或创伤而混浊，影响视力，临床上称白内障。
7. 解析：选B。角膜、房水、晶状体和玻璃体都具有屈光作用，它们共同组成眼的屈光系统。
8. 解析：选B。覆盖于巩膜前部表面的部分称球结膜。
9. 解析：选B。泪腺不断地分泌泪液，泪液借助眨眼活动涂抹于眼球表面，多余的泪液经泪点、泪小管进入泪囊，再经鼻泪管到鼻腔。眼房内充满房水。
10. 解析：选A。多余的泪液经泪点、泪小管进入泪囊，再经鼻泪管流到鼻腔。

11. **解析**:选 A。眼睑自外向内由皮肤、皮下组织、肌层、睑板和睑结膜构成。
12. **解析**:选 B。眼球外肌配布在眼球周围,为骨骼肌,包括 6 块运动眼球的肌和 1 块运动眼睑的肌。
13. **解析**:选 B。外耳和中耳是收集和传导声波的结构,内耳有听觉和位觉感受器。
14. **解析**:选 A。外耳和中耳是收集和传导声波的结构,内耳有听觉和位觉感受器。
15. **解析**:选 A。鼓膜位于外耳道与中耳鼓室之间。
16. **解析**:选 A。外侧壁为鼓膜壁,主要由鼓膜构成。
17. **解析**:选 A。幼儿的咽鼓管较成人短而平直,腔径相对较大,故咽部感染易沿此管侵入鼓室,引起中耳炎。
18. **解析**:选 B。椭圆囊斑、球囊斑和壶腹嵴是位觉感受器,螺旋器是听觉感受器。

三、名词解释

1. 感觉器:是感受器及其附属结构的总称,能接受外界光、声等的刺激,并将刺激转变为神经冲动。
2. 巩膜静脉窦:为巩膜与角膜连接处的深部一环形的小管,是房水回流的通道。
3. 瞳孔:虹膜呈圆盘形,中央有一圆孔,称瞳孔,是光线射入眼内的孔道。
4. 眼房:是角膜与晶状体之间的腔隙,被虹膜分隔为眼球前房和眼球后房,前房与后房借瞳孔相通。
5. 视神经盘:在视网膜后部中央稍偏鼻侧处,有一白色圆盘形隆起,称视神经盘(视神经乳头)。视神经盘处无感光作用,故称生理性盲点。
6. 黄斑:在视神经盘的颞侧约 3.5 mm 处,有一黄色区域,称黄斑,黄斑中央凹陷,称中央凹,是感光最敏锐的部位。
7. 听小骨链:3 块听小骨互以关节相连,构成听小骨链。当声波振动鼓膜时,振动通过听小骨链的传导,将声波的振动传入内耳。
8. 咽鼓管:咽鼓管为连通鼓室与鼻咽部的管道。有维持鼓膜内、外气压的平衡,利于鼓膜正常振动的作用。
9. 光锥:鼓膜下 3/4 部坚实紧张,称紧张部。紧张部前下部有三角形的反光区,称光锥,当鼓膜穿孔时,光锥消失。

四、简答题

1. 简述房水的产生与循环途径。
   房水由睫状体产生,从眼球后房经瞳孔流到眼球前房,再经虹膜角膜角渗入巩膜静脉窦,最后汇入眼静脉。
2. 简述泪液的产生、排出途径和作用。
   泪液由泪腺分泌入结膜上穹,借助眨眼活动涂抹于眼球表面,多余的泪液经上、下泪点流至上、下泪小管,再经泪囊、鼻泪管流至下鼻道(鼻腔)。泪液具有湿润角膜、冲洗异物和杀菌等作用。
3. 简述内耳内感受器的位置及功能。
   内耳内有听觉感受器和位置觉感受器。

(1) 听觉感受器,又称为螺旋器,位于蜗管的基底膜上,能感受声波的刺激。

(2) 位置觉感受器,包括壶腹嵴、椭圆囊斑和球囊斑。壶腹嵴位于膜半规管壶腹脚的壁内,嵴状隆起,能感受旋转变速运动的刺激。椭圆囊斑和球囊斑均位于前庭内椭圆囊和球囊的壁内,斑状隆起,能感受直线变速运动的刺激。

4. 请用箭头表示声波传导的途径。

(1) 空气的传导:声波→耳廓→外耳道→鼓膜→听骨链→前庭窗,前庭阶和鼓阶的外淋巴波动→蜗管内淋巴波动→基底膜上的螺旋器振动→蜗神经→入脑。

(2) 骨传导:声波直接引起颅骨振动,使其中耳蜗内淋巴产生波动,螺旋器振动。

5. 小儿为何易患中耳炎?

咽鼓管为连通鼓室与鼻咽部的管道。咽鼓管咽口平时处于闭合状态,当吞咽或张口时开放,此时空气可经咽鼓管进入鼓室。幼儿的咽鼓管较成人短而平直,腔径相对较大,故咽部感染易沿此管侵入鼓室,引起中耳炎。

第九章　神经系统

一、单项选择题

1. 解析:选 C。中枢神经系统内,形态和功能相似的神经元的胞体集聚而成的团块,称神经核。

2. 解析:选 D。周围神经系统内,形态和功能相似的神经元的胞体集聚而成的团块,称神经节。

3. 解析:选 A。神经元细胞体连同其树突集中的部位,色泽灰暗,称为灰质。

4. 解析:选 B。脊髓下端在成人平第 1 腰椎体的下缘。

5. 解析:选 C。成人脊髓下端平第 1 腰椎体的下缘,腰椎穿刺常选第 3~4 或 4~5 腰椎棘突之间,不会损伤脊髓。

6. 解析:选 D。脊髓末端变细呈圆锥形,称脊髓圆锥。

7. 解析:选 B。脊髓前角内含躯体运动神经元胞体。

8. 解析:选 C。脊神经节内含感觉神经元胞体。

9. 解析:选 D。脊髓灰质后角内含联络神经元胞体。

10. 解析:选 A。脊髓灰质侧角内含交感神经元胞体。

11. 解析:选 C。薄束和楔束传导同侧躯干和四肢的本体觉(深感觉)和精细触觉的冲动。

12. 解析:选 D。脊髓灰质内有许多反射活动的低级中枢。

13. 解析:选 C。脑干贴于颅后窝枕骨大孔前方的骨面。

14. 解析:选 D。延髓内有呼吸中枢、心血管运动中枢等"生命中枢"。

15. 解析:选 C。脑干的腹侧面锥体下方,皮质脊髓束的大部分纤维左、右交叉,构成锥体交叉。

16. 解析:选 C。舌下神经经延髓前外侧沟穿出。

17. **解析**:选 D。在延髓脑桥沟内,由内侧向外侧依次为第 6 对展神经、第 7 对面神经和第 8 对前庭蜗神经。

18. **解析**:选 A。动眼神经自中脑脚间窝穿出。

19. **解析**:选 C。滑车神经由中脑背侧下丘的下方穿出。

20. **解析**:选 D。第四脑室是位于延髓、脑桥与小脑之间的室腔。

21. **解析**:选 B。第四脑室是位于延髓、脑桥与小脑之间的室腔。

22. **解析**:选 A。小脑的主要功能是维持身体的平衡、调节肌张力和协调骨骼肌的随意运动。

23. **解析**:选 D。下丘脑是调节内脏活动和内分泌活动的皮质下中枢。

24. **解析**:选 D。下丘脑从前向后可见视交叉、灰结节、乳头体。灰结节向下方延续为漏斗,漏斗下端连垂体。

25. **解析**:选 C。下丘脑从前向后可见视交叉、灰结节、乳头体。灰结节向下方延续为漏斗,漏斗下端连垂体。

26. **解析**:选 B。下丘脑从前向后可见视交叉、灰结节、乳头体。视交叉前连视神经,向后延为视束。

27. **解析**:选 C。在延髓后外侧沟,自上而下是舌咽神经、迷走神经和副神经;舌下神经则经前外侧沟穿出。

28. **解析**:选 B。混合性脑神经包括第 Ⅴ、Ⅶ、Ⅸ、Ⅹ 对。

29. **解析**:选 A。在脑桥腹侧面开始变窄处连有三叉神经;在延髓脑桥沟内,由内侧向外侧依次为展神经、面神经和前庭蜗神经。

30. **解析**:选 B。动眼神经自中脑脚间窝穿出。

31. **解析**:选 C。延髓上部前正中裂的两侧各有一纵形隆起,称锥体,锥体下方为锥体交叉。

32. **解析**:选 B。每侧大脑半球借 3 条沟分为 5 个叶。额叶,在外侧沟上方、中央沟前方的部分;顶叶,在外侧沟上方、中央沟与顶枕沟之间的部分;枕叶,在顶枕沟以后的部分;颞叶,在外侧沟下方的部分;岛叶,在外侧沟的深处。

33. **解析**:选 D。中央沟前方的部分为额叶,中央沟后方与顶枕沟之间的部分为顶叶。

34. **解析**:选 D。大脑 5 个叶分别是额叶、顶叶、枕叶、颞叶和岛叶。

35. **解析**:选 B。听觉中枢位于颞横回。

36. **解析**:选 D。视觉中枢位于枕叶内侧面距状沟两侧的皮质。

37. **解析**:选 D。视觉性语言中枢(阅读中枢)位于角回。

38. **解析**:选 A。书写中枢位于额中回后部。

39. **解析**:选 D。视觉性语言中枢(阅读中枢)位于角回。

40. **解析**:选 B。听觉中枢位于颞横回。

41. **解析**:选 A。内囊位于背侧丘脑、尾状核与豆状核之间,由上行的感觉纤维束和下行的运动纤维束构成。可分为内囊前肢、内囊后肢和内囊膝三部分。投射纤维大都经过内囊。

42. **解析**:选 A。连接两侧大脑半球的横行纤维,称胼胝体。

43. **解析**:选 D。边缘系统由边缘叶及其与之密切联系的皮质和皮质下结构(如杏仁体、下丘脑、背侧丘脑前核群等)所组成。不包括尾状核。

44. 解析:选 A。内囊位于背侧丘脑、尾状核与豆状核之间。
45. 解析:选 B。投射纤维大都经过内囊。
46. 解析:选 C。一侧内囊损伤,可导致对侧半身随意运动障碍(皮质核束和皮质脊髓束受损)、对侧半身浅感觉和深感觉障碍(丘脑中央辐射受损)、双眼对侧半视野偏盲(视辐射受损),即临床所谓的"三偏"综合征。
47. 解析:选 C。一侧内囊损伤,可导致对侧半身随意运动障碍(皮质核束和皮质脊髓束受损)、对侧半身浅感觉和深感觉障碍(丘脑中央辐射受损)、双眼对侧半视野偏盲(视辐射受损),即临床所谓的"三偏"综合征。
48. 解析:选 D。一侧内囊损伤,可导致对侧半身随意运动障碍(皮质核束和皮质脊髓束受损)、对侧半身浅感觉和深感觉障碍(丘脑中央辐射受损)、双眼对侧半视野偏盲(视辐射受损),即临床所谓的"三偏"综合征。
49. 解析:选 B。临床上把麻醉药注入硬膜外隙内,以阻滞脊神经根的神经传导,称硬膜外麻醉。
50. 解析:选 D。硬脊膜上端附着于枕骨大孔周缘,并与硬脑膜相续,末端附于尾骨的背面。硬脊膜与椎管内面的骨膜之间有一腔隙,称硬膜外隙,隙内为负压,含淋巴管、静脉丛、脂肪和脊神经根等。
51. 解析:选 D。硬脑膜不形成的结构有大脑镰、小脑幕、硬脑膜窦(包括上矢状窦、下矢状窦、横窦、乙状窦、直窦、窦汇以及海绵窦等)。
52. 解析:选 D。蛛网膜薄而透明,无血管和神经。蛛网膜与软膜之间的间隙,称蛛网膜下隙,内含有脑脊液。脑蛛网膜在上矢窦附近,形成许多细小的突起,突入上矢状窦内,称蛛网膜粒。
53. 解析:选 B。终池内无脊髓而只有马尾、终丝和脑脊液,故临床上常在此处做腰椎穿刺抽取脑脊液。
54. 解析:选 C。在大脑底面,由前交通动脉、两侧大脑前动脉、两侧颈内动脉、两侧后交通动脉和两侧大脑后动脉互相吻合,形成大脑动脉环。
55. 解析:选 C。蛛网膜下隙内的脑脊液经蛛网膜粒渗入上矢状窦,归入静脉。
56. 解析:选 D。成人脊髓下端平第 1 腰椎体的下缘,腰椎穿刺常选第 3~4 或 4~5 腰椎棘突之间,不会损伤脊髓。
57. 解析:选 D。脑脊液由各脑室的脉络丛产生。
58. 解析:选 B。侧脑室借室间孔与第三脑室相通。
59. 解析:选 C。脊神经共 31 对,包括颈神经 8 对,胸神经 12 对,腰神经 5 对,骶神经 5 对和尾神经 1 对,分别与相应脊髓节段相连。脊神经均为混合神经。第 1~7 颈神经从同序数椎骨上方出椎间孔。
60. 解析:选 B。脊神经节为感觉性神经节。
61. 解析:选 A。胸骨角平面平对第 2 胸神经节段。
62. 解析:选 B。腋神经肌支支配三角肌和小圆肌。
63. 解析:选 D。肱骨中段骨折易损伤桡神经(桡神经走行于肱骨肌管内)。

64. **解析**:选 D。肌皮神经向下斜穿喙肱肌,经肱二头肌和肱肌之间下行,并发出分支支配上述三肌。

65. **解析**:选 C。桡神经损伤的表现:① 运动障碍。不能伸腕和伸指,拇指不能外展,前臂旋后功能减弱。② 感觉障碍。前臂背侧皮肤及手背桡侧半感觉迟钝,"虎口"区皮肤感觉丧失。③ 抬前臂时,出现"垂腕"征。

66. **解析**:选 B。肱骨中段骨折易损伤桡神经(桡神经走行于肱骨肌管内)。

67. **解析**:选 D。腋神经肌支支配三角肌,损伤后上肢外展障碍。

68. **解析**:选 C。腋神经绕肱骨外科颈后方至三角肌深面,肩关节脱位易损伤腋神经。

69. **解析**:选 B。尺神经损伤后,表现为"爪形手"。

70. **解析**:选 B。股神经肌支主要支配股前群肌。

71. **解析**:选 B。脊神经节位于脊神经后根。

72. **解析**:选 D。腋神经肌支支配三角肌,损伤后出现"方肩"。

73. **解析**:选 D。桡神经支配上肢后群肌,损伤后"垂腕"征。

74. **解析**:选 B。乳头平面对应第 4 胸神经节段。

75. **解析**:选 C。坐骨神经发自骶丛,经梨状肌下孔出骨盆,自坐骨结节和股骨大转子之间的中点于臀大肌深面下行至腘窝上方分支为胫神经和腓总神经。

76. **解析**:选 A。左坐骨神经在股后部发出肌支支配大腿肌后群。

77. **解析**:选 C。胫神经损伤表现为足呈背屈外翻状态,为"钩状足"。

78. **解析**:选 B。腓总神经损伤后,主要表现为足不能背屈,足下垂并内翻,形成"马蹄内翻足"畸形。

79. **解析**:选 D。脑神经共 12 对,脑神经的纤维成分有躯体感觉纤维、内脏感觉纤维、躯体运动纤维和内脏运动纤维。分感觉性、运动性和混合性 3 种,感觉纤维的脑神经均与神经节相连。

80. **解析**:选 C。动眼神经运动纤维支配除外直肌和上斜肌以外的全部眼球外肌。

81. **解析**:选 B。滑车神经为运动性神经,支配上斜肌。

82. **解析**:选 C。三叉神经支配面部感觉。

83. **解析**:选 C。三叉神经的躯体运动纤维发自三叉神经运动核,支配咀嚼肌。

84. **解析**:选 A。支配眼外肌的有动眼神经、滑车神经和展神经。

85. **解析**:选 C。迷走神经的躯体运动纤维支配软腭和咽喉肌;内脏运动纤维主要分布到颈部、胸部和腹部的脏器(只到结肠左曲以上的消化管),支配平滑肌、心肌和腺体的活动;躯体感觉纤维分布于硬脑膜、耳郭和外耳道;内脏感觉纤维分布到颈部、胸部和腹部的脏器,管理感觉。

86. **解析**:选 C。舌咽神经为混合性神经,其副交感纤维,司腮腺分泌。

87. **解析**:选 B。面神经颅外分支含躯体运动纤维,支配表情肌和颈阔肌。

88. **解析**:选 D。含副交感纤维的脑神经有动眼神经、面神经、舌咽神经和迷走神经。

89. **解析**:选 B。舌咽神经为混合性神经,含有 4 种纤维成分:运动纤维,支配咽肌;副交感纤维,司腮腺分泌;内脏感觉纤维,分布于舌后 1/3 味蕾、颈动脉窦和颈动脉小球;躯体感觉纤维,分布于鼓室及咽黏膜、耳后皮肤。

90. 解析:选 A。三叉神经为混合性脑神经。
91. 解析:选 C。舌下神经为运动性神经,支配舌肌。
92. 解析:选 C。动眼神经中的副交感纤维进入睫状神经节(副交感神经节),交换神经元后,其节后纤维支配瞳孔括约肌和睫状肌。
93. 解析:选 A。展神经支配外直肌。
94. 解析:选 B。三叉神经为混合性神经,含躯体感觉和躯体运动两种纤维成分,眼神经经眶上裂入眶,上颌神经由圆孔出颅腔。
95. 解析:选 D。迷走神经为混合性神经。
96. 解析:选 D。迷走神经为混合性神经,是脑神经中行程最长、分布最广的神经。内脏感觉纤维分布到颈部、胸部和腹部的脏器(大部分但不是全部),管理感觉。
97. 解析:选 A。副神经支配胸锁乳突肌和斜方肌。
98. 解析:选 D。内脏运动神经支配平滑肌、心肌和腺体;内脏运动神经自低级中枢到其支配的器官,须在周围部的内脏神经节更换神经元,即需要两个神经元才能完成;有交感和副交感两种纤维成分;内脏运动神经的节后纤维多沿血管或攀附脏器形成神经丛。
99. 解析:选 B。副交感神经的低级中枢位于脑干的副交感核和脊髓骶 2~4 节段的骶副交感核。
100. 解析:选 A。交感神经的低级中枢位于脊髓胸 1~腰 3 节段的灰质侧角内。
101. 解析:选 B。躯干和四肢的痛、温度觉第二级神经元的胞体位于脊髓后角。
102. 解析:选 C。躯干和四肢的痛温度觉二级纤维,构成脊髓丘脑侧束和脊髓丘脑前束,向上经延髓、脑桥和中脑,终于背侧丘脑腹后核。
103. 解析:选 D。视束绕大脑脚向后,主要终止于外侧膝状体。
104. 解析:选 B。节细胞轴突在视神经盘处集中,穿出眼球壁组成视神经。来自两眼视网膜鼻侧半的纤维交叉,交叉后加入对侧视束;来自两眼视网膜颞侧半的纤维不交叉,进入同侧视束。视束绕大脑脚向后,主要终止于外侧膝状体。
105. 解析:选 D。躯干和四肢的本体觉传导通路第三级神经元的胞体位于背侧丘脑腹后核。
106. 解析:选 C。血脑屏障的基础是内皮、基膜和胶质膜。

二、判断选择题

1. 解析:选 B。网状结构是中枢神经系统内,神经纤维交织成网,灰质团块散在其中的区域。
2. 解析:选 B。脊髓位于椎管内,上端在枕骨大孔处与延髓相连,下端在成人平第 1 腰椎体的下缘,新生儿平第 3 腰椎。
3. 解析:选 B。侧角仅见于胸 1~腰 3 脊髓节段。
4. 解析:选 B。后角内含联络神经元的胞体。
5. 解析:选 A。脊髓丘脑束主要传导对侧 1~2 个节段以下躯干和四肢的痛觉、温度觉的冲动。
6. 解析:选 B。脑干的神经核主要分为两种。一种是与第Ⅲ~Ⅻ对脑神经相连的,称脑神经核。第二种不与脑神经相连,但参与各种神经传导通路或反射通路的组成,称非脑神经核。

7. 解析:选 A。舌咽神经为混合性神经,来自疑核的运动纤维,支配咽肌;迷走神经起于疑核的躯体运动纤维支配咽喉肌;副神经由起于疑核和副神经核的躯体运动纤维组成。

8. 解析:选 A。传导躯干和四肢的意识性本体感觉和精细触觉的纤维组成薄束和楔束,上下至延髓终止于薄束核和楔束核,由薄束核和楔束核发出的纤维在中央管前方左右交叉,称内侧丘系交叉。交叉后的纤维在中线的两侧折向上行,组成内侧丘系,上行终于背侧丘脑。

9. 解析:选 B。延髓内有呼吸中枢、心血管运动中枢等"生命中枢"。

10. 解析:选 A。菱形窝为第四脑室的底。

11. 解析:选 A。后丘脑是位于背侧丘脑后端外下方的一对隆起,包括内侧膝状体和外侧膝状体。

12. 解析:选 A。第三脑室是位于两侧背侧丘脑及下丘脑之间的矢状裂隙。

13. 解析:选 B。第三脑室是位于两侧背侧丘脑及下丘脑之间的矢状裂隙。

14. 解析:选 A。内囊是上行感觉纤维和下行运动纤维密集而成的白质区。

15. 解析:选 A。基底核是埋藏在大脑底部髓质内的灰质核团,包括尾状核、豆状核、屏状核和杏仁体。尾状核与豆状核合称纹状体。

16. 解析:选 A。硬脊膜与椎管内面的骨膜之间有一腔隙,称硬膜外隙。

17. 解析:选 B。硬膜外隙含淋巴管、静脉丛、脂肪和脊神经根等。

18. 解析:选 A。蛛网膜下隙内的脑脊液经蛛网膜粒渗入上矢状窦,回流入血液。

19. 解析:选 A。周围神经按支配器官不同,可分为躯体神经和内脏神经两部分。

20. 解析:选 B。项、背、腰、骶部的骨骼肌和皮肤是由脊神经的后支配布。

21. 解析:选 B。胸腹壁肌肉主要由胸神经前支支配。

22. 解析:选 B。桡神经走行于桡神经管内,肱骨中段骨折时可能合并桡神经损伤。

23. 解析:选 B。坐骨神经经过臀大肌深面但不支配臀大肌。

24. 解析:选 A。胫神经损伤,足呈背屈外翻状态,为"钩状足"或"仰趾足"畸形。

25. 解析:选 A。滑车神经起自中脑背侧。

26. 解析:选 B。眼神经是感觉神经,不支配肌肉。

27. 解析:选 B。面部表情肌由面神经支配。

28. 解析:选 B。面部的皮肤感觉由三叉神经负责传导。

29. 解析:选 A。三叉神经传导面部的皮肤感觉,面神经支配面部表情肌,舌咽神经躯体感觉纤维,分布于鼓室及咽黏膜、耳后皮肤。

30. 解析:选 A。舌下神经为运动性神经,支配舌肌。

31. 解析:选 B。迷走神经除支配肝、肾、脾、胰外,还支配结肠左曲以上的消化管。

32. 解析:选 A。交感神经的低级中枢位于脊髓胸1~腰3节段的灰质侧角内。

33. 解析:选 A。头面部浅感觉传导通路第一级神经元的胞体位于三叉神经节内。

34. 解析:选 A。感觉性传导通路的第三级神经元发出的纤维必须经过内囊。

35. 解析:选 A。躯干和四肢的本体觉和精细触觉传导通路,第二级神经元的胞体位于薄束核和楔束核。

36. 解析:选 B。大脑脚内还有皮质核束。
37. 解析:选 B。左侧角回损伤,病人视觉无障碍,但无法理解已经认识的文字含义,不能阅读。
38. 解析:选 A。皮质核束大部分纤维陆续终止于脑干内的脑神经躯体运动核。
39. 解析:选 A。锥体系一般由上、下两级运动神经元组成。

三、名词解释

1. 灰质:为中枢神经系统内,神经元胞体和树突聚集的部位,在新鲜标本中色泽灰暗。
2. 白质:为中枢神经系统内,神经纤维聚集的部位,色泽白亮。
3. 神经核:中枢神经系统内,形态和功能相似的神经元的胞体集聚而成的团块,称神经核。
4. 神经节:周围神经系统内,形态和功能相似的神经元的胞体集聚而成的团块,称神经节。
5. 网状结构:中枢神经系统内,神经纤维交织成网,灰质团块散在其中的区域,称网状结构。
6. 胼胝体:连接两侧大脑半球的横行纤维,称胼胝体。
7. 脊髓节段:每一对脊神经的前、后根的根丝附着处即为一个脊髓节段。
8. 内囊:位于背侧丘脑、尾状核与豆状核之间,由上行的感觉纤维束和下行的运动纤维束构成,双侧内囊略呈")("形。
9. 硬膜外隙:硬脊膜与椎管内面的骨膜及黄韧带之间的狭窄腔隙称为硬膜外隙,内有脊神经根通过。
10. 第四脑室:位于延髓、脑桥与小脑之间的室腔。第四脑室向上与中脑水管相通,向下通脊髓中央管,向背侧和两侧分别借一个第四脑室正中孔和两个第四脑室外侧孔与蛛网膜下隙相通。

四、简答题

1. 简述神经系统的组成,躯体神经和内脏神经的划分。
   神经系统由中枢神经系统和周围神经系统组成。中枢神经系统又包括脑和脊髓;周围神经系统又包括脑神经、脊神经和内脏神经。根据神经的分布范围划分为躯体神经和内脏神经。分布于躯体骨骼肌的神经为躯体神经;分布于内脏平滑肌、心肌或腺体的神经为内脏神经。

2. 简述脊髓的位置、外形。
   脊髓位于椎管内,上端在枕骨大孔处与延髓相连,下端在成人平第 1 腰椎体的下缘,新生儿平第 3 腰椎。脊髓呈圆柱状,前后稍扁,全长有两个膨大、六条纵沟。
   (1)两个膨大:颈膨大和腰骶膨大。颈膨大连有到上肢的神经,腰骶膨大连有到下肢的神经。
   (2)六条纵沟:前正中裂、后正中沟、前外侧沟(两条)、后外侧沟(两条)。前外侧沟连有脊神经前根,后外侧沟连有脊神经后根,脊神经后根上有膨大的脊神经节。
   (3)脊髓圆锥:脊髓末端变细呈圆锥形,称脊髓圆锥。
   (4)马尾:在脊髓圆锥以下,腰、骶和尾神经根斜行向下围绕终丝形成马尾。
   (5)终丝:自脊髓圆锥向下延伸的一条细丝,终止于尾骨背面。

3. 简述脊髓灰质分部及各部分所含神经元性质。
   (1)分部:脊髓灰质在其横切面上呈现蝴蝶形,自上而下都可见到前角(前柱)和后角(后柱),在胸1至腰3节段的横切面上尚可见到灰质侧角。

(2) 性质:前角较宽短,内含躯体运动神经元(大型的为α神经元;小型的为γ神经元);后角较细长,内含的神经元比较复杂,主要为联络神经元;侧角在前、后角之间,内含交感神经元(内脏运动神经元)。

4. 简述脊髓白质分部、各部主要纤维束及功能。

(1) 分部:脊髓白质被表面的沟裂分为三个索。前索为前正中裂和前外侧沟之间的区域;后索为后正中沟和后外侧沟之间的区域;外侧索为前、后外侧沟之间的区域。

(2) 各部主要纤维束:前索内主要有皮质脊髓前束和脊髓丘脑前束;外侧索内主要有皮质脊髓侧束和脊髓丘脑侧束;后索内主要有薄束和楔束。

功能:皮质脊髓前束和皮质脊髓侧束负责将大脑皮质的指令传至脊髓前角,控制骨骼肌的随意运动;脊髓丘脑前束和脊髓丘脑侧束负责传导躯干、四肢的痛、温、压觉和粗略的触觉;薄束和楔束负责传导躯干、四肢的本体觉和精细的触觉。

5. 简述脑干的分部及第Ⅲ～Ⅻ对脑神经连脑的部位。

脑干自上而下分为中脑、脑桥和延髓。在中脑连有第Ⅲ、Ⅳ对脑神经;在脑桥连有第Ⅴ～Ⅷ对脑神经;在延髓连有第Ⅸ～Ⅻ对脑神经。

6. 简述小脑的位置、外形和功能。

(1) 位置:小脑位于颅后窝,脑桥和延髓的后上方,端脑的后下方。

(2) 外形:小脑外形可见两侧膨大的小脑半球和中央缩细的小脑蚓,在小脑半球的下面,靠近小脑蚓的两侧,有一对隆起,称为小脑扁桃体。

(3) 功能:①与躯体的平衡有关;②与姿势反射有关;③协调随意运动和调节肌张力。

7. 简述下丘脑位置、组成,视上核、室旁核的主要功能。

下丘脑位于背侧丘脑的前下方,包括视交叉、漏斗、灰结节、乳头体等结构。视上核主要分泌催产素;室旁核主要分泌抗利尿激素(升压素)。

8. 简述大脑半球主要分叶及依据。

(1) 大脑半球有三条叶间沟:外侧沟位于外侧面,为自前下向后上行的深裂;中央沟也位于外侧面,为自上缘中点稍后方向前下斜行的裂沟;顶枕沟位于内侧面,自胼胝体后端的稍后方斜向后上。

(2) 在外侧沟以上,中央沟之前的部分为额叶;在中央沟与顶枕沟之间的部分为顶叶;在顶枕沟之后的部分为枕叶;在外侧沟以下的部分为颞叶;位于外侧沟深面的为岛叶。

9. 简述大脑皮质的躯体感觉区、躯体运动区、视区及听区位置。

躯体感觉区在大脑皮质中央后回和中央旁小叶的后部;躯体运动区在大脑皮质中央前回和中央旁小叶的前部;视区在大脑皮质距状沟的两侧;听区在大脑皮质的颞横回。

10. 简述大脑半球白质内神经纤维的种类和功能。

大脑半球白质内神经纤维包括:

(1) 联络纤维,联系同侧半球各部之间的纤维。

(2) 连合纤维,连接左右半球皮质的纤维。

(3) 投射纤维,联系大脑皮质下结构的上行、下行纤维。

11. 简述内囊的位置、组成、分部及各部通过的主要纤维束。

内囊属于投射纤维，位于背侧丘脑、尾状核与豆状核之间。在脑的水平面上呈现">"或"<"形。可分为3部分：内囊前脚（额部），位于豆状核与尾状核之间；内囊后脚（枕部），位于豆状核与背侧丘脑之间；内囊膝为内囊前、后脚会合所形成的钝角部。内囊前脚内通过的是额桥束；内囊膝内通过的是皮质核束；内囊后脚内所通过的纤维束自前向后依次是皮质脊髓束、丘脑皮质束、顶枕颞桥束、视辐射、听辐射。

12. 简述主要的硬脑膜窦的名称及硬脑膜窦的血液流向。

硬脑膜窦包括上矢状窦、下矢状窦、直窦、横窦、乙状窦、海绵窦，彼此间的沟通见图 3-9-1。

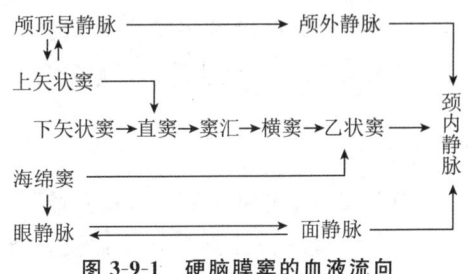

图 3-9-1　硬脑膜窦的血液流向

13. 简述脑脊液的产生及循环。

脑脊液产生于各脑室内的脉络丛，存在于各个脑室和蛛网膜下隙，其循环见图 3-9-2。

图 3-9-2　脑脊液的循环

14. 简述脑的主要供血动脉、分支和供应范围。

（1）脑的动脉来源于颈内动脉和椎动脉。

（2）颈内动脉的主要分支有眼动脉、大脑前动脉和大脑中动脉等。大脑前动脉分支布于大脑半球枕叶以前的内侧面及上外侧面的上部。大脑中动脉分支布于大脑半球上外侧面的大部。

（3）椎动脉在脑桥下缘左、右椎动脉合成一条基底动脉。至脑桥上缘分出左、右大脑后动脉。椎动脉和基底动脉沿途发出分支布于延髓、脑桥和小脑。大脑后动脉分支布于大脑半球颞叶的内侧面、下面和枕叶。

15. 简述营养大脑的动脉及分支分布。

大脑前动脉分支布于大脑半球枕叶以前的内侧面及上外侧面的上部。大脑中动脉分支布于大脑半球上外侧面的大部。大脑后动脉分支布于大脑半球颞叶的内侧面、下面和枕叶。

16. 大脑动脉环位于何处？由哪些血管组成？有何功能意义？

在大脑底面，视交叉、灰结节和乳头体的周围，前交通动脉、两侧大脑前动脉、两侧颈内动脉、两侧后交通动脉和两侧大脑后动脉互相吻合，形成大脑动脉环，又称 Willis 环。当构成此环的某一动脉血流减少或被阻断时，可在一定程度上通过大脑动脉环使血液重新分配和代偿，以维持脑的营养功能和功能活动。

17. 简述血脑屏障的定义、组成结构及意义。
    (1) 定义:毛细血管内的血液和脑组织之间,存在着有选择性通透作用的结构,这层结构称为血脑屏障。
    (2) 结构:毛细血管的内皮、内皮细胞之间的紧密连接、毛细血管的基膜和神经胶质细胞突起形成的胶质膜。
    (3) 意义:限制有害物质进入脑组织,维持脑细胞内环境的相对稳定。
18. 简述脊神经纤维成分及分布。
    脊神经含有躯体运动纤维、躯体感觉纤维、内脏运动纤维和内脏感觉纤维。躯体运动纤维分布于骨骼肌,支配其运动。内脏运动纤维分布于平滑肌、心肌和腺体,管理其活动。躯体感觉纤维分布于皮肤、骨骼肌、肌腱和关节等处,将浅感觉(痛、温觉)和深感觉(本体觉)冲动传导入中枢。内脏感觉分布于黏膜、心、血管壁等处,将各种内脏感觉的冲动传入中枢。
19. 简述脊神经的组成及分支分布。
    脊神经共31对。包括颈神经8对;胸神经12对;腰神经5对;骶神经5对;尾神经1对。脊神经出椎间孔后即分为前支、后支、脊膜支和交通支。脊膜支分布于脊髓被膜;交通支连接脊神经和交感干之间;脊神经后支分布于项、背、腰、骶部的皮肤和肌;脊神经前支分布于躯干的前外侧及四肢。
20. 试述坐骨神经的走行与分支分布。
    坐骨神经经梨状肌下孔出骨盆,于臀大肌深面下行至腘窝上方分支为胫神经和腓总神经。自坐骨结节和股骨大转子之间的中点到股骨内、外侧髁之间中点的连线的上2/3段即坐骨神经的体表投影。
    坐骨神经主干布于大腿后群肌及膝关节;胫神经支配小腿后群肌、足底肌;腓深神经支配小腿前群肌;腓浅神经支配小腿外侧群肌。
21. 请写出支配下列肌肉的神经:咀嚼肌、表情肌、上睑提肌、胸锁乳突肌、三角肌、肱二头肌、肱三头肌、臀大肌、股四头肌。
    咀嚼肌由下颌神经支配;表情肌由面神经支配;上睑提肌由动眼神经支配;胸锁乳突肌和斜方肌由副神经支配;三角肌由腋神经支配;肱二头肌由肌皮神经支配;肱三头肌由桡神经支配;臀大肌由臀下神经支配;股四头肌由股神经支配。
22. 简述脑神经的名称、性质及连脑部位。
    脑神经的名称、性质及连脑部位见表3-9-1。

表3-9-1 脑神经的名称、性质及连脑部位

名称	性质	连脑部位
嗅神经	感觉性神经	端脑
视神经	感觉性神经	间脑
动眼神经	运动性神经	脚间窝
滑车神经	运动性神经	下丘下方
三叉神经	混合性神经	脑桥腹侧面

续表

名称	性质	连脑部位
展神经	运动性神经	桥延沟内侧
面神经	混合性神经	桥延沟中部
前庭神经	感觉性神经	桥延沟外侧
舌咽神经	混合性神经	延髓后外侧沟上端
迷走神经	混合性神经	延髓后外侧沟中部
副神经	运动性神经	延髓后外侧沟下端
舌下神经	运动性神经	延髓前外侧沟

23. 简述动眼神经的纤维成分及分布范围。

(1) 纤维成分:含躯体运动纤维、内脏运动纤维。

(2) 分布范围:躯体运动纤维支配除上斜肌和外直肌以外的所有眼球外肌(上、下、内直肌,以及下斜肌、上睑提肌);内脏运动纤维支配瞳孔括约肌和睫状肌。

24. 简述三叉神经的分支分布。

三叉神经分为眼神经、上颌神经和下颌神经。

眼神经分布于泪器、球结膜、上睑和鼻背、额部的皮肤;上颌神经分布于上颌窦、鼻腔、口腔顶的黏膜、口裂和睑裂之间的皮肤,以及上颌的牙和牙龈;下颌神经的运动纤维支配咀嚼肌,感觉纤维分布于口腔底、舌体的黏膜,下颌各牙和牙龈以及颞部、耳前、口裂以下的皮肤。

25. 简述面神经的纤维成分、连脑部位及分布范围。

(1) 纤维成分:面神经为混合性神经,含有躯体运动、内脏运动及内脏感觉三种纤维。

(2) 连脑部位:连于脑桥。

(3) 分布范围:躯体运动纤维支配面肌;内脏运动纤维支配泪腺、下颌下腺和舌下腺的分泌;内脏感觉纤维分布于舌前 2/3 的味蕾。

26. 简述舌咽神经的纤维成分和分布范围。

(1) 纤维成分:躯体运动纤维、内脏运动纤维和内脏感觉纤维。

(2) 分布范围:躯体运动纤维支配咽部肌;内脏运动纤维支配腮腺的分泌;内脏感觉纤维布于舌后 1/3 的味蕾和黏膜、咽和中耳等处的黏膜,颈动脉窦支布于颈动脉窦和颈动脉小球。

27. 简述迷走神经的纤维成分及分布范围。

(1) 纤维成分:含内脏运动纤维、内脏感觉纤维、躯体运动纤维和躯体感觉纤维。

(2) 分布范围:内脏运动纤维和内脏感觉纤维分布于胸腔脏器及肝、脾、胰、肾和结肠左曲以上的消化管;躯体运动纤维支配软腭和咽喉肌;躯体感觉纤维布于硬脑膜、耳廓和外耳道。

28. 简述交感神经与副交感神经的主要区别。

交感神经和副交感神经虽然常共同支配一个内脏器官,形成对器官的双重神经支配,但在形态结构和功能上两者又各有其特点。

(1) 低级中枢部位不同:交感神经的低级中枢位于脊髓胸 1～腰 3 节段的侧角内,副交感神经的低级中枢则位于脑干内的副交感核和脊髓骶 2～4 节的骶副交感核。

(2) 周围神经节的位置不同:交感神经节位于脊柱的两旁或前方,副交感神经节位于所支配器官的附近或脏器的壁内。因此,副交感节前神经纤维比交感神经节前纤维长,而副交感节后神经纤维则较短。

(3) 分布范围不同:交感神经在周围的分布范围较广,一般认为除分布于胸、腹腔脏器外,尚遍布头、颈各器官以及全身的血管和皮肤。副交感神经不及交感神经分布广,大部分血管、汗腺和竖毛肌、肾上腺髓质均无副交感神经分布。

(4) 支配同一器官时作用不同:交感神经和副交感神经对同一器官的作用既是互相拮抗的又是互相统一的。

29. 含副交感纤维成分的脑神经有哪些?节后纤维分布如何?

第Ⅲ、Ⅶ、Ⅸ、Ⅹ对脑神经内含副交感纤维。动眼神经支配瞳孔括约肌、睫状肌;面神经负责泪腺、下颌下腺、舌下腺的分泌;舌咽神经负责腮腺的分泌;迷走神经分布于胸、腹腔脏器。

30. 简述躯干和四肢的本体感觉及痛温觉传导通路的途径。

(1) 躯干、四肢本体感觉传导通路:第一级神经元胞体位于神经节,其周围突布于肌、腱、关节及皮肤的感受器,中枢突进入脊髓同侧的后索,组成薄束、楔束上升至延髓;第二级神经元胞体位于延髓的薄束核、楔束核,换元后两核发出的二级纤维交叉至对侧形成内侧丘系,经神经干上升至背侧丘脑;第三级神经元胞体位于背侧丘脑腹后核,换元后发出三级纤维经内囊后肢投射到中央回的 2/3 和中央旁小叶的后部。

(2) 躯干、四肢痛温觉传导通路:第一级神经元位于脊神经节内;第二级神经元在脊髓后角神经元;第三级神经元在背侧丘脑的腹后外侧核群,换元后发出三级纤维经内囊后肢投射到中央后回上 1/3 及中央旁小叶的后份。

第十章 内分泌系统

一、单项选择题

1. **解析:**选 B。胰腺属于消化腺。
2. **解析:**选 B。内分泌系统和神经系统在结构和功能上有密切的联系。
3. **解析:**选 B。垂体是不成对的器官,位于蝶骨的垂体窝内,垂体上端借漏斗与下丘脑相连。根据其不同发生和结构特点,可将其分为腺垂体和神经垂体两部分。
4. **解析:**选 C。神经垂体无分泌功能,只能储存和释放由下丘脑运来的抗利尿激素和催产素激素。
5. **解析:**选 B。神经垂体能够储存和释放由下丘脑运来的抗利尿激素和催产素激素。
6. **解析:**选 D。神经垂体能够储存和释放由下丘脑运来的抗利尿激素和催产素激素。
7. **解析:**选 B。腺垂体能够分泌生长激素、催乳激素、促甲状腺激素、促肾上腺皮质激素以及促性腺激素等。

8. 解析:选 C。腺垂体嗜酸性细胞分泌生长激素。
9. 解析:选 A。腺垂体嗜碱性细胞分泌促肾上腺皮质激素。
10. 解析:选 B。腺垂体嗜酸性细胞分泌生长激素、催乳激素。
11. 解析:选 C。童年时期生长激素分泌过少可引起侏儒症。
12. 解析:选 D。成年时期生长激素分泌过多可引起肢端肥大症。
13. 解析:选 D。腺垂体嗜碱性细胞分泌促甲状腺激素、促肾上腺皮质激素以及促性腺激素。
14. 解析:选 B。甲状腺位于颈前部,如 H 形,由两个侧叶和连接两侧叶的甲状腺峡组成。甲状腺侧叶贴于喉和气管的两侧,上端达甲状软骨中部,下端抵第 6 气管软骨环,甲状腺峡一般位于第 2～4 气管软骨环之前。甲状腺借筋膜固定于喉软骨上,故吞咽时甲状腺可随喉上、下移动。
15. 解析:选 B。甲状旁腺呈扁卵圆形,一般有上、下两对,通常位于甲状腺侧叶后面,甲状旁腺多附于甲状腺左右侧叶后面的纤维囊上,偶尔也埋入甲状腺实质内。
16. 解析:选 D。肾上腺位于肾的上方,左侧似半月形,右侧呈三角形。肾上腺由表层的皮质和内部的髓质构成。
17. 解析:选 D。甲状腺滤泡上皮细胞分泌甲状腺素。
18. 解析:选 D。垂体分泌的生长激素、甲状腺分泌的甲状腺素可影响脑的发育和正常功能。童年时期生长激素分泌过少可引起侏儒症,甲状腺激素分泌不足则可引起呆小症。

二、判断选择题

1. 解析:选 A。内分泌腺分泌的物质称为激素。
2. 解析:选 B。内分泌腺分泌激素,直接被血液和淋巴吸收,并随血液循环运送至全身各处。
3. 解析:选 B。神经垂体无分泌功能,只能储存和释放由下丘脑运来的激素。
4. 解析:选 A。腺垂体可分泌多种激素。
5. 解析:选 B。甲状腺滤泡上皮细胞分泌甲状腺素,滤泡旁细胞分泌降钙素。
6. 解析:选 B。生长激素分泌过少可引起侏儒症,甲状腺激素分泌不足则可引起呆小症。
7. 解析:选 A。下丘脑神经元分泌的释放激素和释放抑制激素对腺垂体的分泌活动有调节作用。
8. 解析:选 A。下丘脑可与神经垂体共同构成下丘脑-垂体轴。

三、名词解释

1. 内分泌系统:由全身各部的内分泌腺组成,包括内分泌器官(如甲状腺、垂体等)和内分泌组织(如胰岛等)。
2. 激素:内分泌腺分泌的物质称为激素,直接被血液和淋巴吸收,并随血液循环运送至全身各处。
3. 侏儒症:生长激素分泌过少可引起侏儒症,身材矮小,智力正常。
4. 呆小症:甲状腺激素分泌不足可引起呆小症,身材矮小,智力低下。

四、简答题

1. 简述肾上腺的位置及形态。
   肾上腺位于肾的上方,左侧似半月形,右侧呈三角形。

2. 简述甲状腺的位置及其形态。

甲状腺位于颈前部,如 H 形,由两个侧叶和连接两侧叶的甲状腺峡组成。甲状腺侧叶贴于喉和气管的两侧,上端达甲状软骨中部,下端抵第 6 气管软骨环,甲状腺峡一般位于第 2~4 气管软骨环之前。

第四部分 生理学参考答案

第一章 绪论

一、名词解释
1. 新陈代谢：机体与环境之间进行物质交换和能量交换，以实现自我更新的过程，称为新陈代谢。它包括合成代谢和分解代谢两个方面，是生命活动的最基本特征。
2. 兴奋性：机体或组织对刺激发生反应的能力或特性，称为兴奋性。
3. 阈强度：引起组织发生反应的最小刺激强度，称为阈值（或阈强度）。
4. 内环境：细胞直接生活的体内环境，称为内环境（或细胞外液）。
5. 内环境稳态：内环境的各种理化因素（细胞外液的各种成分和理化性质）保持相对稳定的状态，称为内环境稳态。

二、填空题
1. 新陈代谢　兴奋性　生殖
2. 兴奋　抑制
3. 足够的刺激强度　足够的刺激持续时间　一定的强度和一定时间变化率
4. 反变　低
5. 内环境　细胞外液
6. 神经调节　体液调节　自身调节
7. 感受器　传入神经　中枢　传出神经　效应器
8. 反射　反射弧
9. 60　细胞外液　细胞内液
10. 外液　稳态
11. 阈值　反变
12. 负　稳态

三、单项选择题
1. 解析：选 C。新陈代谢是生命活动的最基本特征，也是生命活动的最基本表现。
2. 解析：选 B。能被机体或组织感受到的环境变化（包括内、外环境变化），称为刺激。
3. 解析：选 D。机体或组织对刺激（环境变化）发生反应的能力或特性，称为兴奋性。兴奋性是反应产生的基础。
4. 解析：选 C。阈值是引起组织发生反应的最小刺激强度，是衡量组织兴奋性高低的指标。
5. 解析：选 B。把引起组织发生反应（兴奋）的最小（临界）刺激强度，称为阈强度。
6. 解析：选 D。兴奋或抑制是反应的两个基本表现形式。
7. 解析：选 B。反射的结构基础是反射弧，由五个部分构成，任何一部分被破坏或出现功能障碍，反射消失；同一组织在不同机能状态下对同一刺激的反应可不同；组织出现反应的形式有兴奋和抑制两种；组织要接受一定的刺激才能引起反应；组织的兴奋或抑制反应是它特殊功能的表现。

8. 解析:选 D。神经细胞、肌细胞、腺细胞是可兴奋细胞。神经、肌肉和腺体是可兴奋组织。

9. 解析:选 D。细胞外液即为机体内环境,包括血浆、组织液、淋巴液、房水和脑脊液等。

10. 解析:选 A。神经、肌肉和腺体是可兴奋细胞,其兴奋时共同表现是产生动作电位。

11. 解析:选 A。细胞外液即为机体内环境,包括血浆、组织液、淋巴液、房水和脑脊液等,其中血浆能迅速反映内环境变动状况。

12. 解析:选 C。反射的结构基础是反射弧,由感受器、传入神经、神经中枢(不能说成中枢神经)、传出神经和效应器五个部分构成,任何一部分被破坏或出现功能障碍,反射消失。(即反射弧保持完整性是反射活动的基础。)

13. 解析:选 B。反射弧保持完整性是反射活动的基础,捣毁青蛙的脊髓后,反应存在,反射消失。

14. 解析:选 D。神经调节是机体最主要的调节方式,具有迅速、准确、作用时间短暂等特点。

15. 解析:选 D。体液调节是指体液中的化学物质通过体液途径对机体功能进行的调节;参与体液调节的化学物质主要是内分泌腺和内分泌细胞分泌的激素;体液调节具有缓慢、广泛、持续时间较长的特点。

16. 解析:选 C。内环境稳态主要通过负反馈调节实现,负反馈调节最为多见。

17. 解析:选 D。降压反射、体温调节、血糖调节等属于负反馈调节,排便、排尿、分娩与血液凝固等属于正反馈调节。

18. 解析:选 B。内环境稳态主要通过负反馈调节实现。

19. 解析:选 B。排便、排尿、分娩与血液凝固等属于正反馈调节。

四、判断选择题

1. 解析:选 B。机体内环境稳态是指细胞外液的化学成分和理化性质在正常情况下相对恒定,并非固定不变,而是可在一定范围内变动但又保持相对稳定的状态。

2. 解析:选 A。机体内环境稳态是指细胞外液的化学成分和理化性质在正常情况下相对恒定,并非固定不变,而是可在一定范围内变动但又保持相对稳定的状态。

3. 解析:选 A。反射是指机体在中枢神经系统的参与下,对内、外环境刺激所作出的规律性应答。因此破坏中枢神经系统,将使反应消失。

4. 解析:选 B。条件反射是后天在一定条件下形成的,有易变、暂时性的反射弧联系;非条件反射是先天遗传,种族共有,有恒定、稳固的反射弧联系。

5. 解析:选 B。神经调节的特点为迅速、精确而短暂。

6. 解析:选 B。正反馈是不可逆的、不断增强的过程,直到整个过程迅速完成为止。

7. 解析:选 B。负反馈调节的意义在于维持机体各种生理功能的相对稳定。因此在维持内环境稳态中机体所进行的调节过程一般属于负反馈。

五、简答题

1. 内环境稳态有何生理意义?
内环境稳态是细胞维持生命活动的必要条件。内环境稳态是一种动态平衡,机体的正常生命活动正是在稳态的不断破坏和不断恢复过程中得以维持和进行。如果内环境的稳态不能维持,疾病就会随之发生,甚至危及生命。

2. 试述机体生理功能的调节方式及其特点。

机体生理功能的调节方式有神经调节、体液调节和自身调节三种。

(1) 神经调节是指通过神经系统的活动对机体功能活动进行的调节。神经调节是机体最主要的调节方式。其特点是反应迅速,作用精确,作用时间短暂。

(2) 体液调节是指体液中的激素等化学物质通过体液途径对机体功能活动进行的调节。其特点是反应速度缓慢,作用广泛,持续时间持久。

(3) 自身调节则是指某些细胞、组织和器官不依赖于神经调节或体液调节因素,自身对刺激产生的一种适应性反应。其主要特点是调节的幅度较小,范围局限,灵敏度较低。

第二章　细胞的基本功能

一、名词解释

1. 易化扩散:水溶性或低脂溶性的小分子物质在膜蛋白的帮助下,由膜的高浓度一侧向低浓度一侧转运的过程,称为易化扩散。
2. 主动转运:离子或小分子物质在膜上"泵"的作用下,逆浓度差或电位差的耗能转运过程,称为主动转运。
3. 静息电位:在安静状态下,存在于细胞膜内外两侧的电位差,称为静息电位。
4. 极化:细胞在安静状态下,膜外为正电位,膜内为负电位的状态,称为极化。
5. 动作电位:细胞受到有效刺激时,在静息电位的基础上发生一次快速的、可扩布性的电位变化,称为动作电位。
6. 阈电位:能引起细胞膜上钠离子通道突然大量开放的临界膜电位数值,称为阈电位。

二、填空题

1. 单纯扩散　易化扩散　出胞和入胞(或胞吞与胞吐)　主动转运　主动转运　出胞和入胞(或胞吞与胞吐)
2. 通道转运(或以通道为中介)的易化扩散　载体转运(或以载体为中介)的易化扩散　被动转运
3. 双　不
4. 兴奋　抑制
5. 局部电流
6. 极化　超极化
7. 动作
8. 钠　内　钾　外

三、单项选择题

1. 解析:选 A。单纯扩散是指脂溶性小分子物质从细胞膜的高溶度一侧向低溶度一侧转运的过程,如:O_2、CO_2、NH_3、乙醇。
2. 解析:选 D。出胞和入胞是细胞膜转运大分子或团块物质的有效方式。

3. 解析:选 B。参与细胞膜易化扩散的膜蛋白质有载体蛋白和通道蛋白两种。
4. 解析:选 D。经通道的易化扩散具有时开放、有时关闭的特点。
5. 解析:选 D。葡萄糖、氨基酸等物质顺浓度转运时依赖于经载体的易化扩散。
6. 解析:选 D。细胞膜上有钠离子通道,可顺浓度易化转运钠离子;也有钠泵,可逆浓度主动转运钠离子。
7. 解析:选 D。单纯扩散、易化扩散和主动转运的共同点是转运的物质都是离子或小分子物质。
8. 解析:选 D。出胞和入胞是细胞膜转运大分子或团块物质的有效方式,出胞主要见于细胞的分泌活动以及神经细胞轴突末梢的递质释放活动。
9. 解析:选 D。正常细胞内低钠,钠离子由细胞内移到细胞外是逆浓度的主动转运。
10. 解析:选 A。影响离子通过细胞膜的直接因素有膜通透性、膜两侧电位差或浓度差、膜泵活性,与膜两侧的渗透压差无关。
11. 解析:选 D。钠-钾泵的作用是形成和维持细胞内高 K^+、低 Na^+,细胞外高 Na^+、低 K^+。
12. 解析:选 C。离子或小分子在膜上泵的作用下,逆浓度差或逆电位差的耗能转运过程,称为主动转运。
13. 解析:选 B。细胞内外离子浓度差的维持依赖于钠-钾泵,钠-钾泵作用时是耗能的。
14. 解析:选 D。钠泵主要是逆浓度梯度转运离子。
15. 解析:选 D。静息电位是指在安静状态下,存在于细胞膜两侧内负外正的电位差。
16. 解析:选 A。静息电位主要是由 K^+ 外流所形成的电-化学平衡电位。
17. 解析:选 D。正常安静状态下细胞内 K^+ 浓度高,膜上有 K^+ 通道,故 K^+ 外流属于依靠离子通道转运的易化扩散。
18. 解析:选 D。当达到钾离子平衡电位时,膜内侧钾离子净外流为零,膜内外电位差保持在一个稳定的状态。
19. 解析:选 C。静息电位负值增大或绝对值增大的过程或状态称为超极化,膜内电位趋向正时(即电位减少)称去极化。
20. 解析:选 B。细胞在安静状态下,膜外为正电位、膜内为负电位的状态,称为极化。静息电位是指在安静状态下,存在于细胞膜两侧内负外正的电位差,故极化状态即为静息电位状态,静息电位主要是由 K^+ 外流所形成的电-化学平衡电位。
21. 解析:选 A。静息电位产生的两个必要条件:细胞内高钾;膜对钾离子通透性较大。
22. 解析:选 B。动作电位产生时,Na^+ 快速、大量内流,细胞内正电荷迅速增加,使膜电位迅速升高至 0。
23. 解析:选 C。细胞膜去极化达到阈电位水平时,膜上钠离子通道大量开放,Na^+ 大量内流而爆发动作电位。
24. 解析:选 D。不同的细胞,动作电位的幅值可有差异;动作电位是细胞受刺激时出现的快速、可扩布性的电位变化;动作电位的幅度不随刺激强度增加而增大(全或无),不随传导距离加大而减小(不衰减);动作电位的去极相,膜电位由内负外正变为内正外负。
25. 解析:选 D。动作电位的下降支是 K^+ 快速外流的结果。
26. 解析:选 D。动作电位产生时,膜内电位由外正内负迅速转变为内正外负。

27. 解析：选 C。动作电位的下降支是膜电位的复极化过程，膜内电位从 +30 mV 变为 -70 mV。
28. 解析：选 A。动作电位的下降支是膜电位的复极化过程，动作电位的下降支是 K^+ 快速外流的结果。
29. 解析：选 D。动作电位传导特点有不衰减性、"全或无"现象、双向传导。
30. 解析：选 B。肌节是肌肉收缩和舒张的基本功能单位。
31. 解析：选 C。被动转运时细胞本身不消耗能量，转运的动力是电-化学梯度。
32. 解析：选 D。正常状态下细胞内高 K^+、低 Na^+，细胞外高 Na^+、低 K^+。
33. 解析：选 B。安静时细胞内高 K^+，内 K^+ 向外转运是顺浓度，但需依赖膜上 K^+ 通道，故转运方式为经通道的易化扩散。
34. 解析：选 C。入胞是指大分子（如蛋白质）或团块物质通过细胞膜从细胞外进入细胞内的过程。
35. 解析：选 D。细胞安静时的电位为静息电位，呈外正内负的电位差，即膜内低、膜外高。
36. 解析：选 B。静息电位负值增大或绝对值增大的过程或状态称为超极化。
37. 解析：选 B。静息电位负值增大或绝对值增大的过程或状态称为超极化。
38. 解析：选 D。静息电位去极化（即电位减少）达到阈电位是产生动作电位的必要条件。
39. 解析：选 D。引起细胞膜上 Na^+ 通道突然大量开放的临界膜电位值称为阈电位。
40. 解析：选 C。动作电位上升支是由 Na^+ 大量快速内流所形成的电-化学平衡电位。

四、判断选择题

1. 解析：选 A。单纯扩散和易化扩散都是顺浓度差和（或）电位差进行的，细胞本身不消耗能量，均属于被动转运。
2. 解析：选 A。静息电位是 K^+ 顺着浓度差外流所形成的电-化学平衡电位。细胞内 Na^+、K^+ 的不均匀分布需要细胞膜上的一种 Na^+-K^+ 依赖式腺苷三磷酸（ATP）酶的作用。
3. 解析：选 A。动作电位传导特点之一为"全或无"现象：动作电位要么不产生（无），一旦产生就达到最大（全），幅度不会随刺激强度的增加而增大。
4. 解析：选 B。局部反应是指细胞受到阈下刺激时，细胞膜两侧产生的微弱电变化，或是细胞受刺激后去极化未达到阈电位的电位变化，也被称为局部兴奋。阈下刺激不能引起细胞或组织产生动作电位，但可以引起受刺激的膜局部出现一个较小的膜的去极化反应，这种反应局限于受刺激的局部。
5. 解析：选 B。大分子物质或团块物质进出细胞的方式称为出胞或入胞。

第三章　血液

一、名词解释

1. 血细胞比容：血细胞在全血中所占的容积百分比，称为血细胞比容。
2. 血清：血液凝固后，凝血块逐渐收缩，析出的淡黄色透明液体称为血清。
3. 血浆：抗凝血经离心沉淀或静置后，可分为上下两层，上层淡黄色透明液体称为血浆。

4. 等渗溶液:临床上将血浆渗透压相等或相近的溶液称为等渗溶液,如 5％葡萄糖溶液或 0.9％NaCl 溶液(即生理盐水)。

5. 血型:血细胞膜上存在的特异性抗原的类型,称为血型。

6. 交叉配血实验:把供血者的红细胞与受血者的血清相混合,再把受血者的红细胞与供血者的血清相混合,称为交叉配血试验。

二、填空题

1. 血浆　血细胞

2. 清蛋白或白蛋白　球蛋白　纤维蛋白原

3. 血浆晶体渗透压　血浆胶体渗透压

4. $(4.0～5.5)×10^{12}/L$　$(3.5～5.0)×10^{12}/L$　$40％～50％$　$37％～48％$

5. 低渗溶液　小　小　大

6. 凝血酶原激活物的形成或凝血酶原复合物的形成　凝血酶的形成　纤维蛋白的形成

7. AB　A

8. 同　凝集反应

三、单项选择题

1. **解析**:选 A。正常成年人血液总量相当于体重的 7％～8％。

2. **解析**:选 B。成人体液总量约占体重的 60％,血液总量相当于体重的 7％～8％。$50×0.08=4$ L,$50×0.6=30$ L。

3. **解析**:选 D。血细胞占全血容积的百分比。

4. **解析**:选 A。血浆除蛋白质外滤出毛细血管壁到组织间隙形成组织液,组织液的成分除蛋白质浓度明显低于血浆外,其他均与血浆相同。

5. **解析**:选 A。因胶体渗透压占总渗透压的比例很小,故蛋白质含量差异对总渗透压影响不大,故细胞内液与组织液通常具有相同的总渗透压。

6. **解析**:选 A。渗透压的大小与溶液中所含溶质颗粒数目成正比,而与溶质的种类和颗粒大小无关;溶质颗粒的总数是决定溶液渗透压大小的主要因素。

7. **解析**:选 C。红细胞对低渗盐溶液具有一定的抵抗力,在低于 0.35％的 NaCl 溶液中,全部红细胞破裂溶血。

8. **解析**:选 D。血浆总渗透压包括血浆晶体渗透压和血浆胶体渗透压,以晶体渗透压为主,其主要影响物为 NaCl。

9. **解析**:选 C。血浆胶体渗透压对调节毛细血管内外水分的交换、维持正常血浆容量有重要作用。

10. **解析**:选 D。清蛋白(即白蛋白)是形成血浆胶体渗透压的主要物质。

11. **解析**:选 B。常用的等渗溶液有 0.9％NaCl 溶液和 5％葡萄糖溶液。

12. **解析**:选 A。血浆胶体渗透压对调节毛细血管内外水分的交换、维持正常血浆容量有重要作用。

13. **解析**:选 D。血液 pH 值 7.35～7.45(7.4±0.05);血小板数$(100～300)×10^9/L$;白细胞总数$(4～10)×10^9/L$;红细胞(女)$(3.8～4.6)×10^{12}/L$;血红蛋白(男)120～160 g/L。

14. **解析**:选 B。血浆蛋白中的清蛋白(即白蛋白)是形成血浆胶体渗透压的主要物质。
15. **解析**:C。血浆缓冲对中最重要的是 $NaHCO_3/H_2CO_3$。
16. **解析**:选 D。Hb 与 CO 的结合力是 O_2 的 210 倍,且结合后不易分离。
17. **解析**:选 B。衰老的红细胞脆性大。
18. **解析**:选 C。红细胞对低渗盐溶液具有一定的抵抗力,抵抗力大小用渗透脆性表示,脆性越大表示红细胞对低盐溶液抵抗力越小,越容易发生破裂溶血。
19. **解析**:选 D。成人只有胸骨、肋骨、颅骨、髂骨等扁骨以及椎骨和长骨的近端骨骺处的红骨髓才有终生造血功能。
20. **解析**:选 C。红细胞生成条件:前提条件——红骨髓造血功能正常;成熟因子——维生素 B_{12} 和叶酸;生成原料——蛋白质和铁;调节——促红细胞生成素和雄激素。
21. **解析**:选 B。成人红细胞主要生成部位是红骨髓。
22. **解析**:选 D。红细胞生成原料——蛋白质和铁。
23. **解析**:选 A。正常男性血红蛋白 120~160 g/L。
24. **解析**:选 C。成熟因子——维生素 B_{12} 和叶酸。
25. **解析**:选 B。当维生素 B_{12} 和叶酸缺乏时,红细胞分裂延缓甚至发育停滞,引起巨幼红细胞性贫血。
26. **解析**:选 D。调节因素——促红细胞生成素和雄激素。
27. **解析**:选 C。淋巴细胞称为免疫细胞,其中 T 淋巴细胞参与细胞免疫,B 淋巴细胞参与体液免疫。
28. **解析**:选 C。嗜酸性粒细胞主要生理功能是限制过敏反应,参与蠕虫免疫,过敏性疾病和某些寄生虫疾病时,嗜酸性粒细胞数量增多。
29. **解析**:选 B。血小板的数量<$50×10^9$/L 时,毛细血管壁脆性增加,可出现出血倾向。
30. **解析**:选 A。血小板功能:维持血管内皮细胞的完整性;参与生理性止血与凝血。
31. **解析**:选 D。血液凝固后,血凝块逐渐回缩,析出的淡黄色液体称为血清。血清中不含纤维蛋白原。
32. **解析**:选 D。内源性凝血和外源性凝血的根本区别是凝血酶原激活物形成的始动过程,前者由Ⅻ因子启动,后者由Ⅲ因子启动。
33. **解析**:选 D。内源性凝血步骤多,较外源性凝血的速度慢。
34. **解析**:选 D。凝血酶能迅速催化纤维蛋白原,使之转变为纤维蛋白单体。
35. **解析**:选 C。血液凝固的三个步骤:凝血酶原形成→纤维蛋白原形成→纤维蛋白形成。
36. **解析**:选 B。因子Ⅳ是 Ca^{2+}。
37. **解析**:选 A。内源性凝血和外源性凝血的根本区别是凝血酶原激活物形成的始动过程。
38. **解析**:选 B。子宫、前列腺、甲状腺、肾上腺、淋巴结、卵巢和肺等组织中组织激活物含量最高。
39. **解析**:选 D。血小板内的收缩蛋白收缩,使血凝块变硬形成坚实的止血栓,有利于止血。
40. **解析**:选 C。血型是血细胞上特异性抗原(即凝集原)的类型。
41. **解析**:选 A。AB 型血的血清中不含有抗 A 和抗 B 凝集素。
42. **解析**:选 B。当 A 型血的红细胞和 B 型血的血清相混时,会引起凝集反应。

43. 解析:选 A。ABO 血型系统根据红细胞膜 A 凝集原和 B 凝集原的有无和种类分为四型。
44. 解析:选 C。异型输血时只考虑主侧不凝集,而不考虑次侧;当 A 型血输给 B 型人时,主侧凝集,故严禁 A 型血输给 B 型人。
45. 解析:选 B。输血时主要考虑供血者的红细胞不被受血者血浆所凝集,即主侧不凝集。
46. 解析:选 B。输血时主要考虑供血者的红细胞不被受血者血浆所凝集,即主侧不凝集。
47. 解析:选 D。血细胞与 B 型血的血清凝集,说明红细胞膜上无 A 凝集原;而其血清与 B 型血的红细胞不凝集,说明血清中不含抗 B 凝集素;无 A 凝集原又无抗 B 凝集素,血型为 AB 型。
48. 解析:选 A。血清中无抗 A 抗 B 凝集素表示该血型为 AB 型;红细胞膜无 D 抗原表示该血型为 Rh 阴性。
49. 解析:选 B。Rh 阴性母亲孕育 Rh 阳性婴儿,这易引起胎儿死亡或新生儿溶血,原因在于 Rh 阴性母亲第一次孕育 Rh 阳性婴儿时,母体被刺激产生抗 D 抗体,再次孕育 Rh 阳性婴儿时母体内抗 D 抗体与胎儿红细胞膜上的 D 抗原发生凝集反应,易引起胎儿死亡或新生儿溶血。
50. 解析:选 C。体液约占人体重的 60%。
51. 解析:选 A。体液包括细胞内液(约占 2/3)和细胞外液(约占 1/3)。
52. 解析:选 D。如肝、肾疾患等引起机体血浆蛋白(主要是清蛋白)浓度降低,可因血浆胶体渗透压降低而使液体滞留于血管外,导致组织水肿。
53. 解析:选 C。红细胞对低渗盐溶液具有一定的抵抗力,抵抗力大小用渗透脆性表示,脆性越大表示红细胞对低盐溶液抵抗力越小,越容易发生破裂溶血。
54. 解析:选 C。正常红细胞在 0.6%~0.8%NaCl 溶液中会膨胀但不破裂,在 0.42%NaCl 溶液中部分溶血,在 0.35%NaCl 溶液中全部溶血。
55. 解析:选 A。当骨髓受到某些药物(抗癌药、氯霉素等)、射线等因素的作用时,其造血功能抑制,出现全血细胞减少,称为再生障碍性贫血。
56. 解析:选 D。促红细胞生成素的作用是促进骨髓造血,使血中成熟红细胞增多。
57. 解析:选 B。中性粒细胞的主要功能是吞噬细菌。
58. 解析:选 C。当血小板数量减少到 $50×10^9$/L 以下时,不能及时修复和保持血管内皮细胞完整性,导致毛细血管通透性增大,可出现皮肤及黏膜下出血点或紫癜。
59. 解析:选 A。大部分凝血因子在肝合成,肝功能障碍会导致凝血障碍而出现出血倾向。
60. 解析:选 C。内源性凝血过程一般开始于因子Ⅻ的激活。
61. 解析:选 A。外源性凝血一般开始于因子Ⅲ的激活。
62. 解析:选 B。凝血酶能迅速催化纤维蛋白原,使之转变为纤维蛋白单体。
63. 解析:选 C。血液凝固后,血块逐渐回缩,析出的淡黄色液体称为血清。
64. 解析:选 C。抗凝血酶Ⅲ的抗凝作用主要是与活化型凝血因子(Ⅷ~Ⅺ因子)结合使其失活。
65. 解析:选 B。肝素能使抗凝血酶Ⅲ活性增强 100 倍。
66. 解析:选 C。献血者为 A 型,与受血者作交叉配血试验,主侧不凝集,说明受血者血清中不含抗 A 凝集素,次侧凝集,说明受血者红细胞膜上含 B 凝集原。既含 B 凝集原,又不含抗A凝集素的血型只能为AB型。

67. 解析：选D。红细胞与A型及B型标准血清都无凝集反应，说明红细胞膜上无A、B凝集原，血型为O型。

四、判断选择题

1. 解析：选B。正常成人血量相当于体重的7%～8%，相当于70～80 mL/kg。

2. 解析：选A。红细胞含有血红素(Hb)，其具有缓冲的作用。

3. 解析：选B。血细胞比容是指血细胞在血液中所占的容积百分比，各种原因引起的血液浓缩、红细胞增多症等可使红细胞比容增高，各种贫血可使红细胞比容降低。

4. 解析：选B。红细胞悬浮稳定性的大小与红细胞是否叠连有关。红细胞叠连后，与血浆接触的总面积减小，摩擦力减小，血沉加快，红细胞的悬浮稳定性减小。

5. 解析：选B。在幼红细胞的发育成熟过程中，细胞核的DNA对于细胞分裂有着重要的作用，叶酸是DNA合成的辅酶，维生素B_{12}可促进叶酸活化和利用。因此叶酸和维生素B_{12}缺乏会导致巨幼红细胞性贫血。

6. 解析：选A。外源性凝血系统激活途径中，其始动因素是在来源于组织的组织因子（因子Ⅲ）参与下，至激活因子X的过程。

7. 解析：选A。血液凝固是一个复杂的过程，涉及多个阶段和多种凝血因子。Ca^{2+}在这个过程中扮演着至关重要的角色。它不仅在凝血酶原激活物的形成中发挥作用，还在凝血酶的生成和纤维蛋白的形成中起到关键作用。因此，可以说血液凝固的每一个阶段都离不开Ca^{2+}的参与。

8. 解析：选B。当一个人失血后输入了200 mL的A型血，并且没有发生凝集反应，这通常意味着受血者的血清中没有针对A型红细胞的抗体。在ABO血型系统中，这意味着受血者的血型可能是A型或AB型。因为这两种血型的人都不会对A型红细胞产生凝集反应。

9. 解析：选B。Rh阴性者第二次接受Rh阳性者的血液，会发生凝集反应。这是因为Rh阴性者在接受Rh阳性血液后，其体内会产生针对Rh抗原的抗体。如果再次输入Rh阳性血液，这些抗体就会与Rh阳性红细胞上的抗原结合，导致红细胞凝集，进而可能引发溶血性输血反应。

10. 解析：选A。血型是指血液的成分中表面抗原的类型，通常是指红细胞膜上特异的抗原的类型。

11. 解析：选B。内源性凝血系统激活途径完全由血浆内的凝血因子参与，从激活因子Ⅻ开始，至激活因子X的过程。

12. 解析：选B。A型血的血清中含有抗B凝集素，而B型血的血清中含有抗A凝集素。AB型血的血清中没有抗A和抗B凝集素，而O型血的血清中则含有抗A和抗B凝集素。

13. 解析：选A。凡红细胞表面有Rh抗原（通常是D抗原）的称为Rh阳性血型，没有D抗原的称为Rh阳性血型。

五、简答题

1. 试述血浆渗透压的分类、形成及生理意义。

血浆渗透压分为血浆晶体渗透压和血浆胶体渗透压。

(1) 血浆晶体渗透压是由血浆中的电解质、葡萄糖等小分子晶体物质形成,其中 NaCl 起决定作用——维持细胞内外水分的交换和分布,保持血细胞的正常形态和功能。

(2) 血浆胶体渗透压是由血浆中的大分子血浆蛋白等胶体物质形成,其中白蛋白起主要作用——调节毛细血管内外水分的交换,维持血容量。

2. 红细胞生成需要哪些条件?

(1) 部位:红骨髓(病变时引起再生障碍性贫血)。

(2) 原料:铁和蛋白质(缺铁时引起缺铁性贫血,又称小细胞低色素性贫血)。

(3) 成熟因子:叶酸和维生素 B_{12}(缺乏时引起巨幼红细胞性贫血)。

(4) 红细胞生成调节:促红细胞生成素(肾功能障碍时引起肾性贫血),雄激素。

3. 简述血液凝固的基本过程,内源性凝血和外源性凝血途径各有何特点。

(1) 概念:血液由流动的液体状态转变为不能流动的凝胶状态的过程。

(2) 过程:① 凝血酶原激活物的形成;② 凝血酶的形成;③ 纤维蛋白的形成。

(3) 途径:内源性激活途径,外源性激活途径。

(4) 区别:① 内源性——血浆内因子Ⅻ 激活因子Ⅹ,反应步骤多,需时较长;② 外源性——血管外组织释放因子Ⅲ激活因子Ⅹ,反应步骤少,需时较短。

4. 试述 ABO 血型系统的分型依据与分型命名。

ABO 血型系统的分型依据是根据红细胞膜上所含凝集原(抗原)的种类不同和有无来分型。共分为四种类型:

(1) 红细胞膜上只含 A 凝集原的,称为 A 型。

(2) 红细胞膜上只含 B 凝集原的,称为 B 型。

(3) 红细胞膜上 A、B 两种凝集原都有的,称为 AB 型。

(4) 红细胞膜上 A、B 两种凝集原均无的,称为 O 型。

5. 输血原则是什么?为何同型输血前还要做交叉配血实验?

(1) 输血的根本原则是避免在输血时发生红细胞凝集反应。临床输血时应鉴定血型,保证同型输血;输血前必须进行交叉配血试验。

(2) 由于 ABO 血型系统中存在着多个亚型,如 A 型血型有 A1 和 A2 两个亚型,为避免亚型之间发生凝集反应,即使同型输血,也必须进行交叉配血试验。

6. 为什么在危急必须输血情况下,可考虑将 O 型血少量输给其他血型的病人?

(1) O 型血红细胞膜上不含 A、B 凝集原,不会被其他血型血浆中的凝集素所凝集,即交叉配血实验中的主侧不凝集。

(2) 在输血量少、速度缓慢且在输血过程中严密监护的情况下,进入受血者血液中的供血者凝集素可以被稀释而不易达到产生凝集的浓度,即次侧不易发生凝集现象。

7. 正常情况下,血液在血管内为何不凝?

血液中凝血和纤溶是两个既对立又统一的功能系统,正常情况下两者之间保持动态平衡,既保证出血时能有效止血,又能适时疏通血管,维持血流畅通。如果凝血作用大于纤溶,易形成血栓;反之,纤溶作用大于凝血,易出现出血倾向。

第四章　血液循环

一、名词解释

1. 心率:每分钟心跳的次数称心率。正常成人安静时心率每分钟 60～100 次,平均约 75 次。
2. 心动周期:心脏每次收缩和舒张构成一个活动周期,称为心动周期。心动周期的长短取决于心率的快慢。
3. 全心舒张期:在一个心动周期中,从心室开始舒张到心房开始收缩之前的这段时间内,心房和心室都处于舒张状态,称为全心舒张期。
4. 搏出量:一侧心室每收缩一次所射出的血量称为每搏输出量,简称搏出量。成人安静时搏出量为 60～80 mL,平均 70 mL。
5. 心输出量:一侧心室每分钟射出的血量称为每分输出量,简称心输出量。
6. 期前收缩:正常情况下,心肌按窦房结传来的冲动进行节律活动,如果在相对不应期和超长期内,受到人工或病理性刺激,可使心肌提前产生一次兴奋和收缩,称为期前收缩或早搏。
7. 窦性心律:由窦房结控制的心跳节律称为窦性心律。
8. 房室延搁:房室交界是正常兴奋由心房传入心室的唯一通道,但其传导速度缓慢,使兴奋传导在此延搁一段时间(约 0.1 s),称为房室延搁。
9. 心音:心动周期中心肌收缩和瓣膜关闭等机械活动所产生的声音称为心音。
10. 动脉血压:在血液流动过程中,血管内的血液对单位面积动脉管壁的侧压力称为动脉血压。
11. 收缩压:心室收缩时,动脉血压升高所达到的最高值称为收缩压。
12. 舒张压:心室舒张时,动脉血压降低所达到的最低值称为舒张压。
13. 平均动脉压:心动周期中动脉血压的平均值称为平均动脉压。
14. 中心静脉压:右心房和胸腔内大静脉的血压称为中心静脉压。
15. 微循环:微动脉与微静脉之间的血液循环称为微循环。

二、填空题

1. 降低(或下降)　关闭　开放　心房　心室
2. 快速充盈期　心房收缩期
3. 心率　前负荷　后负荷　收缩
4. 心室舒张末期的充盈量　动脉血压
5. 增加　增强　增多
6. 音调高且持续时间较短　心室舒张　动脉血压　动脉瓣
7. －90　K^+　外
8. P　QRS　T
9. 自律性　传导性　兴奋性　收缩性
10. 房室交界处　缓慢
11. K^+　Ca^{2+}　Na^+　K^+

12. 升高　下降
13. 在封闭的心血管系统中有足够的血液充盈　心射血的动力　外周血管阻力
14. 100～120 mmHg　60～80 mmHg　30～40 mmHg
15. 正比　反比　正比　正比
16. 升高　降低　升高
17. 降低　收缩压降低　舒张压升高
18. 舒张压　降低
19. 心肌收缩力　重力和体位　呼吸运动　骨骼肌的挤压作用
20. 直接通路　迂回通路　动静脉短路
21. 升高　增多
22. 从毛细血管内滤出　组织　回流入毛细血管内　血浆
23. 去甲肾上腺素　加快　增强　乙酰胆碱　相反
24. 收缩血管　增加　升高　升压
25. 加快　增多　影响不大　强心

三、单项选择题

1. 解析:选 C。在心动周期中,心房和心室的舒张期都明显长于收缩期。

2. 解析:选 A。按照成人心率 75 次/min 计算,心动周期为 0.8 s,房缩期为 0.1 s。

3. 解析:选 C。心率加快时,心动周期缩短,收缩期和舒张期均缩短,但舒张期缩短更明显。

4. 解析:选 B。房缩期室内压低于房内压和动脉压,房室瓣开放,动脉瓣关闭。

5. 解析:选 D。在射血期,室内压＞动脉压,动脉瓣开放,血液由心室迅速射入动脉内;室内压＞房内压,房室瓣关闭。

6. 解析:选 D。在心室充盈过程中,由心房内血液顺着房室压力梯度被"抽吸"进入心室(或心室舒张所致室内压降低的抽吸作用)的充盈量占70%,而心房收缩的充盈量仅占30%。

7. 解析:选 D。全心舒张期时,心室舒张,室内压＜动脉压,动脉瓣关闭。

8. 解析:选 C。每侧心室每次收缩所射出的血量称为每搏出量,正常成人安静时,每搏出量约为 60～80 mL。

9. 解析:选 B。每侧心室每分钟射出的血量称为每分心输出量,正常成人安静状态下的每分心输出量约为 4～6 L。

10. 解析:选 A。每侧心室每分钟射出的血量称为每分心输出量,简称心输出量。

11. 解析:选 D。评价心功能的指标有每搏输出量、心输出量(基本指标)、心指数、射血分数和心脏做功量。

12. 解析:选 A。心率超过 180 次/min 时,由于心动周期过短,特别是心舒期过短,心室血液充盈不足,导致搏出量和心输出量减少。

13. 解析:选 C。心肌的前负荷是指心室舒张末期充盈量。

14. 解析:选 B。心肌的后负荷是指动脉血压,特别是动脉舒张压。

15. 解析:选 B。室内压只有大于动脉压时才能将血液射入动脉,动脉血压升高时,动脉瓣开放推迟(即等容收缩期延长),射血时间缩短。

16. 解析:选 B。交感神经兴奋,血中肾上腺素含量增多,心肌收缩力增强。
17. 解析:选 C。2 期(平台期)是由于 Ca^{2+} 缓慢内流,少量 K^+ 外流而形成的,持续时间较长,是心室肌细胞动作电位的主要特征,是心室肌动作电位持续时间长的主要原因。
18. 解析:选 D。4 期(静息期)有 Na^+、Ca^{2+} 内流和 K^+ 外流。
19. 解析:选 D。4 期自动去极化是自律细胞形成自动节律性的基础,是自律细胞和非自律细胞生物电活动的主要区别。
20. 解析:选 C。不同部位自律细胞的 4 期自动去极化速度不同,故自律性高低不同。
21. 解析:选 C。窦房结 4 期自动去极化速度最快,故自律性最高。
22. 解析:选 A。窦房结自律性最高,是心脏的正常起搏点。
23. 解析:选 C。心律是指两次心跳之间时间间隔,心率是指每分钟心跳的次数。
24. 解析:选 D。心肌兴奋性的特点是有效不应期特别长,相当于整个收缩期和舒张早期。
25. 解析:选 D。期前收缩也有自己的有效不应期,当下一次从窦房结传来的兴奋恰好落在期前收缩的有效不应期内,则不能引起心室的兴奋和收缩,称为代偿间歇。
26. 解析:选 D。心肌兴奋性的特点是有效不应期特别长,相当于整个收缩期和舒张早期,这一特点使心肌不会发生强直收缩。心肌细胞依赖细胞外 Ca^{2+} 内流触发收缩,而肌浆网储 Ca^{2+} 能力有限,导致收缩后 Ca^{2+} 迅速回收,不应期延长。
27. 解析:选 C。心肌兴奋性的特点是有效不应期特别长,相当于整个收缩期和舒张早期。
28. 解析:选 C。房室交界是正常兴奋由心房传入心室的唯一通道,兴奋传导的速度最慢。
29. 解析:选 D。房室延搁的生理意义在于心室的收缩总是发生在心房收缩完毕之后,有利于心室的血液充盈和射血。
30. 解析:选 B。血液 pH 值降低时,心缩力减弱。
31. 解析:选 C。第一心音发生在心室收缩期,标志着心室收缩的开始。
32. 解析:选 C。第二心音的强弱可反映动脉血压的高低及动脉瓣的功能状态。
33. 解析:选 D。第一心音主要由心室收缩、房室瓣关闭及心室射出的血液冲击动脉壁引起的振动而产生。
34. 解析:选 D。第二心音的特点是音调较高,持续时间较短。
35. 解析:选 D。第二心音主要由心室舒张、动脉瓣(半月瓣)迅速关闭及血液冲击主动脉和肺动脉根壁引起的振动而产生。
36. 解析:选 A。P-R 间期反映窦房结兴奋传至心室,引起心室兴奋所需的时间。
37. 解析:选 D。容量血管主要指静脉。
38. 解析:选 B。口径较小的小动脉和微动脉是形成血流阻力的主要部位。
39. 解析:选 A。各段血管之间存在着压力差,即动脉血压>毛细血管血压>静脉血压,这种压力差是推动血液流动的直接动力。
40. 解析:选 D。正常人动脉血压随年龄增长有所升高,收缩压升高比舒张压明显。
41. 解析:选 D。足够的循环血量充盈(或循环血量和血管容积相适应)是形成动脉血压的前提。
42. 解析:选 A。收缩压的高低主要反映搏出量的多少。
43. 解析:选 D。大动脉管壁弹性减弱,使收缩压升高而舒张压降低,脉压增大。

44. 解析:选 D。舒张压的高低主要反映外周阻力的大小。

45. 解析:选 B。心率减慢时,收缩压轻度降低,舒张压明显降低,脉压增大。

46. 解析:选 D。影响血流阻力的最主要因素是血管半径。

47. 解析:选 C。老年人的主动脉和大动脉管壁弹性减弱,使收缩压升高而舒张压降低,脉压增大。

48. 解析:选 D。老年人大动脉弹性减弱伴有小动脉硬化时,外周阻力增加,收缩压和舒张压均升高。

49. 解析:选 C。过敏、中毒等情况导致血管容积扩大时,也会导致动脉血压下降。

50. 解析:选 D。搏出量越多,心室排空越完全,对心房内血液抽吸力越大,中心静脉压就越低,静脉回心血量就越多。

51. 解析:选 B。中心静脉压正常值为 4～12 cmH$_2$O。

52. 解析:选 C。微循环的最主要功能(或称基本功能)是实现血液与组织液的物质交换。

53. 解析:选 D。迂回通路是血液和组织之间进行物质交换的主要部位。

54. 解析:选 C。动静脉短路的功能是参与体温调节。

55. 解析:选 C。影响有效滤过压的主要因素是毛细血管血压和血浆胶体渗透压。

56. 解析:选 A。决定组织液生成和回流的主要因素是毛细血管血压。

57. 解析:选 B。蛋白质摄入不足(营养不良)、合成障碍(肝病)、丢失过多(肾病综合征)均会导致血浆胶体渗透压降低,有效滤过压增大,组织液生成增多,造成组织水肿。

58. 解析:选 D。心血管活动的基本中枢在延髓,包括心交感中枢、心迷走中枢、交感缩血管中枢。

59. 解析:选 D。交感神经兴奋,心率加快、心肌收缩力增强、心输出量增多。

60. 解析:选 D。人体从卧位转变为立位时,通过颈动脉窦压力感受器引起交感神经活动增强。

61. 解析:选 D。降压反射的生理意义是维持动脉血压的相对稳定。

62. 解析:选 D。人由直立变为卧位时,心交感神经的活动会减弱。

63. 解析:选 D。降压反射对缓慢的动脉血压变化不敏感。

64. 解析:选 B。肾上腺素可使骨骼肌血管舒张,去甲肾上腺素使体内大多数血管收缩。

65. 解析:选 D。成人安静状态时的心率为 60～100 次/min。

66. 解析:选 D。成年女性心率较男性稍快。

67. 解析:选 C。心率 75 次/min,则心动周期为 0.8 s。

68. 解析:选 D。在心动周期中,心房和心室的舒张期都明显长于收缩期。

69. 解析:选 D。等容收缩期心室容积相同。

70. 解析:选 D。等容收缩期室内压急剧升高。

71. 解析:选 C。等容收缩期房室瓣和(动脉瓣)半月瓣都关闭。

72. 解析:选 A。从房室瓣开始关闭到半月瓣开放之前的时间相当于等容收缩期。

73. 解析:选 D。心室血液充盈 70% 是由于室内压降低的抽吸作用。

74. 解析:选 D。房室瓣开放始于等容舒张期末。

75. 解析:选 D。房室瓣关闭始于等容收缩期初。

76. **解析**:选 D。从动脉瓣关闭到下次动脉瓣开放的时间相当于心室舒张期+等容收缩期。
77. **解析**:选 D。等容收缩期是指心室收缩时容积不变的时期。
78. **解析**:选 D。等容收缩期室内压急剧升高。
79. **解析**:选 D。心室血液充盈 70% 是由于室内压降低的抽吸作用,30% 是靠心房收缩充盈。
80. **解析**:选 D。大动脉管壁弹性是影响动脉血压的因素,不是影响心输出量的因素。
81. **解析**:选 A。心室肌细胞的静息电位约 −90 mV。
82. **解析**:选 B。心室肌细胞静息电位形成是钾离子外流形成的电-化学平衡电位。
83. **解析**:选 A。心室肌细胞复极化 1 期是钾离子外流形成的。
84. **解析**:选 D。心室肌细胞动作电位 2 期是钙离子缓慢内流和钾离子少量外流形成的。
85. **解析**:选 D。心肌细胞复极 3 期的形成是由于钾离子迅速外流。
86. **解析**:选 D。窦房结自律性最高的原因是 4 期自动去极化速度最快。
87. **解析**:选 C。心动周期按 0.8 s 计,室缩期约占 0.3 s。
88. **解析**:选 D。心肌兴奋性的特点是有效不应期特别长。
89. **解析**:选 C。心室肌有效不应期长的原因是 2 期(平台期)时间较长。
90. **解析**:选 D。房室延搁的意义在于心室的收缩总是发生在心房收缩完毕之后,有利于心室的充盈和射血。
91. **解析**:选 B。血液流经小动脉和微动脉时,由于其口径小,血压降低幅度大。
92. **解析**:选 B。主动脉是弹性贮器血管,其血管壁坚厚,富含弹性纤维,可缓冲动脉血压的波动。
93. **解析**:选 B。心率增快,动脉血压升高,舒张压升高比收缩压升高明显,脉压减少。
94. **解析**:选 C。中心静脉压是监测心室射血能力和静脉回心血量的指标。
95. **解析**:选 A。阻断一侧颈总动脉可使动脉血压升高。
96. **解析**:选 B。机体在急性失血时最早出现的代偿反应是交感神经兴奋。
97. **解析**:选 D。颈动脉窦压力感受器的传入冲动增多可引起心迷走中枢紧张性减弱,心交感中枢和交感缩血管中枢的紧张性减弱,心率减慢,动脉血压降低。
98. **解析**:选 D。肾上腺素激活 α 受体,使皮肤和腹腔脏器的血管收缩;同时激活 $β_1$ 受体,可使骨骼肌血管和冠状动脉血管舒张,使心脏活动加强。

四、判断选择题

1. **解析**:选 B。心肌细胞的生理特性包括自律性、兴奋性、传导性和收缩性。
2. **解析**:选 A。在正常情况下,窦房结的自律性最高,整个心脏的兴奋和收缩是由它自动产生的兴奋引起的,称为正常起搏点。
3. **解析**:选 B。心率的快慢主要与情绪、心理健康状况、运动情况、发热情况等因素有关。
4. **解析**:选 B。窦房结细胞动作电位的 4 期自动去极化速度确实很快,但这并不意味着它的传导速度最快。实际上,窦房结细胞的这一特性与其自律性有关,即自动产生节律性兴奋的能力。自律性高的细胞能够自动去极化,从而引发下一次动作电位,这是窦房结作为心脏起搏点的原因之一。然而,传导速度最快的并不是窦房结细胞,而是浦肯野纤维。

5. 解析:选A。有效不应期包括绝对不应期和局部反应期。绝对不应期内无论给予多强大的刺激,心肌细胞都不能产生反应;局部反应期给予强刺激可产生局兴奋,但不能产生动作电位。

6. 解析:选B。在相对不应期内,心肌细胞兴奋性有所恢复但仍低于正常,只有用阈上刺激才可引起新的动电位,但动作电位去极化的速度和幅度均小于正常。

7. 解析:选B。心电图是反映心肌电活动的重要指标,而不是直接反映心肌的机械收缩力。心电图是一种临床检查方法,用于记录心脏的电活动。

8. 解析:选B。当心房开始收缩时,心房内压力升高,其目的是将心房内的血液进一步挤压到心室中,为心室的充盈作最后的补充,从而使心室在舒张期能够容纳更多的血液,为下一次心室收缩射血储备足够的血量。

9. 解析:选B。心输出量等于每搏出量乘以心率,在一定范围内,但心率与心输出量呈正变关系。但心率过快或过慢均会使心输出量减少。

10. 解析:选A。第一心音发生在等容收缩期初期,第一心音标志着心室收缩的开始,形成原因包括心室肌的收缩,房室瓣的突然关闭以及随后射血入动脉等引起的振动。

11. 解析:选B。从房室瓣关闭到动脉瓣开启这段时间,心室收缩使压力不断增加,但心室容积不变,称为等容收缩期。

12. 解析:选B。平均动脉压是舒张压+1/3脉压。

13. 解析:选B。全身绝大部分的血管只接受交感缩血管神经支配,仅小部分器官的血管受交感或副交感舒血管神经支配。

14. 解析:选B。颈动脉窦压力感受器反射是一种负反馈调节,对防止和缓冲动脉血压的急剧波动,保持动脉血压的相对稳定有重要的生理意义。

15. 解析:选A。颈动脉窦压力感受器反射是一种负反馈调节,对防止和缓冲动脉血压的急剧波动,保持动脉血压的相对稳定有重要的生理意义。

五、简答题

1. 列表分析在每个心动周期中心室内压力、容积、心瓣膜及血流方向的变化。

   每个心动周期中心室内压力、容积、心瓣膜及血流方向的变化见表4-4-1。

   表4-4-1 每个心动周期中心室内压力、容积、心瓣膜及血流方向的变化

心动周期分期	压力比较 心房、心室、动脉	瓣膜开闭 房室瓣	瓣膜开闭 动脉瓣	心室容量	心内血流方向
房缩期	房>室<动	开	关	增大	房→室
室缩:等容收缩期	房<室<动	关	关	不变	血存于心室
射血期	房<室>动	关	开	减小	室→动
室舒:等容舒张期	房<室<动	关	关	不变	血存于心房
充盈期	房>室<动	开	关	增大	房→室

2. 何为心输出量?试述影响心输出量的因素。

   (1) 一侧心室每分钟射出的血量称为每分输出量,简称心输出量。正常成人安静时心输

出量为 4.5～6.0 L/min,平均 5 L/min。

(2) 心输出量受每搏输出量多少和心率快慢的影响,而每搏输出量又受心肌前负荷、心肌收缩能力和心肌后负荷的影响。

① 心室舒张末期充盈量是心肌前负荷,在其他条件不变的情况下,在一定限度内,心室末期容量增大,心肌初长度增加,心肌收缩力随之增强,从而使搏出量增多,逆则反之。

② 动脉血压为心肌后负荷,在其他条件不变的情况下,动脉血压升高,可使心室等容收缩期延长,射血期缩短,射血速度减慢,使每搏输出量减少,逆则反之。

③ 心肌收缩力增强,搏出量增加,逆则反之。

④ 在一定范围内,心率加快,心输出量增加。但如果心率过快(超过 180 次/min)或过慢(低于 40 次/min),心输出量都会明显减少。

3. 第一心音和第二心音各有何特点? 如何产生? 有何意义?

(1) 第一心音:① 产生时间——心缩期初;② 特点——音调低,持续时间长;③ 产生原因——心室肌收缩、房室瓣关闭、心室射出血液冲击主动脉壁引起的振动;④ 意义——标志着心室收缩的开始,此心音的强弱可反映心室收缩力的强弱和房室瓣的功能状态。

(2) 第二心音:① 产生时间——心舒期初;② 特点——音调高,持续时间短;③ 产生原因——心室肌舒张时动脉瓣关闭,血液返回冲击主动脉根部引起的振动;④ 意义——标志着心室舒张的开始,此心音的强弱可反映动脉血压的高低和动脉瓣的功能状态。

4. 心肌细胞一次兴奋时兴奋性有何变化? 其兴奋性的特点有何生理意义?

心肌细胞一次兴奋时兴奋性发生周期性变化,经过有效不应期、相对不应期、超常期,而后恢复到原来状态。

特点及意义:心肌兴奋性的有效不应期特别长,相当于机械收缩的整个收缩期和舒张早期,使心肌不发生完全强直收缩,始终保持收缩与舒张交替进行,保证心室的充盈和射血功能。

5. 窦房结产生的兴奋在心脏内是如何传导的? 有何特点和意义?

窦房结→房室交界→房室束及其束支→浦肯野纤维→心室肌、心房肌。

特点:房室交界处(房室结)传导速度最慢,因为房室交界区是正常兴奋由心房传入心室的唯一通道,兴奋传导的速度较慢,需要时间较长,称房室延搁。意义:可使心室的收缩总是发生在心房收缩完毕之后,有利于心室的充盈和射血。

6. 试述动脉血压的形成机制。

(1) 前提:在封闭的心血管系统中,有足够的循环血量充盈。

(2) 根本因素:心脏射血的动力和外周阻力。

(3) 调节因素:大动脉管壁的弹性具有缓冲收缩压、维持舒张压、减小脉压的作用,并保持血液在血管内连续流动。

7. 简述影响动脉血压的因素。

影响动脉血压的因素有每输出量、心率、外周阻力、大动脉管壁弹性、循环血量和血管容积。

在其他因素不变时:

(1)每搏输出量增加时,收缩压明显升高,舒张压稍有升高,脉压增大。

(2)心率适度加快时,心舒期缩短较心缩期更明显,舒张压升高,收缩压升高不如舒张压升高明显,脉压减小。

(3)外周阻力增大时,舒张压明显升高,收缩压升高不如舒张压升高明显,脉压减小。

(4)大动脉管壁弹性下降时,大动脉的弹性贮器作用减小,收缩压升高,舒张压下降,脉压增大,若伴有小动脉硬化,则舒张压升高。

(5)循环血量和血管容积相适应,血压维持正常。若循环血量减少而血管容积不变或血管容积增大而循环血量不变(即二者不相适应)时,血管充盈度不足,动脉血压下降。

8. 简述组织液的生成和回流。

组织液生成的动力是有效滤过压。有效滤过压=(毛细血管血压+组织液胶体渗透压)—(血浆胶体渗透压+组织液静水压),毛细血管血压和组织液胶体渗透压是促进组织液生成的力量,血浆胶体渗透压和组织液静水压是促进组织液回流的力量。在动脉端由于毛细血管血压较高,有效滤过压为正值,促进组织液生成。在静脉端由于毛细血管压较低,有效滤过压为负值,从而促进组织液回流。所以组织液由毛细血管血动脉端生成,大部分由静脉端回流,小部分进入毛细淋巴管,形成淋巴液,经淋巴系统运回血液。

9. 在正常情况下调节血压相对稳定的反射是什么?简述该反射的过程。

(1)在正常情况下,调节血压相对稳定的重要反射是颈动脉窦和主动脉弓压力感受性反射,即减压反射或称降压反射。

(2)该反射的主要过程:血压突然升高→颈动脉窦和主动脉弓压力感受器受到刺激增强→窦神经和主动脉神经传入神经冲动增多→延髓心迷走中枢兴奋,心交感中枢和交感缩血管中枢抑制→心迷走神经传出冲动增多,心交感神经和交感缩血管神经传出冲动减少→心脏活动减弱,外周阻力血管舒张→血压回降。

(3)意义:缓冲动脉血压的急剧变化,维持动脉血压相对稳定。

10. 肾上腺素和去甲肾上腺素对心血管的作用有何异同点?

(1)肾上腺素:对心脏,作用较强,主要使心率加快,心肌收缩力加强,心输出量增多。对血管,使皮肤、肾、胃肠的血管收缩,又可使骨骼肌、肝、冠状血管舒张,对总外周阻力影响不大,临床上作为"强心药"。

(2) 去甲肾上腺素:对心脏,主要与心肌细胞上的 $β_1$ 受体结合,使心率加快,心肌收缩力加强,心输出量增多,但在整体内,由于压力感受性反射作用,使心率减慢。对血管,主要与α受体结合,使体内大多数血管强烈收缩(冠状血管除外),外周阻力显著增加,动脉血压升高,临床上作为"升压药"。

第五章 呼吸

一、名词解释

1. 肺通气:肺与外界环境之间的气体交换称为肺通气。

2. 肺活量:最大吸气后,再尽力呼气所能呼出的气体量称为肺活量。肺活量等于潮气量、补吸气量和补呼气量之和。
3. 时间肺活量:最大吸气后以最快速度尽力呼气,在一定时间内所能呼出的气量占肺活量的百分数称为时间肺活量,又称用力呼气量。
4. 每分通气量:每分钟吸入或呼出的气体总量称为每分通气量。
5. 肺泡通气量:每分钟吸入肺泡的新鲜空气量(或有效通气量)称为肺泡通气量。
6. 肺换气:肺泡与肺毛细血管血液之间的气体交换称为肺泡气体交换,简称肺换气。
7. 通气/血流比值:肺泡通气量与每分钟肺血流量的比值称为通气/血流比值。

二、填空题

1. 胸式呼吸　腹式呼吸
2. 肺一次通气的最大　肺通气　83
3. 静脉　动脉
4. 呼吸膜的厚度和面积　通气/血流比值　气体扩散速率
5. 毛细血管　组织细胞　组织细胞　毛细血管
6. 氧合血红蛋白(或 HbO_2)　形成碳酸氢盐　物理溶解　氨基甲酸血红蛋白
7. 缺氧
8. 升高　升高　降低

三、单项选择题

1. 解析:选 C。肺通气是指气体经呼吸道进出肺的过程,即肺与外界环境之间的气体交换。
2. 解析:选 C。内呼吸即组织换气,是指血液通过组织液与组织细胞之间的气体交换。
3. 解析:选 D。外呼吸包括肺通气和肺换气,肺通气是指气体经呼吸道进出肺的过程,肺换气是指肺泡与肺毛细血管血液之间进行的其他交换,概括来说外呼吸是外界空气与血液之间在肺部实现的气体交换过程。
4. 解析:选 D。肺换气是指肺泡气体与肺毛细血管血液之间进行的气体交换,其结构基础是呼吸膜。
5. 解析:选 C。肺通气的原动力是呼吸运动,即呼吸肌的舒缩活动。
6. 解析:选 B。肺通气的阻力包括弹性阻力(70%)和非弹性阻力(30%),弹性阻力即回缩力,包括胸廓弹性阻力和肺弹性阻力。
7. 解析:选 D。肺弹性阻力包括肺泡表面张力(约占 2/3)和弹性纤维产生的弹性回缩力(约占 1/3)。
8. 解析:选 A。肺泡表面活性物质由肺泡Ⅱ型细胞分泌,其作用有:降低肺泡表面张力,减少肺的弹性阻力,即减少肺的回缩力;维持大小肺泡容积的相对稳定;防止肺不张等。
9. 解析:选 B。正常情况下,胸内压总是低于大气压,故称为胸内负压。
10. 解析:选 C。在吸气末和呼气末,肺内压等于大气压。
11. 解析:选 D。平静呼气(被动)并不是由呼气肌收缩引起,而是肋间外肌和膈肌(吸气肌)舒张所致。
12. 解析:选 C。平静呼吸时,每次吸入或呼出的气量称为潮气量。

13. **解析**:选 A。平静呼吸时,吸气是主动,呼气是被动的;用力呼吸时,吸气和呼气都是主动的。

14. **解析**:选 B。在吸气末和呼气末,肺内压等于大气压,胸内压=大气压(肺内压)—肺回缩力。

15. **解析**:选 B。胸内负压形成的必要条件是胸膜腔密闭,同时坚强的胸壁维持胸廓的自然容积大于肺的自然容积,肺被动扩张,产生回缩力。

16. **解析**:选 B。胸内负压形成的必要条件是胸膜腔密闭。

17. **解析**:选 B。在吸气末和呼气末,肺内压等于大气压。

18. **解析**:选 D。肺的弹性回缩力是由肺组织弹性纤维产生的,见于呼吸全过程。

19. **解析**:选 B。肺泡表面活性物质由肺泡Ⅱ型细胞分泌,其作用是降低肺泡表面张力,减少肺的弹性阻力,即增加肺的顺应性。

20. **解析**:选 C。顺应性=1/弹性阻力(反变)。

21. **解析**:选 D。顺应性是指在外力作用下,弹性物体扩张的难易程度。

22. **解析**:选 D。肺回缩力即肺的弹性阻力,有两个来源:一是肺泡表面张力,二是肺组织弹性纤维产生的肺的弹性回缩力。

23. **解析**:选 B。肺通气的阻力包括弹性阻力(70%)和非弹性阻力(30%),平静呼吸时弹性阻力是主要因素。

24. **解析**:选 B。肺弹性阻力包括肺泡表面张力(约占 2/3)和肺弹性回缩力(约占 1/3)。

25. **解析**:选 A。肺泡表面活性物质的作用是降低肺泡表面张力。

26. **解析**:选 D。气道阻力受气流速度、气流形式和管径大小的影响,但主要受气道管径大小的影响(与气道半径的四次方成反比)。

27. **解析**:选 A。残气量是最大呼气末肺内残余的气量,成人约为 1000~1500 mL。

28. **解析**:选 B。潮气量+补吸气量=深吸气量,肺活量是潮气量、补呼气量和补吸气量之和,即肺活量=深吸气量+补呼气量。

29. **解析**:选 B。功能残气量是平静呼气末肺内所余的气量,成人约为 2500 mL。

30. **解析**:选 B。尽力做深快呼吸时,每分钟所能吸入或呼出的最大气量为最大随意通气量。

31. **解析**:选 C。肺泡通气量=(潮气量-无效腔气量)×呼吸频率。

32. **解析**:选 D。根据肺泡通气量公式,有效参与气体交换的气量减少,即肺泡通气量减少。

33. **解析**:选 B。每分肺泡通气量=(潮气量-无效腔气量)×呼吸频率;通气/血流比值是指每分肺泡通气量与每分肺血流量的比值。解剖无效腔增加,每分肺泡通气量减少,通气/血流比值也减小。

34. **解析**:选 D。时间肺活量又称用力呼气量,是评价分肺通气功能的较好指标。

35. **解析**:选 C。时间肺活量:又称用力呼气量,是指一次最大吸气后再以最快速度尽力呼气,在一定时间内所能呼出的气量占肺活量的百分数。正常成人时间肺活量:第一秒末,83%(低于60%,为不正常);第二秒末,96%;第三秒末,99%。

36. **解析**:选 D。气道狭窄的患者,肺通气阻力增加,肺活量可正常,但时间肺活量必然减少。

37. **解析**:选 D。浅快呼吸时,肺泡通气量减少。

38. **解析**:选 D。每分肺通气量=潮气量×呼吸频率;肺泡通气量=(潮气量-无效腔气量)×呼吸频率。

39. 解析:选 D。肺泡通气量是每分钟吸入肺泡内的新鲜空气量。
40. 解析:选 C。肺活量是指最大吸气后再尽力呼气所能呼出的气体量。
41. 解析:选 B。肺泡通气量是每分钟吸入肺泡内的新鲜空气量,即真正有效的气体交换量。
42. 解析:选 B。气体交换的动力为膜两侧的气体分压差,气体分子总是从分压高的一侧向分压低的一侧扩散。
43. 解析:选 D。O_2 的分子量小于 CO_2,肺泡与血液间 O_2 分压差大于 CO_2 分压差,仅从这两方面看,O_2 扩散速度比 CO_2 快,但由于 CO_2 在血浆中的溶解度远大于 O_2(24 倍),故综合结果是 CO_2 比 O_2 扩散速度快。
44. 解析:选 B。氧分压由高到低的顺序通常是肺泡气>动脉血>静脉血>组织细胞。
45. 解析:选 C。CO_2 分压由高至低的顺序通常是组织细胞>静脉血>肺泡气>呼出气。
46. 解析:选 A。肺泡无效腔与解剖无效腔一起称为生理无效腔,正常人生理无效腔≈解剖无效腔。
47. 解析:选 B。每分肺泡通气量与每分肺血流量的比值,称为通气/血流比值,正常成人安静时约为 0.84。
48. 解析:选 D。CO_2 分压由高至低的顺序通常为组织细胞>静脉血>肺泡气>呼出气。
49. 解析:选 D。正常成人安静时通气/血流比值约为 0.84;比值增大或减少均可使肺换气效率降低。
50. 解析:选 D。肺换气是指肺泡与肺毛细血管血液之间的气体交换,气体交换的动力是膜两侧的气体分压差,气体分子总是从分压高的一侧向分压低的一侧扩散。
51. 解析:选 A。经过组织换气后动脉血变成了静脉血。
52. 解析:选 D。当血液中去氧 Hb 含量超过 50 g/L 时,皮肤、黏膜呈青紫色,称为发绀,发绀是缺氧的标志。
53. 解析:选 A。CO_2 的运输形式:物理溶解占 5%,化学结合中 HCO_3^- 占 88%,氨基甲酸血红蛋白占 7%。
54. 解析:选 C。缺氧仅对外周化学感受器有兴奋作用,外周化学感受器包括颈动脉体、主动脉体。
55. 解析:选 B。CO_2 是调节呼吸运动最重要的生理性刺激因素。
56. 解析:选 D。缺氧仅对外周化学感受器有兴奋作用。
57. 解析:选 C。中枢化学感受器位于延髓腹外侧浅表部位,可感受脑脊液和局部细胞外液中 H^+ 浓度的变化。
58. 解析:选 B。延髓是产生节律性呼吸运动的基本中枢。
59. 解析:选 A。正常呼吸节律是脑桥和延髓呼吸中枢共同活动形成的。
60. 解析:选 D。大脑皮质可以有意识地暂时屏气或随意控制呼吸运动的深度与频率。
61. 解析:选 D。肺牵张反射的感受器位于支气管和细支气管平滑肌内。
62. 解析:选 B。血中二氧化碳分压升高,可通过中枢化学感受器和外周呼吸感受器两条兴奋呼吸运动,但主要通过中枢化学感受器兴奋呼吸中枢。
63. 解析:选 A。血液中的 CO_2 易于通过血脑屏障进入脑脊液,与水结合形成 H_2CO_3,进一

步解离出 H^+ 可兴奋中枢化学感受器,进而兴奋延髓呼吸中枢。

64. 解析:选 D。PCO_2 过高(超 7%)会出现中枢神经系统毒性作用,即呼吸困难、头痛、头昏,甚至昏迷。

65. 解析:选 B。血液中 H^+ 不易通过血脑屏障,故对中枢化学感受器的直接作用较小。

66. 解析:选 D。低 O_2 对呼吸运动的调节作用是通过刺激外周化学感受器来实现的。

67. 解析:选 A。一定浓度的二氧化碳对维持呼吸中枢兴奋性是必需的。

68. 解析:选 C。呼吸是指机体与外界环境之间进行气体交换的过程。

69. 解析:选 B。肺通气的直接动力是肺内压与大气压之差。

70. 解析:选 C。在吸气末和呼气末,肺内压等于大气压,胸内压=大气压-肺回缩力,若视大气压为 0,则胸内负压是肺的回缩力造成的,即在吸气末和呼气末胸内负压应相等。

71. 解析:选 B。肺弹性阻力即肺回缩力包括肺泡表面张力(约占 2/3)和肺弹性回缩力(约占 1/3)。

72. 解析:选 D。正常成人每分通气量为 6.0～9.0 L。

73. 解析:选 D。功能残气量是平静呼气末肺内所余的气量。

74. 解析:选 A。功能残气量是平静呼气末肺内所余的气量,肺气肿患者的肺弹性回缩力降低,功能残气量则增加。

75. 解析:选 B。肺总量=潮气量+补吸气量+补呼气量+残气量,肺活量=潮气量+补呼气量+补吸气量。

76. 解析:选 C。正常人无效腔容量约为 150 mL,约占潮气量(500 mL)的 30%。

77. 解析:选 C。阻塞性肺疾患,如气道狭窄可引起气道阻力增加,肺活量可正常,时间肺活量必然减少。

78. 解析:选 D。肺换气是指肺泡与肺毛细血管血液之间的气体交换,气体交换的动力是膜两侧的气体分压差。

79. 解析:选 A。O_2 与血红蛋白结合形成氧合血红蛋白 HbO_2。

四、判断选择题

1. 解析:选 B。外呼吸是指肺毛细血管血液与外界环境之间的气体交换过程。

2. 解析:选 B。肺通气的直接动力是肺泡气与外界大气压之间的压力差,呼吸运动是肺通气的原动力。

3. 解析:选 B。每分通气量=潮气量×呼吸频率。

4. 解析:选 A。肺泡表面活性物质分布在肺泡壁液体分子层表面,可降低肺泡表面张力,减小肺泡的回缩力。

5. 解析:选 A。肺换气是指肺泡与血液之间的气体交换。

6. 解析:选 A。解剖无效腔是指呼吸道中不参与气体交换的部分,其容积大约为 150 mL。当呼吸道的容积增加时,这部分不参与气体交换的区域也会相应增大,从而导致解剖无效腔增大。

7. 解析:选 B。血红蛋白氧容量是指血红蛋白能结合氧的最大量。

8. 解析:选 B。平静吸气时膈肌收缩,肋间外肌收缩,肋骨和胸骨上举。

9. 解析：选 A。颈动脉体和主动脉体是调节呼吸和循环的重要外周化学感受器。在动脉血 PO_2 降低、PCO_2 或 H^+ 浓度（$[H^+]$）升高时受到刺激，冲动经窦神经和迷走神经传入延髓，反射性地引起呼吸加深加快和血液循环的变化。

10. 解析：选 B。CO_2 对呼吸的刺激作用通过中枢化学感受器和外周化学感受器，以兴奋中枢化学感受器。

五、简答题

1. 简述胸内负压的形成及其生理意义。

   胸膜腔为密闭潜在的腔隙，是形成胸内负压的前提条件。胸内负压的形成与作用于胸膜腔的两种力有关：一是肺内压（大气压），通过胸膜脏层作用于胸膜腔，使肺扩张；二是肺的自然容积小于胸廓的自然容积，肺在大气压作用下扩张产生回缩力，肺回缩力的方向与大气压对胸膜腔的作用方向相反，抵消了一部分大气压对胸膜腔的作用，使胸膜腔内压小于大气压而呈负值，所以，胸膜腔内压＝大气压－肺回缩力。假设大气压为 0，则胸膜腔内压＝－肺回缩力，因此，胸膜腔负压是由肺回缩力造成的。

   胸内负压的生理意义：(1) 使肺维持扩张状态，并使肺能随胸廓的张缩而张缩。

   (2) 降低心房、腔静脉和胸导管内的压力，促进静脉血和淋巴液的回流。

2. 简述肺泡表面活性物质的生理作用。

   肺泡表面活性物质由肺泡Ⅱ型细胞合成和分泌，肺泡表面活性物质的作用是降低肺泡表面张力，减小肺泡回缩力。

   生理意义：(1) 减小肺的弹性阻力，使肺容易扩张，保证肺通气的顺利进行。

   (2) 避免肺毛细血管中液体渗入肺泡，防止肺水肿的发生。

3. 简述肺换气的动力与影响肺换气的主要原因。

   肺换气的动力：生物膜两侧的气体分压差。

   影响肺换气的主要因素：呼吸膜的厚度和面积——气体扩散速率与呼吸膜厚度成反比，与扩散面积成正比；通气/血流比值——比值为 0.84 时肺换气效率最高，比值增大或减小均可使气体交换效率降低。

4. 简述氧气、二氧化碳在血液中运输的形式。

   氧气、二氧化碳在血液中运输的形式有物理溶解、化学结合。

   (1) O_2 的运输：① 物理溶解。② 化学结合，主要为氧合血红蛋白形式（HbO_2）。后者是 O_2 主要运输形式。当血液中去氧 Hb 含量超过 50 g/L 时，皮肤、黏膜呈青紫色，称为发绀。发绀通常标志着机体缺氧。

   (2) CO_2 的运输：① 物理溶解。② 化学结合，包括氨基甲酸血红蛋白形式和碳酸氢盐形式，碳酸氢盐形式是 CO_2 主要运输形式（88%）。

5. 简述二氧化碳对呼吸的影响及其作用途径。

   吸入气中 CO_2 浓度中度增加，可使呼吸运动加深加快。

   吸入气中 CO_2 浓度增加，导致血中 CO_2 浓度增加，一方面可直接刺激外周化学感受器而引起呼吸中枢兴奋，另一方面 CO_2 能自由通过血脑屏障进入脑脊液，与 H_2O 结合成 H_2CO_3，后者解离出的 H^+ 可刺激中枢化学器而引起呼吸中枢兴奋。两条途径以中枢化学感受器为主。

6. 简述缺氧对呼吸的影响及其作用途径。

低氧对呼吸运动的调节作用通过刺激外周化学感受器来实现。但低氧对呼吸中枢的直接作用是抑制。因此，轻度缺氧时，刺激外周化学感觉器而兴奋呼吸中枢的作用占优势，呼吸运动加深加快，吸入更多的氧来纠正机体缺氧对呼吸中枢的抑制作用，严重缺氧时，来自外周化学感觉器的兴奋不能抗衡缺氧对呼吸中枢的抑制作用，导致呼吸减弱，甚至呼吸停止。

7. 简述代谢性酸中毒对呼吸的影响及其作用途径。

代谢性酸中毒时，动脉血中[H^+]增加，呼吸加深加快，肺通气量增加；H^+对呼吸运动的调节作用主要是通过刺激外周化学感受器实现的。

第六章　消化和吸收

一、名词解释

1. 消化：食物在消化管内被加工、分解为可吸收的小分子物质的过程称为消化。
2. 吸收：食物经过消化后营养成分（消化管内的物质）透过消化道黏膜进入血液和淋巴的过程称为吸收。
6. 黏液-碳酸氢盐屏障：覆盖在胃黏膜表面的黏液，能与胃黏膜上皮细胞分泌的 HCO_3^- 共同形成抗损伤屏障，称为黏液-碳酸氢盐屏障。
7. 胃排空：胃内食糜由胃排入十二指肠的过程称为胃排空。

二、填空题

1. 胃蛋白酶　胰蛋白酶　糜蛋白酶　（肠）肽酶
2. 甘油　甘油一酯　脂肪酸
3. 葡萄糖　氨基酸　胆固醇　甘油一酯　脂肪酸
4. 小肠　主动转运　被动转运
5. 交感神经　副交感神经
6. 增强　舒张　增加

三、单项选择题

1. 解析：选C。胃内含胃蛋白酶，可对蛋白质进行初步分解。
2. 解析：选A。唾液中含唾液淀粉酶，能把淀粉（多糖）分解为麦芽糖（二糖）。
3. 解析：选D。胃液的主要成分：水、盐酸、胃蛋白酶原、黏液、内因子等。
4. 解析：选D。胃液无色、呈酸性，pH为0.9~1.5。
5. 解析：选C。盐酸由壁细胞分泌，主要激活胃蛋白酶原。
6. 解析：选A。胃蛋白酶原由主细胞和黏液细胞分泌。
7. 解析：选B。黏液由黏液细胞分泌，化学成分为黏蛋白，黏液的作用是保护胃黏膜，不参与胃液的化学消化过程。

8. 解析:选 D。唾液中含唾液淀粉酶,能把淀粉(多糖)初步分解为麦芽糖(二糖)。

9. 解析:选 A。内因子由壁细胞分泌,促进结合在内因子上的维生素 B_{12} 的吸收。

10. 解析:选 A。胃大部切除的患者会引起内因子缺乏,影响维生素 B_{12} 的吸收,导致巨幼红细胞性贫血。

11. 解析:选 D。胃内含胃蛋白酶,可对蛋白质进行初步分解。

12. 解析:选 C。盐酸由壁细胞分泌,具有多种生理作用:① 激活胃蛋白酶原;② 杀死进入胃内的细菌;③ 可间接地引起胰液、胆汁和小肠液的分泌;④ 有助于小肠内铁和钙的吸收。

13. 解析:选 D。容受性舒张是胃特有的,主要由胃底和胃体承担,使胃更好地完成容受和贮存食物的机能。

14. 解析:选 B。容受性舒张是胃特有的。

15. 解析:选 B。胃排空顺序:糖(2 h)＞蛋白质(2～3 h)＞脂肪(5～6 h)。

16. 解析:选 C。混合食物由胃完全排空约需 4～6 h。

17. 解析:选 D。胃排空的直接动力为胃与十二指肠的压力差,原动力为胃的运动。

18. 解析:选 D。胃液中含胃蛋白酶,胰液中含胰蛋白酶和糜蛋白酶。

19. 解析:选 B。胰液是无色、碱性的液体,胰液中含有水、无机物和水解三大营养物的消化酶,是所有消化液中消化力最强的和最重要的。

20. 解析:选 D。胰液中含胰脂肪酶。

21. 解析:选 B。胆汁中不含消化酶。

22. 解析:选 C。胰液中水解三大营养物的消化酶,是所有消化液中消化力最强的和最重要的。

23. 解析:选 B。胰蛋白酶原主要被肠致活酶激活为胰蛋白酶,也能被胰蛋白酶激活。

24. 解析:选 B。胆汁由肝细胞分泌,呈弱碱性。

25. 解析:选 D。胆汁中不含消化酶。

26. 解析:选 B。胆盐是胆汁中参与消化、吸收的主要成分。

27. 解析:选 D。小肠液含有多种消化酶,能对三种营养物质继续进行消化,不是彻底消化。

28. 解析:选 C。分节运动是小肠特有的运动方式。

29. 解析:选 D。集团蠕动是大肠特有的运动。

30. 解析:选 C。大肠内有许多细菌,可合成维生素 B、维生素 K 且吸收之。

31. 解析:选 B。蠕动是消化管共有的一种运动形式。

32. 解析:选 C。小肠是食物消化和吸收的主要部位。

33. 解析:选 C。脂肪吸收以淋巴途径为主,血液途径也有。

34. 解析:选 D。胃能吸收酒精和少量水分。

35. 解析:选 D。小肠对糖类的吸收主要是葡萄糖,也可以是半乳糖和果糖。

36. 解析:选 D。蛋白质的吸收是继发于 Na^+ 的主动转运。

37. 解析:选 C。交感神经兴奋对消化活动起抑制作用。

38. 解析:选 D。唾液中含有淀粉酶和溶菌酶。

39. 解析:选 C。促胃液素促进胃液分泌和胃的运动,促胰液和胆汁分泌。

40. 解析:选 C。"黏液-碳酸氢盐屏障"可保护胃黏膜免遭强酸和胃蛋白酶的侵蚀。

41. 解析:选 A。胃容受性舒张的生理意义是使胃更好地完成容受和贮存食物的机能。
42. 解析:选 C。糜蛋白酶原被胰蛋白酶激活。
43. 解析:选 A。胰淀粉酶不需激活便具有活性。
44. 解析:选 D。肠激酶(肠致活酶)是胰蛋白酶原的主要激活物,本身无消化作用。
45. 解析:选 D。大肠液内有许多细菌,可合成维生素 B、K 且吸收之。
46. 解析:选 D。分节运动是小肠运动的主要形式,通过分节运动,可使食糜更充分地与消化液混合。
47. 解析:选 D。食物经过消化后的小分子物质以及维生素、无机盐和水通过消化道黏膜进入血液和淋巴的过程,称为吸收。
48. 解析:选 C。小肠是消化和吸收的主要部位。
49. 解析:选 D。葡萄糖通过小肠黏膜或肾小管上皮吸收属于继发性 Na^+ 的主动转运。
50. 解析:选 C。小肠对糖类的吸收主要是葡萄糖,也可以是半乳糖和果糖。
51. 解析:选 D。脂肪酸、甘油一酯、胆固醇等与胆盐形成水溶性物质后,才能顺利进入小肠黏膜上皮细胞被吸收。
52. 解析:选 C。脂肪的吸收途径以淋巴为主,乳糜颗粒主要进入毛细淋巴管。
53. 解析:选 C。阻断乙酰胆碱即抑制副交感神经,兴奋交感神经,可抑制消化活动。
54. 解析:选 A。排便反射的初级中枢位于脊髓腰骶段。

四、判断选择题

1. 解析:选 B。食物消化和吸收主要部位是小肠。
2. 解析:选 B。胆汁是不含消化酶的消化液,其参与消化的主要成分是胆盐。
3. 解析:选 B。胃排空速度由快到慢的顺序是糖、蛋白质、脂肪。
4. 解析:选 B。淀粉在小肠内被彻底消化。
5. 解析:选 B。大肠不具备消化的功能,但能吸收水分和无机盐。
6. 解析:选 B。胰液是所有消化液中最重要的。
7. 解析:选 A。胆盐能帮助人体消化和吸收脂肪,可使脂肪成为极小的微滴,增加脂肪与酶的接触面积,有利于脂肪的分解和吸收,促进维生素 A、维生素 D、维生素 E、维生素 K 随脂肪的分解产物一起吸收,能刺激肠道的蠕动功能,抑制肠道细菌的生长,可促进胆固醇的溶解。
8. 解析:选 A。胃液是胃内分泌物的总称,包括水、电解质、脂类、蛋白质和多肽激素等多种成分。
9. 解析:选 A。交感神经兴奋,抑制胃肠运动。

五、简答题

1. 试述胃液的主要成分及其作用。

   胃液是无色、酸性液体,主要成分及作用如下。

   (1) 盐酸:由壁细胞分泌。主要生理作用:① 激活胃蛋白酶原转变为胃蛋白酶,并提供胃蛋白酶作用的适宜 pH 环境;② 促进食物中蛋白质变性,使之易于分解;③ 杀灭随食物进入胃内的细菌;④ 盐酸进入小肠后,可刺激促进胰液素的释放,促进胰液、胆汁、小肠液的分泌和铁、钙的吸收。

(2) 胃蛋白酶原:主要由主细胞分泌,可在盐酸作用下转变为胃蛋白酶,在酸性环境中,可水解食物中蛋白质生成胨和䏡,以及少量多肽和氨基酸。

(3) 黏液:主要由胃黏膜表面上皮细胞的胃腺黏液细胞共同分泌,黏液和胃黏膜分泌的 HCO_3^- 共同构成胃的"黏液-碳酸氢盐屏障",其主要作用是保护胃黏膜免遭机械伤的化学侵蚀。

(4) 内因子:是由壁细胞分泌的一种糖蛋白,可与维生素 B_{12} 形成内因子-维生素 B_{12} 复合物,再与回肠黏膜上的特异受体结合,促进维生素 B_{12} 的吸收。

2. 胃大部切除的人可能出现哪些贫血?为什么?

胃大部切除的患者可出现巨幼红细胞性贫血,其主要原因是胃大部切除会引起内因子缺乏,影响维生素 B_{12} 的吸收,导致巨幼红细胞性贫血。

3. 为什么说胰液是最重要的消化液?

胰液的重要性取决于它的成分和作用。

(1) 胰液中有以碳酸氢盐为主的碱性成分,可以中和进入十二指肠的胃酸,为小肠内的各种消化酶提供适宜的 pH 环境。

(2) 胰液中有完整的酶系,能对糖、脂肪、蛋白进行充分分解消化。

① 胰淀粉酶可促使淀粉水解为麦芽糖。

② 胰脂肪酶可促使脂肪水解为甘油、脂肪酸、甘油一酯。胰腺功能不全时,不但会引起脂肪消化不良,也可影响脂溶性维生素的吸收。

③ 胰蛋白酶和糜蛋白酶均可促使蛋白质水解生成胨和䏡,共同作用时可将蛋白质分解为多肽和氨基酸。

4. 为什么说小肠是消化和吸收最重要的部位?

(1) 小肠是消化主要部位的原因:

肠腔内有胰液、胆汁和小肠液等,内含多种消化酶,可对食物进行充分消化。

(2) 小肠是吸收主要部位的原因:

① 吸收面积大,小肠长 5～7 m,黏膜上有环状皱襞、绒毛、微绒毛,使小肠黏膜的吸收面积达 200 m^2。

② 有充分的吸收时间,食物在小肠内停留 3～8 h,具有充分的吸收时间。

③ 有良好的吸收途径,绒毛内丰富的毛细血管和毛细淋巴管,以及绒毛的伸缩运动,为物质吸收提供了良好途径。

④ 小肠内食物已消化为可吸收的小分子物质,为物质的吸收提供根本保证。

5. 试述胆汁中与消化有关的主要成分及其生理作用。

胆汁由肝细胞分泌,是不含消化酶的消化液。胆汁的成分包括胆盐、胆固醇、胆色素、卵磷脂、水和无机盐等。

其中胆盐是胆汁中参与消化、吸收的主要成分,其作用:

(1) 促进脂肪的消化和吸收。

(2) 促进脂溶性维生素的吸收。

(3) 促进胆汁自身分泌。

第七章　能量代谢和体温

一、名词解释
1. 能量代谢：物质代谢过程中所伴随的能量释放、转移、贮存和利用的过程称为能量代谢。
2. 基础代谢：基础状态下的能量代谢称为基础代谢。
3. 基础代谢率：人体在基础状态下的能量代谢率称为基础代谢率。
4. 体温：机体深部的平均温度称为体温。

二、填空题
1. 肌肉活动　环境温度　食物的特殊动力效应　精神活动
2. 直肠　口腔　腋窝
3. 昼夜变化　性别　年龄　肌肉活动
4. 最低　最高　1.0
5. 内脏　肝脏　骨骼肌
6. 不感蒸发（或不显汗）　可感蒸发（或发汗）　发汗
7. 辐射　传导　对流　蒸发

三、单项选择题
1. 解析：选 B。ATP 既是重要的贮能物质，又是直接的供能物质。
2. 解析：选 D。糖和脂肪是我国人体的能量来源。
3. 解析：选 C。肌肉活动对能量代谢影响最为显著。
4. 解析：选 C。蛋白质增加额外热量可达 30%；糖和脂肪分别增加额外热量 4% 和 6%；混合食物增加额外热量为 10%。
5. 解析：选 D。基础代谢率比一般安静时的代谢率要低些，但并不是最低，熟睡时代谢率更低。
6. 解析：选 A。基础代谢率的单位为 kJ/(m²·h)。
7. 解析：选 A。基础代谢率的测定是诊断甲状腺疾病的重要辅助手段。
8. 解析：选 B。基础状态是指机体处于以下环境和状态：清晨、清醒、静卧；精神安定；周围环境温度为 20～25 ℃；空腹（禁食 12 h）；体温正常。
9. 解析：选 D。基础代谢率比一般安静时的代谢率要低些，但并不是最低，熟睡时代谢率更低。
10. 解析：选 A。基础代谢是指人体在基础状态下的能量代谢。
11. 解析：选 D。基础代谢率的测定是诊断甲状腺疾病的重要辅助手段，甲亢时升高，甲减时降低。
12. 解析：选 D。体温是指机体深部平均温度。
13. 解析：选 B。女子体温平均比男子高 0.3 ℃，排卵日最低。
14. 解析：选 A。女子体温平均比男子高 0.3 ℃，排卵日最低。
15. 解析：选 D。肛温为 36.9～37.9 ℃；口温为 36.7～37.7 ℃；腋温为 36.0～37.4 ℃。

16. 解析:选 B。当机体处于寒冷环境中时,骨骼肌可发生不随意的节律性收缩(战栗),产热增多;寒冷还可刺激机体甲状腺激素、肾上腺素等分泌,增加产热。
17. 解析:选 C。骨骼肌是主要产热器官,交感神经兴奋,脂肪增加,雄激素、孕激素、去甲肾上腺素、甲状腺激素、肾上腺素增加等均能增加产热。
18. 解析:选 D。雄激素、孕激素、去甲肾上腺素、甲状腺激素、肾上腺素增加等均能增加产热。
19. 解析:选 D。皮肤是人体最主要的散热器官。
20. 解析:选 D。皮肤直接散热的多少主要取决于皮肤与周围环境的温度差和有效辐射面积。
21. 解析:选 D。蒸发是指机体通过体表水分的蒸发来散发热量的散热方式,是周围环境温度高于或接近皮肤温度时进行的一种唯一有效的散热方式。
22. 解析:选 D。环境温度低于皮肤温度时,皮肤主要经辐射、传导、对流来散热。
23. 解析:选 C。环境湿度大时,汗液不易蒸发,体热不易散发,会反射性引起大量发汗。
24. 解析:选 C。汗腺的分泌量和发汗速度与劳动强度、环境温度、湿度、风速及机体对高温的适应程度等有关。风速快,汗液蒸发快,但不是发汗速度快。
25. 解析:选 D。皮肤血管扩张,血流量增加,散热加快。
26. 解析:选 C。皮肤直接散热的多少主要取决于皮肤与周围环境的温度差和有效辐射面积。
27. 解析:选 A。蒸发是周围环境温度高于或接近皮肤温度时进行的一种唯一有效的散热方式。
28. 解析:选 C。酒精擦浴就是通过酒精的蒸发达到降温的目的。
29. 解析:选 B。安静状态下,辐射散热量占机体总散热量的60%,辐射散热量取决于皮肤与周围环境的温度差以及机体的有效辐射面积,皮肤与环境的温度差越大,或机体的有效辐射面积越大,散热就越多。
30. 解析:选 C。下丘脑的视前区-下丘脑前部(PO/AH)是体温调节的基本中枢。
31. 解析:选 B。人体在寒冷环境中骨骼肌可发生寒战,其是增加产热的主要方式。
32. 解析:选 C。脂肪是人体内主要的贮能物质。
33. 解析:选 B。三磷酸腺苷(ATP)是直接供能物质。
34. 解析:选 A。机体所需要能量的70%以上由糖类物质的氧化分解提供。
35. 解析:选 C。能量代谢率是指机体在单位时间内的产热量,与年龄、性别、肌肉活动、精神活动、环境温度、身高、体表面积等有关。
36. 解析:选 D。基础状态是指机体处于以下环境和状态:清晨、清醒、静卧;精神安定;周围环境温度为20~25 ℃;空腹(禁食12 h)。
37. 解析:选 C。基础代谢率比一般安静时的代谢率要低些,但并不是最低,熟睡时代谢率更低。
38. 解析:选 B。基础代谢率的实际测量值与正常平均值相差10%~15%均属正常。
39. 解析:选 C。体温是指人体深部的平均温度,最接近于血液温度。
40. 解析:选 D。清晨2~6时体温最低,下午1~6时体温最高,波动幅度一般不超过1度。

41. 解析:选 B。安静状态下,内脏是主要产热器官,尤其是肝脏产热最多;运动或劳动时,骨骼肌是主要产热器官。
42. 解析:选 A。安静、常温状态下,辐射散热点机体总散热量 60%。
43. 解析:选 B。临床上可用冰袋、冰帽给高热的病人降温,属于传导散热。

四、判断选择题

1. 解析:选 B。能量代谢率在 20~30 ℃的环境中最为稳定,环境温度升高或者降低都将使能量代谢升高。
2. 解析:选 B。基础代谢率不是最低的能量代谢率,熟睡时更低。
3. 解析:选 B。成年女性较男性体温略高 0.3 ℃。
4. 解析:选 B。排卵日体温最低,排卵后体温升高。
5. 解析:选 A。直肠温度正常值为 36.9~37.9 ℃,最接近体温。
6. 解析:选 B。影响能量代谢最显著的因素是肌肉活动。
7. 解析:选 B。最基本的体温调节中枢位于下丘脑。

五、简答题

1. 简述影响能量代谢的因素。
    (1)一般生理性因素:
    ① 随着年龄的增长,机体能量代谢率逐渐下降。
    ② 同龄男性的能量的能量代谢率高于女性。
    ③ 睡眠时能量代谢率较清醒安静时低 10%~15%。
    (2)生理活动因素:
    ① 肌肉活动:肌肉活动是影响能量代谢最显著的因素。机体任何轻微的活动都会提高能量代谢率。
    ② 环境温度:人安静时的能量代谢在 20~30 ℃的环境中最稳定,当环境温度升高时,代谢率将增高。
    ③ 食物的特殊动力效应:人在进食后的一段时间内虽然处于安静状态,但产热量比进食前有所增高。
    ④ 精神活动:精神紧张和情绪激动时能量代谢增强。

2. 影响体温变动的生理因素有哪些?
    体温的生理变动特点:
    (1)昼夜变化:清晨 2~6 时最低,下午 1~6 时最高,但波动范围不超过 1 ℃。
    (2)性别差异:成年女性略高于男性,女性基础体温在排卵前期较低,排卵日最低,排卵后期较高。
    (3)年龄差异:儿童高于成人,成人高于老年人。
    (4)其他:肌肉运动、精神紧张可使体温升高,麻醉药可使体温降低。

3. 高温患者可采用哪些散热方式降温?
    (1)将高热病人置于凉爽的地方或在室内放置冰块降温,以加强辐射散热。
    (2)将冰袋、冰帽置于高热病人大血管走行处及头部以加强传导散热。

(3) 将高热病人置于通风的地方或开门开窗,加快室内空气流动,加强对流热。

(4) 给高热病人酒精擦浴以加强蒸发散热。

(5) 服用退烧药以降低调定点温度,增加散热,减少产热。

第八章 尿的生成与排放

一、名词解释

1. 排泄:机体将代谢终产物、过剩的及有害的物质,经血液循环运输,由排泄器官排出体外的过程,称为排泄。

2. 肾小球滤过:血液流经肾小球毛细血管时,血浆中的水分和小分子物质通过肾小球滤过膜进入肾小囊中形成原尿的过程,称为肾小球滤过。

3. 肾小球滤过率:单位时间(每分钟)两肾生成的原尿量称为肾小球滤过率,正常成人安静时约为 125 mL/min。

4. 肾糖阈:通常把尿中开始出现葡萄糖时的最低血糖浓度称为肾糖阈。

5. 水利尿:大量饮入清水引起抗利尿激素释放减少,尿量明显增多的现象,称为水利尿。

6. 渗透性利尿:由于小管液的溶质浓度增大,小管液渗透压随之升高,使肾小管对水的重吸收减少而发生尿量增多的现象,称为渗透性利尿。

二、填空题

1. 肾小球的滤过 肾小管和集合管的重吸收 肾小管和集合管的分泌

2. 近端小管

3. H^+ NH_3 K^+

4. 有效滤过压 肾小球毛细血管血压 血浆胶体渗透压 囊内压

5. 促进远曲小管和集合管对 Na^+ 的重吸收和 K^+ 的分泌 肾素-血管紧张素-醛固酮系统 血 K^+ 和血 Na^+ 浓度

6. 被动重吸收 主动重吸收 近端 主动

7. 抗利尿激素 醛固酮

8. 滤过膜的改变 肾小球有效滤过压的改变 肾血浆流量的改变

9. 降低 升高 升高 增多

10. 相对稳定(或基本不变或变化不大) 自身

11. 减少 交感 收缩 减少

三、单项选择题

1. 解析:选 B。机体将代谢终产物、过剩及有害的物质,经血液循环,由排泄器官排出体外的过程称为排泄。大肠排出食物残渣未经血液循环。

2. 解析:选 C。肾是最主要的排泄器官。

3. 解析:选 D。正常情况下,近端小管能将小管液中的葡萄糖全部重吸收,故终尿中几乎不含葡萄糖。

4. 解析:选 D。肾小球有效滤过压是肾小球滤过的动力。
5. 解析:选 B。肾小球毛细血管血压是肾小球有效滤过压中唯一动力成分。
6. 解析:选 D。有效滤过压＝肾小球毛细血管血压－(血浆胶体渗透压＋囊内压),血浆胶体渗透压降低,有效滤过压增加。
7. 解析:选 C。分子量大于 69000 的物质和带负电荷的物质不易通过滤过膜,白蛋白分子量只有 69000,但带负电荷,不能通过电学屏障。
8. 解析:选 A。肾小球滤过率是指单位时间内(每分钟)两肾生成的原尿量。正常人 125 mL/min,180 L/d。
9. 解析:选 D。肾小球滤过率是指单位时间内(每分钟)两肾生成的原尿量。正常人 125 mL/min,180 L/d。
10. 解析:选 B。影响肾小球滤过的因素包括肾血流量的改变、肾小球有效滤过压的改变、滤过膜的改变(滤过膜的面积、滤过膜的通透性)等。
11. 解析:选 D。血浆蛋白浓度明显降低,血浆胶体渗透压降低,有效滤过压增加,肾小球滤过率增加。
12. 解析:选 C。肾血流量增加时,滤过增多。
13. 解析:选 B。交感神经兴奋时,肾血流量明显减少,滤过减少,尿量减少。
14. 解析:选 B。肾血管收缩时,肾血流量减少,导致滤过率减少,尿量减少。
15. 解析:选 D。肾盂或输尿管结石、肿瘤压迫等原因使尿路发生梗阻时,囊内压升高,有效滤过压降低。
16. 解析:选 B。肾小管各段和集合管都有重吸收能力,但以近端小管的重吸收功能最强。
17. 解析:选 A。近端小管水的重吸收比例约为 70%。
18. 解析:选 D。葡萄糖在肾小管的重吸收部位仅限于近端小管。
19. 解析:选 A。葡萄糖的重吸收是继发于 Na^+ 的主动重吸收。
20. 解析:选 C。正常人的肾糖阈一般为 160~180 mg/dL 或 160~180 mg/100 mL 或 1.6~1.8 g/L。
21. 解析:选 C。近端小管对钠离子重吸收量是滤过量的 65%~70%。
22. 解析:选 C。在酸中毒的情况下,H^+-Na^+ 交换多,K^+-Na^+ 交换少,导致高血钾。
23. 解析:选 D。在酸中毒的情况下,H^+-Na^+ 交换多,K^+-Na^+ 交换少,导致高血钾。
24. 解析:选 C。促进远曲小管、集合管对钠的重吸收和钾的排出(保钠排钾保水)。
25. 解析:选 A。NH_3 是脂溶性物质,通过单纯扩散而进入小管液。
26. 解析:选 D。原尿量 180 L,终尿量 1.5 L,表明 99% 的原尿量被重吸收。
27. 解析:选 D。水的重吸收率约为 99%,水在近端小管被动重吸收 60%~70%,为必须重吸收或称等渗性重吸收,其余为调节性重吸收(远曲小管和集合管,受抗利尿激素调节,是影响终尿量的关键)。
28. 解析:选 C。抗利尿激素的主要作用是增加远曲小管和集合管对水的通透性,促进水的重吸收,导致尿量减少。
29. 解析:选 D。调节抗利尿激素的主要因素是血浆晶体渗透压和循环血量(急性大失血、严重呕吐和腹泻、失水过多、剧烈疼痛——循环血量减少;大量补水、补液——循环血量增加)。

第四部分 生理学参考答案

30. 解析:选 D。调节抗利尿激素的主要因素是血浆晶体渗透压和循环血量;晶体渗透压增高或循环血量减少——抗利尿激素合成和释放增多;晶体渗透压降低或循环血量增多——抗利尿激素合成和释放减少。

31. 解析:选 D。血管升压素(抗利尿激素)和醛固酮都能影响远曲小管和集合管对水的重吸收,但以前者为主。

32. 解析:选 C。当机体大量饮水时→血浆稀释→血浆晶体渗透压降低→晶体渗透压感受器抑制(下丘脑)→抗利尿激素合成和释放减小→远曲小管和集合管对水的通透性降低→水的重吸收减少→尿量增多。这种现象为水利尿。

33. 解析:选 B。血浆晶体渗透压的变化是调节抗利尿激素合成和释放的重要生理因素。

34. 解析:选 D。静脉注射高渗葡萄糖,小管液溶质浓度升高,小管液的渗透压随之升高,肾小管各段和集合管对水的重吸收减少,尿量将增加,这种利尿方式称为渗透性利尿。

35. 解析:选 A。静脉输入大量生理盐水、严重营养不良及肝肾疾患等→血浆蛋白降低→血浆胶体渗透压降低→有效滤过压增大→肾小球滤过率增加→尿量增多。

36. 解析:选 B。血容量降低可削弱低渗对抗利尿激素分泌的抑制,同时存在血容量明显减少与渗透压下降时,抗利尿激素分泌是增加的,尿量减少。

37. 解析:选 D。肾小管和集合管 H^+ 的分泌与 NH_3 的分泌可以相互促进。

38. 解析:选 B。糖尿病病人的小管液溶质浓度升高,小管液的渗透压随之升高,肾小管各段和集合管对水的重吸收减少,尿量将增加,这种利尿方式称为渗透性利尿。

39. 解析:选 B。抗利尿激素和醛固酮对尿量均有影响,但抗利尿激素影响更大。

40. 解析:选 B。血管升压素又名抗利尿激素,主要直接作用于远曲小管和集合管,增加其对水的重吸收,导致尿量减少。

41. 解析:选 B。当机体大量饮水时→血浆稀释→血浆晶体渗透压降低→晶体渗透压感受器抑制(下丘脑)→抗利尿激素合成和释放减小→远曲小管和集合管对水的通透性降低→水的重吸收减少→尿量增多。这种现象为水利尿。

42. 解析:选 B。醛固酮的主要生理作用是促进远曲小管、集合管对钠的重吸收,同时促进钾的排出,具有保钠排钾保水作用。

43. 解析:选 D。醛固酮的主要生理作用促进远曲小管、集合管对钠的重吸收和钾的排出(保钠排钾保水)。

44. 解析:选 A。醛固酮的主要生理作用促进远曲小管、集合管对钠的重吸收和钾的排出(保钠排钾保水)。

45. 解析:选 A。排尿反射的初级中枢位于脊髓骶段。

46. 解析:选 B。每昼夜尿量不足 100 mL,称为无尿。

47. 解析:选 C。正常人每昼夜尿量约为 1500 mL。

48. 解析:选 B。正常人每天代谢产生的固体代谢终产物至少要溶解在 0.5 L 尿液中才能排出。

49. 解析:选 C。原尿中几乎没有蛋白质。

50. 解析:选 C。有效滤过压=肾小球毛细血管血压—(血浆胶体渗透压+囊内压)

51. 解析:选 D。肾血流量自身调节是通过肾血管(入球小动脉)舒缩实现的。

52. 解析：选 D。肾自身调节的意义主要是保证安静状态下肾泌尿活动的正常进行。
53. 解析：选 C。剧烈运动时，交感神经活动增强，肾小动脉收缩，肾血流量明显减少，滤过率减少，尿量减少。
54. 解析：选 A。近端小管是重吸收的主要部位。
55. 解析：选 D。近端小管是重吸收的主要部位，几乎全部的葡萄糖、氨基酸等营养物质，大部分的水、无机盐和尿素等均在此处重吸收。
56. 解析：选 A。近端小管是重吸收的主要部位，几乎全部的葡萄糖、氨基酸等营养物质，大部分的水、无机盐和尿素等均在此处重吸收。
57. 解析：选 D。H^+-Na^+ 交换增强，K^+ 分泌减少，出现高钾血症。
58. 解析：选 A。K^+ 的分泌与 H^+ 分泌有竞争性抑制，即 H^+-Na^+ 交换多，K^+-Na^+ 交换少。
59. 解析：选 C。醛固酮的分泌主要受肾素-血管紧张素-醛固酮系统和血钾离子、血钠离子浓度的调节，循环血量降低、动脉血压降低、血钾升高、血钠降低等均能引起醛固酮释放增多。

四、判断选择题

1. 解析：选 B。肾小球滤过率与滤过膜的面积成正比。
2. 解析：选 A。肾糖阈反映了肾小管上皮细胞对葡萄糖的最大重吸收限度。
3. 解析：选 A。肾小球有效滤过压与组织液形成的有效滤过压相似。
4. 解析：选 A。H^+ 的分泌与 NH_3 的分泌相互促进，与 K^+ 的分泌存在竞争性抑制。
5. 解析：选 A。成年人每天产生的代谢产物至少需要溶解在 0.5 L 的尿液中才能将其排出。
6. 解析：选 B。排尿反射的低级中枢在脊髓。
7. 解析：选 B。原尿中的水大部分在近端小管被重吸收。
8. 解析：选 B。健康人的肾脏能够将滤过的葡萄糖全部重吸收回血液中，因此正常人尿液中不含葡萄糖。原尿中的葡萄糖可以被全部重吸收。
9. 解析：选 B。血浆晶体渗透压升高时，血浆抗利尿激素的浓度不会下降，而是会上升。

五、简答题

1. 试述尿生成的基本过程。

   尿生成的基本过程包括肾小球的滤过、肾小管和集合管的重吸收、肾小管和集合管的分泌。

2. 试述影响肾小球滤过作用的因素。

   (1) 滤过膜通透性和滤过面积的改变。

   ① 肾炎、缺 O_2、中毒时，滤过膜通透性增大时，可出现蛋白尿甚至血尿。

   ② 急性肾小球肾炎时，滤过面积减少，可使肾小球滤过率降低，原尿生成减少。

   (2) 有效滤过压的改变。

   有效滤过压＝肾小球毛细血管血压－（血浆胶体渗透压＋肾小囊内压），凡能使有效滤过压升高的因素，如肾小球毛细血管血压升高，血浆胶体渗透压降低或肾小囊内压降低，均能使肾小球滤过率增大，原尿生成增多。反之则减少。

   (3) 肾血流量的改变。

   ① 正常情况下肾血流量可通过自身调节保持相对稳定。

   ② 当肾血浆流量增加时，在相同的滤过速率情况下血浆胶体渗透压上升速度减慢，发挥

滤过作用的毛细血管加长,有效滤过面积增加,肾小球滤过率增大。

③ 剧烈运动(生理状态)→ 交感神经兴奋。

大失血(病理状态)→缩血管体液因素→肾血管收缩→肾血流量减少→有效滤过面积降低,滤过率明显减小。

3. 大量饮清水后尿量有何变化?试述其机理。

大量饮用清水后尿量会增多。

大量饮用清水后引起尿量增多的现象称为水利尿。由于大量饮清水,水吸收入血液被稀释,可使血浆晶体渗透压降低,引起渗透压感受器抑制,抗利尿激素合成和释放减少,远曲小管和集合管对水的通透性降低,重吸收水减少,尿量增多。

4. 因大量出汗、严重呕吐或腹泻引起机体大量失水时尿量有何变化?试述其机理。

大量出汗、严重呕吐或腹泻引起机体大量失水时尿量减少。

大量出汗、严重呕吐或腹泻→体内水分大量丢失→血浆晶体渗透压增高→对下丘脑渗透压感受器刺激加强→抗利尿激素合成和释放增多→远曲小管和集合管对水的通透性提高→水重吸收增多→尿量减少。

5. 简述静脉大量注射生理盐水后尿量增多的机理。

一方面是因为血浆蛋白被稀释,血浆胶体渗透压下降,肾小球有效滤过压升高,滤过率增多所致。另一方面是因为静脉注射大量生理盐水,使循环血量增多,对左心房和胸腔大静脉壁上的容量感受器刺激加强,沿迷走神经传入冲动增多,使下丘脑-垂体后叶合成和释放抗利尿激素减少,肾小管和集合管对水的通透性减小,重吸收水减少,尿量增多。

6. 糖尿病患者为何出现多尿现象?

糖尿病患者→血糖超过肾糖阈→肾小管液中葡萄糖↑→肾小管溶质浓度↑→肾小管液渗透压↑→对抗水重吸收力↑→水重吸收↓→尿量↑。

7. 大量失血后尿量有何变化?试述其机制。

大量失血后尿量会减少。

大量失血后→循环血量减少→对容量感受器刺激减弱→抗利尿激素合成和释放增多→远曲小管和集合管对水的重吸收增加→尿量减少。

8. 简述抗利尿激素的生理作用及分泌调节。

抗利尿激素的主要生理作用是增加远曲小管和集合管上皮细胞对水的通透性,促进水的重吸收,使尿量减少。

调节抗利尿激素的释放的主要因素是血浆晶体渗透压和循环血量。

大量出汗、严重呕吐或腹泻→体内水分大量丢失→血浆晶体渗透压增高→对下丘脑渗透压感受器刺激加强→抗利尿激素合成和释放增多→远曲小管和集合管对水的通透性提高→水重吸收增多→尿量减少。相反,如果在短时间内大量饮清水,水吸收入血液被稀释,可使血浆晶体渗透压降低,引起渗透压感受器抑制,抗利尿激素合成和释放减少,远曲小管和集合管对水的通透性降低,重吸收水减少,尿量增多。

大量失血、严重呕吐或腹泻后→循环血量减少→对容量感受器刺激减弱→抗利尿激素合成和释放增多→远曲小管和集合管对水的重吸收增加→尿量减少。

第九章 感觉器官

一、名词解释
1. 视力:眼能分辨物体两点之间最小距离的能力称为视敏度或视力。
2. 视野:单眼固定注视正前方一点时,该眼所能看到的范围称为视野。

二、填空题
1. 晶状体调节　瞳孔调节　眼球会聚
2. 晶状体　凸
3. 视锥细胞　视杆细胞
4. 差(或低)　强(或昼)　高　色

三、单项选择题
1. 解析:选 C。视远物时,晶状体被拉扁平;视近物时,晶状体变凸。
2. 解析:选 C。眼的调节是将近物发出的光线聚焦成像在视网膜上。
3. 解析:选 A。看近物时,副交感神经兴奋,睫状肌的环状纤维收缩,睫状小带松弛,晶状体借自身弹性变凸,即曲度增大。
4. 解析:选 C。看近物时,副交感神经兴奋,睫状肌的环状纤维收缩,睫状小带松弛,晶状体借自身弹性变凸,即曲度增大。
5. 解析:选 C。近点是指眼作最大能力调节时,所能看清物体的最近距离。近点越近,表示晶状体弹性越好,调节能力越强。
6. 解析:选 C。看近物时,副交感神经兴奋。
7. 解析:选 D。瞳孔对光反射:强光——双侧瞳孔缩小,弱光——双侧瞳孔变大。瞳孔对光反射中枢在中脑。
8. 解析:选 C。瞳孔对光反射中枢在中脑。
9. 解析:选 D。近点越近,表示晶状体弹性越好,调节能力越强;年龄越大,晶状体弹性越差,眼的调节能力越弱,称为老视。
10. 解析:选 A。眼的调节中,最主要的调节为晶状体调节,后者主要取决于晶状体的弹性。
11. 解析:选 B。远视是因眼球前后径过短或角膜、晶状体曲率过小,远物平行线聚焦在视网膜后方,故视物模糊。矫正使用凸透镜。
12. 解析:选 A。近视是指眼球前后径过长或角膜、晶状体曲率过大,远物平行线聚焦在视网膜前方,故视物模糊。矫正使用凹透镜。
13. 解析:选 C。散光是因角膜不呈正球面,即表面不同方向的曲率不等(角膜经纬线曲率半径不一致),视物不清或变形。矫正使用柱面镜。
14. 解析:选 B。在视紫红质的分解(亮处)和合成(暗处)过程中,部分视黄醛被消耗,需要维生素 A 补充;若缺乏维生素 A,视紫红质合成减少,造成暗视觉障碍,从而引发夜盲症。
15. 解析:选 D。视杆细胞司暗光觉,主要接受暗光刺激,不能辨色。

16. 解析:选 C。在视紫红质的分解(亮处)和合成(暗处)过程中,部分视黄醛被消耗,需要维生素 A 补充。
17. 解析:选 D。视杆细胞中含视紫红质,含量与光敏感性成正比。
18. 解析:选 D。视锥细胞中含有红、绿、蓝 3 种光敏感的感光色素。
19. 解析:选 B。视野为单眼固定注视正前方一点时所能看到的范围。一般颞侧与下侧视野大,鼻侧与上侧视野小;颜色:白＞黄＞蓝＞红＞绿。
20. 解析:选 C。气导是指声波经外耳→鼓膜→听骨链→卵圆窗→内耳耳蜗的过程。
21. 解析:选 D。螺旋器是声音感受器。
22. 解析:选 C。螺旋器位于基底膜上,是声音感受器。
23. 解析:选 D。气导是指声波经外耳→鼓膜→听骨链→卵圆窗→内耳耳蜗的过程。
24. 解析:选 D。椭圆囊与球囊的囊斑的适宜刺激是头部位置及直线变速运动。
25. 解析:选 D。半规管内毛细胞的适宜刺激是旋转变速运动。
26. 解析:选 D。内耳的前庭器官由前庭(椭圆囊和球囊)和半规管组成。
27. 解析:选 B。视近物时,晶状体变凸,瞳孔缩小,两眼会聚。
28. 解析:选 A。视近物最主要的调节是晶状体调节,晶状体会变凸。
29. 解析:选 A。近视需要用凹透镜纠正。
30. 解析:选 B。视锥细胞对光敏感性低,司昼光觉、色觉。
31. 解析:选 D。耳蜗具有感音换能的作用。

四、判断选择题

1. 解析:选 A。近视是由于眼球前后径过长,折光力过强而致。
2. 解析:选 B。视杆细胞主要感受暗光,分辨力较弱。
3. 解析:选 B。听骨链破坏后将引起传音性耳聋。
4. 解析:选 A。感音性耳聋时气传导和骨传导都将减弱。
5. 解析:选 B。前庭器官包括半规管、椭圆囊、球囊。壶腹嵴是感受器。

五、简答题

1. 简述视网膜感光细胞的种类及其功能。

视网膜有两种感光细胞:视锥细胞和视杆细胞。

(1)视锥细胞:位于视网膜中央凹,对光敏感度低,可感受强光刺激,司昼光觉,对物体分辨力高,能辨色。

(2)视杆细胞:位于视网膜周边部,对光敏感度高,可感受弱光刺激,司暗光觉,对物体分辨力低,不能辨色。

2. 简述视近物时眼的调节。

视近物时,通过眼的调节使晶状体变凸,折光力增强,瞳孔缩小,双眼球会聚。

(1)视近物→动眼神经副交感纤维兴奋→睫状体环状肌收缩→睫状小带松弛→晶状体变凸→折光力增强。

(2)视近物→动眼神经副交感纤维兴奋→虹膜环状肌收缩→瞳孔缩小。

(3)看近物时,除上述晶状体调节和瞳孔调节外,还可见到双眼球同时向鼻侧会聚,使物像能落在两眼视网膜的对称点上,避免复视。
3. 简述声波传入内耳的主要途径及其临床意义。

声波是通过气传导和骨传导两种途径传入内耳,以气传导为主。

气传导是指声波经外耳道→鼓膜→听骨链→前庭窗(卵圆窗)→内耳耳蜗的过程。

骨传导是指声波直接引起颅骨振动,从而引起耳蜗内淋巴振动的传导途径,作用甚微。但是当鼓膜或鼓室病变引起传音性耳聋时,气传导发生障碍,而骨传导却不受影响,甚至相对增强。当耳蜗发生病变引起感音性耳聋时,气传导和骨传导都将减弱。所以临床上通过检查气传导和骨传导受损的情况,可以帮助判断听觉异常的产生部位和原因。

第十章 神经系统

一、名词解释

1. 神经递质:由突触前神经元合成并释放,能特异性作用于突触后神经元或效应器细胞受体,并产生一定效应的特殊化学物质称为神经递质。
2. 特异性投射系统:人体除嗅觉外的各种感觉传入冲动,由脊髓、脑干上行,到丘脑换元后,发出特异性投射纤维,投射到大脑皮层的特定区域,这一投射系统称为特异性投射系统。
3. 非特异性投射系统:各种感觉传导通路的纤维经过脑干时发出侧支,与脑干网状结构的神经元发生突触联系,经过多次更换神经元后抵达丘脑,由丘脑发出纤维,弥漫性投射到大脑皮层的广泛区域,这一投射系统称为非特异性投射系统。
4. 牵涉痛:某些内脏疾病引起体表一定部位发生疼痛或痛觉过敏的现象称为牵涉痛。
5. 牵张反射:有神经支配的骨骼肌受外力牵拉而伸长时,反射性引起受牵拉肌肉的收缩,称为牵张反射。
6. 腱反射:快速牵拉肌腱时发生的牵张反射称为腱反射。
7. 肌紧张:缓慢而持续牵拉肌腱时发生的牵张反射称为肌紧张。
8. 胆碱能纤维:末梢释放乙酰胆碱的神经纤维称为胆碱能纤维。
9. 肾上腺素能纤维:末梢能释放去甲肾上腺素的神经纤维称为肾上腺素能纤维。
10. 胆碱能受体:能与乙酰胆碱结合并发挥生理效应的受体称为胆碱能受体。
11. 肾上腺素能受体:能与儿茶酚胺类物质(包括去甲肾上腺素和肾上腺素等)结合并发挥生理效应的受体称为肾上腺素能受体。

二、填空题

1. 特异投射　非特异投射
2. 维持身体平衡　调节肌紧张　协调随意运动
3. 网状脊髓　易化
4. 兴奋性　兴奋性突触
5. 肌紧张　腱反射　感受器　效应器
6. 毒蕈碱受体(或 M 受体)　烟碱受体(或 N 受体)　α 受体　β 受体

7. 突触前膜　突触间隙　突触后膜
8. 肾上腺素　胆碱能

三、单项选择题

1. 解析:选 C。突触是指神经元之间相接触并具有传递信息功能的部位。
2. 解析:选 C。突触前神经元的活动经突触引起突触后神经元活动发生改变的过程称为突触传递。
3. 解析:选 B。Ca^{2+} 在突触传递过程中是必不可少的,在冲动与递质释放之间起耦联作用。
4. 解析:选 D。突触传递的特征有:① 单向传递;② 中枢延搁;③ 总和;④ 兴奋节律的改变;⑤ 后发放;⑥ 对内环境变化的敏感性和易疲劳性。
5. 解析:选 B。兴奋性递质与后膜受体结合,使后膜对 Na^+ 通透性升高。
6. 解析:选 A。抑制性递质与突触后膜受体结合,后膜对 Cl^- 通透性提高,Cl^- 内流,引起突触后膜出现超极化电位变化。
7. 解析:选 B。Ca^{2+} 在突触传递过程中是必不可少的,在冲动与递质释放之间起耦联作用。
8. 解析:选 B。兴奋性递质与突触后膜受体结合,后膜对 Na^+ 通透性提高,Na^+ 内流,引起突触后膜出现去极化电位变化。
9. 解析:选 B。抑制性递质与突触后膜受体结合,后膜对 Cl^- 通透性提高,Cl^- 内流,引起突触后膜出现超极化电位变化。
10. 解析:选 C。突触前神经元兴奋冲动(动作电位)传至轴突末梢,引起突触前膜去极化,Ca^{2+} 入突触小泡,小泡释放递质,递质有兴奋性和抑制性两种,可分别与相应的后膜受体结合产生兴奋性或抑制性突触后电位。
11. 解析:选 B,神经纤维的主要功能是传导兴奋,在神经纤维上传导的动作电位称为神经冲动。
12. 解析:选 D。突触传递的特征有:① 单向传递;② 中枢延搁;③ 总和;④ 兴奋节律的改变;⑤ 后发放;⑥ 对内环境变化的敏感性和易疲劳性。
13. 解析:选 A。突触是反射弧中最易疲劳的环节。
14. 解析:选 D。对传入神经的刺激停止后,传出神经仍继续发放冲动,使反射活动仍持续一段时间的现象,称为后发放。
15. 解析:选 C。突触后抑制的产生是由于突触后膜超极化。
16. 解析:选 D。人体除嗅觉外的各种感觉传导通路都要在丘脑内换神经元。
17. 解析:选 D。非特异投射系统的功能是维持和改变大脑皮质的兴奋状态,使机体保持觉醒。
18. 解析:选 D。脑干网状结构上行激动系统的上行激动作用主要通过丘脑非特异投射系统实现,若切断通路,可导致昏睡不醒。
19. 解析:选 D。脑干网状结构上行激动系统的上行激动作用主要通过丘脑非特异投射系统实现的,上行激动系统是多突触结构,易受巴比妥类药物的影响而发生传导阻滞。
20. 解析:选 D。脑干网状结构上行激动系统是多突触结构,易受药物影响而发生传导阻滞。
21. 解析:选 C。内脏痛对切割、烧灼等刺激不敏感。
22. 解析:选 D。牵涉痛是指某些内脏疾病引起身体的体表特定部位发生疼痛或痛觉过敏的现象,但与过敏无关。

23. **解析**:选 D。牵张反射有腱反射和肌肉紧张两种类型;感受器和效应器都在同一块肌肉中;中枢是脊髓,感受器是肌梭,效应器是梭外肌;γ 运动神经元支配骨骼肌的梭内肌纤维,可调节肌梭的敏感性。

24. **解析**:选 D。脊髓是完成躯体运动最基本的反射中枢。

25. **解析**:选 D。肌紧张是维持躯体姿势最基本的反射活动。

26. **解析**:选 B。脑干网状结构易化区能加强肌紧张和肌运动,抑制区抑制肌紧张及肌运动。

27. **解析**:选 D。中脑有瞳孔对光反射中枢。

28. **解析**:选 B。肾上腺素能纤维包括除了支配汗腺和骨骼肌血管舒张的交感神经节后纤维以外的所有交感神经节后纤维,即包括大部分的交感神经节后纤维。

29. **解析**:选 D。胆碱能纤维包括:① 全部交感神经和副交感神经的节前纤维;② 大多数副交感神经的节后纤维;③ 少数交感神经的节后纤维(支配汗腺和骨骼肌血管舒血管纤维);④ 躯体运动神经纤维。

30. **解析**:选 D。胆碱能纤维的 M 样作用有心脏活动抑制、汗腺分泌、瞳孔缩小、支气管、胃肠平滑肌收缩等;N 样作用骨骼肌收缩等。

31. **解析**:选 A。副交感神经活动增强时支气管平滑肌收缩,瞳孔缩小。

32. **解析**:选 C。副交感神经活动增强时支气管平滑肌收缩,瞳孔缩小。

33. **解析**:选 A。副交感神经活动增强时支气管平滑肌收缩,瞳孔缩小;交感神经活动增强时瞳孔扩大。

34. **解析**:选 C。心迷走神经节后纤维末梢释放的递质是乙酰胆碱。

35. **解析**:选 B。交感缩血管神经节后纤维释放的递质是去甲肾上腺素。

36. **解析**:选 B。凡末梢释放乙酰胆碱的神经纤维,称为胆碱能纤维;胆碱能纤维包括全部交感神经和副交感神经的节前纤维等。

37. **解析**:选 D。凡末梢释放去甲肾上腺素的神经纤维,称为肾上腺素能纤维;肾上腺素能纤维包括大部分的交感神经节后纤维。

38. **解析**:选 C。能与乙酰胆碱结合的受体称为胆碱能受体,分 M 受体(能与毒蕈碱结合的受体)和 N 受体(能与烟碱结合的受体)。

39. **解析**:选 B。$β_1$ 受体主要分布于心肌细胞,儿茶酚胺(包括肾上腺素和去甲肾上腺素)与 $β_1$ 受体结合产生的效应是兴奋性的。

40. **解析**:选 A。副交感神经节后纤维所支配的效应器细胞膜上的受体是 M 受体。

41. **解析**:选 D。胆碱能纤维的 M 样作用有心脏活动抑制、汗腺分泌、瞳孔缩小、支气管、胃肠平滑肌收缩等;阿托品是 M 受体阻断剂。

42. **解析**:选 D。兴奋性递质与后膜受体结合后,可使后膜对 Na^+ 通透性提高。

43. **解析**:选 B。兴奋性递质使后膜对 Na^+ 通透性改变;抑制性递质使后膜对 Cl^- 通透性改变。

44. **解析**:选 D。丘脑特异性投射系统的主要功能是引起特定感觉,并激发大脑皮质发放传出神经冲动。

45. **解析**:选 C。在中脑上、下丘之间切断脑干,是切断了大脑皮质和纹状体等部位与脑干网状结构的功能联系,抑制区失去始动作用,易化区活动明显占优势的结果。

46. 解析:选 A。自主神经对其支配的内脏器官发放的低频神经冲动,使效应器维持一定的活动状态,称为紧张性作用。

47. 解析:选 A。阿托品是 M 受体阻断剂。

四、判断选择题

1. 解析:选 B。除嗅觉外的所有感觉都经丘脑换元后向大脑皮质投射。
2. 解析:选 A。突触前膜释放神经递质后特异性作用于突触后膜。
3. 解析:选 A。脊髓是调节躯体运动的基本中枢。
4. 解析:选 B。前庭小脑的主要功能是维持身体平衡。
5. 解析:选 A。自主神经系统包括交感神经和副交感神经,它们的作用相互拮抗。

五、简答题

1. 试述中枢兴奋扩布的特征。
   (1) 单向传递:兴奋只能由突触前神经元向突触后神经元传递。
   (2) 中枢延搁:兴奋通过中枢部分时比较缓慢。
   (3) 总和:在中枢内,兴奋和抑制都可以产生总和现象。
   (4) 兴奋节律的改变:在反射活动中,传入神经和传出神经发放的冲动频率往往不同。
   (5) 后发放:传入神经的刺激停止后,传出神经仍继续发放冲动,使反射活动仍持续一段时间的现象。
   (6) 对内环境变化的敏感性和易疲劳性。

2. 特异性投射系统和非特异性投射系统的生理功能有何不同?两者有何关系?
   (1) 除嗅觉外的各种感觉传入冲动,由脊髓、脑干上行,到丘脑换元后,发出特异性投射纤维,投射到大脑皮层的特定区域,这一投射系统称为特异性投射系统。
   特点:点对点投射到大脑皮层的特定区域。
   功能:产生特定感觉,并激发大脑皮层发出传出冲动。
   (2) 各种感觉传导通路的纤维经过脑干时发出侧支,与脑干网状结构的神经元发生突触联系,经过多次更换神经元后抵达丘脑,由丘脑发出纤维,弥漫性投射到大脑皮层的广泛区域,这一投射系统称为非特异性投射系统。
   特点:弥散性投射到大脑皮层的广泛区域。
   功能:维持和提高大脑皮层的兴奋性,使机体保持觉醒状态。
   (3) 二者关系:两个投射系统的功能虽然不同,但在神经系统感觉分析上具有密切的关系。因为只有在非特异性投射系统维持大脑皮层清醒状态的基础上,特异性投射系统才能发挥作用,形成清晰的特定感觉。而非特异性投射系统的传入冲动又来源于特异性投射系统的感觉传入信息,二者相互协调和配合,才能使机体处于觉醒状态,又产生各种特定的感觉。

3. 试述牵张反射的类型和生理意义、反射弧的特点。
   有神经支配的骨骼肌受外力牵拉而伸长时,反射性引起受牵拉肌肉的收缩,称为牵张反射。
   牵张反射有两种类型:腱反射与肌紧张。
   腱反射是指快速牵拉肌腱时发生的牵张反射。通过腱反射的检查,可以了解神经系统的功能状态。

肌紧张是指缓慢而持久地牵拉肌肉时发生的牵张反射。肌紧张的主要生理意义在于维持躯体姿势。

牵张反射反射弧的特点是感受器和效应器都在同一块肌肉中。

4. 试述胆碱受体的分类和分布及激动后的主要生理效应。

能与乙酰胆碱结合并发挥生理效应的受体,称胆碱能受体,可分为毒蕈碱型(M型)和烟碱型(N型)两类。

(1) M型受体分布于副交感神经节后纤维和某些交感神经节后纤维所支配的效应器细胞膜上。激动后的主要生理效应为心脏活动抑制,支气管平滑肌、胃肠道平滑肌、膀胱逼尿肌和瞳孔括约肌的收缩,消化腺和汗腺分泌增多,骨骼肌血管舒张等。

(2) N型受体分布于自主神经节细胞膜上(N_1受体)和骨骼肌运动终板膜上(N_2受体)。N_1受体激动后表现为自主神经节后细胞兴奋和肾上腺髓质分泌肾上腺素,血压升高;N_2受体激动后表现为骨骼肌兴奋。

5. 试述肾上腺素能受体的分类和分布及激动后的主要生理效应。

能与儿茶酚胺类物质(包括去甲肾上腺素、肾上腺素等)结合并发挥生理效应的受体称为肾上腺素能受体。

(1) 分类与分布:

肾上腺素能受体主要分布在肾上腺素能纤维所支配的效应器细胞膜上,可分为α受体和β受体,β受体可分为$β_1$受体和$β_2$受体。去甲肾上腺素主要和α受体结合,肾上腺素则与α受体和β受体都易结合。

(2) 激动后的主要生理效应:

① α受体激动后的主要产生兴奋收缩效应,如血管平滑肌、有孕子宫平滑肌、括约肌、竖毛肌收缩,但小肠平滑肌例外,是舒张作用。

② $β_1$受体主要分布于心肌,其作用是兴奋效应,表现为心活动加强、脂肪分解代谢加强等。

③ $β_2$受体主要分布于平滑肌,其作用是抑制效应,表现为冠脉血管、骨骼肌血管舒张,胃肠道平滑肌、未孕子宫平滑肌、支气管平滑肌和逼尿肌舒张。

6. 外周神经纤维中哪些神经纤维属于胆碱能纤维?

凡末梢释放乙酰胆碱的神经纤维,称为胆碱能纤维。

外周神经纤维中属于胆碱能纤维的包括交感和副交感神经节前纤维、副交感神经节后纤维、支配汗腺和骨骼肌血管的小部分交感神经节后纤维、躯体运动神经纤维等。

第十一章 内分泌与生殖

一、名词解释

1. **激素**:由内分泌腺或散在的内分泌细胞分泌的高效能的生物活性物质称为激素。
2. **应激反应**:当机体突然受到创伤、手术等各种有害刺激时,血中促肾上腺皮质激素和糖皮质激素急剧升高,这一反应称为应激反应。

3. 应急反应：当机体遭遇紧急情况时，如剧烈运动、缺氧、失血、剧痛、恐惧、焦虑等，交感—肾上腺髓质系统活动增强，肾上腺素和去甲肾上腺素分泌增多，产生机体适应性反应，这一现象称为应急反应。
4. 月经周期：女性自青春期开始，子宫内膜功能层在卵巢周期性分泌激素的影响下，每隔28天左右出现一次剥落、出血和修复的过程，称为月经周期。

二、填空题

1. 含氮激素　类固醇激素
2. 促肾上腺皮质激素　促性腺激素
3. 促进新陈代谢　促进机体生长发育
4. 糖皮质激素　糖皮质激素
5. 肾上腺皮质　糖皮质激素
6. 雄　孕
7. 分泌　月经

三、单项选择题

1. 解析：选D。激素是由内分泌腺或内分泌细胞分泌的生物活性物质。
2. 解析：选B。催产素由下丘脑视上核和室旁核合成，在神经垂体储存并释放。
3. 解析：选D。腺垂体产生的促激素有促甲状腺激素（TSH）、促肾上腺皮质激素（ACTH）、促性腺激素[卵泡刺激素（FSH）、黄体生成素（LH）]。
4. 解析：选A。生长激素能促进机体各组织器官（不是所有）的生长，尤其是对骨骼、肌肉及内脏器官的作用最为显著。
5. 解析：选B。幼年时缺乏生长激素会引起侏儒症，幼年时过多会引起肢端肥大症。
6. 解析：选D。神经垂体无分泌功能，只是贮存和释放下丘脑视上核和室旁核合成的激素。
7. 解析：选A。下丘脑视上核和室旁核合成的激素有抗利尿激素（ADH）或称血管升压素（VP）和催产素（OXT，又称缩宫素）。
8. 解析：选B。在女性体内，黄体生成素可促进卵泡排卵和黄体生成，促使卵巢分泌雌激素和孕激素；在男性体内，黄体生成素为间质细胞刺激素，可促使间质细胞分泌雄激素（主要为睾酮）。
9. 解析：选C。甲状腺激素能增加组织耗氧量和产热量，提高能量代谢水平，使基础代谢率增高。
10. 解析：选C。甲状腺激素（生理剂量）可以促进肌肉、肝和肾的蛋白质合成，有利于生长发育；分泌过多可加速蛋白质分解，特别是骨和骨骼肌的蛋白质分解，导致肌肉消瘦和肌无力等。
11. 解析：选D。甲状腺激素能促进消化道对糖的吸收，增加肝糖原分解，使血糖升高；同时促进外周组织对糖的利用，使血糖降低。但升高血糖作用较强。
12. 解析：选B。甲状腺激素是维持机体正常生长、发育必不可少的激素，尤其是对长骨和脑的发育尤为重要。
13. 解析：选D。甲状腺激素是维持机体正常生长、发育必不可少的激素，尤其是对长骨和脑的发育尤为重要。

14. 解析:选 D。缺碘时,体内 T3、T4 合成减少,负反馈作用减弱,TSH 增多,刺激甲状腺滤泡增生,导致甲状腺肿大。

15. 解析:选 D。胚胎时期甲状腺激素合成不足或出生后甲状腺功能减退,可导致呆小症。

16. 解析:选 C。糖皮质激素具有抗胰岛素的作用,促进糖异生,还能抑制外周组织对葡萄糖的摄取、利用,使血糖升高。

17. 解析:选 C。应激反应时血中促肾上腺皮质激素和糖皮质激素增加,应急反应时,肾上腺髓质激素(肾上腺素和去甲肾上腺素)大量分泌。

18. 解析:选 B。由于存在负反馈机制,长期使用糖皮质激素可引起肾上腺皮质萎缩,分泌功能降低。

19. 解析:选 A。糖皮质激素具有抗胰岛素的作用,促进糖异生,还能抑制外周组织对葡萄糖的摄取、利用,使血糖升高。

20. 解析:选 D。糖皮质激素可使红细胞、血小板和中性粒细胞的数量增加,淋巴细胞和嗜酸性粒细胞减少。

21. 解析:选 B。糖皮质激素可使红细胞、血小板和中性粒细胞的数量增加,淋巴细胞和嗜酸性粒细胞减少。

22. 解析:选 D。肾上腺素可使支气管平滑肌舒张。

23. 解析:选 C。胰岛素可促进组织对葡萄糖的摄取和利用,加速糖原合成,并促进葡萄糖转变为脂肪,抑制糖原分解和异生,导致血糖降低。

24. 解析:选 B。胰岛素可促进组织对葡萄糖的摄取和利用,加速糖原合成,并促进葡萄糖转变为脂肪,抑制糖原分解和异生,导致血糖降低。

25. 解析:选 C。甲状腺激素能增加组织耗氧量和产热量,使基础代谢率增高。甲状旁腺激素能升钙降磷,同时激活 1,25-羟化酶,使无活性的维生素 D_3 转为有活性的维生素 D_3,后者可促进小肠对钙的吸收。

26. 解析:选 A。甲状旁腺激素能升钙降磷,摘除甲状旁腺,甲状旁腺激素减少。

27. 解析:选 D。甲状旁腺激素的主要作用是调节钙磷代谢,对血糖水平基本没影响。

28. 解析:选 C。雌激素的主要生理作用:促进女性的生殖器官发育成长和副性征的出现;促进子宫内膜增厚(增生期),血管和腺体增生,但腺体不分泌;促进阴道上皮增生、角化并合成大量糖原,使阴道分泌物呈酸性,增强阴道抗菌能力;刺激乳腺导管和结缔组织增生,促进乳腺发育;加速骨的生长、促进骺软骨愈合、促进蛋白质的合成、促进对水钠的重吸收;增强输卵管运动,利于精子和卵子的运行;使子宫颈分泌多而稀的黏液,利于精子通过。

29. 解析:选 B。孕激素的主要生理作用:促进子宫内膜出现分泌期改变,使内膜进一步增厚,腺体分泌,利于着床;抑制子宫和输卵管运动,有安胎作用;使子宫颈黏液分泌减少、变稠,使精子难以通过;促进乳腺泡发育,为产后泌乳作准备;促进机体产热,使基础体温在排卵后升高。

四、判断选择题

1. 解析:选 B。胰岛素的主要作用是降低血糖,胰岛素分泌不足时,血糖将升高。

2. 解析:选 B。T4 的含量比 T3 要高。
3. 解析:选 A。醛固酮是调节水盐代谢的重要激素。
4. 解析:选 A。男性睾丸产生精子,间质细胞产生雄激素。
5. 解析:选 B。排卵后黄体生成,子宫内膜处于分泌期。

五、简答题

1. 简述生长激素的生理作用。

   生长激素主要促进机体的生长发育和物质代谢。

   (1) 促进生长:生长激素能促进机体各组织器官的生长,对促进骨骼、肌肉及内脏器官的生长发育作用尤为显著。

   (2) 对物质代谢的影响:

   ① 蛋白质代谢:促进蛋白质合成,抑制分解。

   ② 脂肪代谢:促进脂肪分解。

   ③ 糖代谢:升高血糖水平。

2. 胰岛素对血糖浓度有何影响?简述其机理。

   胰岛素是全面促进合成代谢的关键激素,是体内唯一能降低血糖浓度的激素。胰岛素对糖代谢的影响具体如下。

   (1) 增加血糖去路:

   ① 促进肝糖原和肌糖原的合成和贮存。

   ② 促进全身组织对葡萄糖的摄取和利用。

   ③ 促进葡萄糖转变为脂肪酸。

   (2) 减少血糖来源:抑制糖原异生和分解。

3. 简述甲状腺激素的主要生理作用。

   (1) 促进新陈代谢:

   ① 对能量代谢的调节:甲状腺激素能增加组织耗氧量和产热量,提高能量代谢水平,具有显著的生热效应。

   ② 对物质代谢的调节:甲状腺激素生理剂量时可促进蛋白质合成,大剂量时促进分解;可升高血糖;能促进胆固醇合成,也能促进降解,且后者作用较强。

   (2) 促进生长发育:

   甲状腺激素是维持机体正常生长发育必不可少的激素,尤其能促进神经系统发育和长骨生长,特别是出生后头 4 个月内最为重要。

   (3) 其他作用:

   甲状腺激素能提高中枢神经系统的兴奋性;能使心跳加快,心输出量增多,收缩压升高,舒张压降低,脉压增大。

4. 简述甲状腺激素的分泌调节。

   甲状腺激素的分泌主要受下丘脑-腺垂体-甲状腺轴活动的调节,此外,还受身调节的影响。

   (1) 下丘脑促垂体区神经元分泌促甲状腺激素释放激素(TRH),经垂体门脉运送至腺垂体,促进腺垂体合成、分泌促甲状腺激素(TSH),TSH 通过血液循环作用于甲状腺,促进甲状腺合成分泌 T3 和 T4,同时促进甲状腺增生。而 T3、T4 浓度对 TRH、TSH 分泌起负反馈作用,当 T3、T4 浓度升高超过正常水平时,可反馈抑制 TRH、TSH 分泌,从而使 T3、T4 合成与分泌量维持在正常水平。

(2) 甲状腺还可以根据血碘含量,通过自身调节摄碘能力。使 T3、T4 合成与分泌量维持相对稳定。

5. 简述糖皮质激素的主要生理作用。

(1) 物质代谢的作用:

① 抑制外周组织对糖的摄取和利用,促进糖异生,使血糖升高。

② 促进蛋白质的脂肪分解,使体脂分布发生变化。

(2) 在应激反应中的作用:

① 增强机体对有害刺激的耐受力。

② 大剂量有抗炎、抗毒、抗过敏、抗休克作用。

(3) 对其他组织器官的作用:

① 使血中红细胞、血小板和中性粒细胞增多,使淋巴细胞的嗜酸性粒细胞减少。

② 增加血管平滑肌对去甲肾上腺素的敏感性,保持血管紧张性。

③ 提高中枢神经系统兴奋性。

④ 促进胃酸和胃蛋白酶原的分泌。

6. 简述糖皮质激素的分泌调节。

糖皮质激素分泌主要受下丘脑-腺垂体-肾上腺皮质轴活动的调节及糖皮质激素反馈性调节。

下丘脑促垂体区神经元分泌促肾上腺皮质激素释放激素(CRH),经垂体门脉运送至腺垂体,促进腺垂体合成、分泌促肾上腺皮质激素(ACTH),ACTH 通过血液循环作用于肾上腺皮质,促进肾上腺皮质束状带合成分泌糖皮质激素,同时促进束状带与网状带细胞增生。

血中糖皮质激素浓度对 CRH 和 ACTH 的分泌起负反馈作用,当糖皮质激素浓度升高超过正常水平时,可反馈抑制 CRH 和 ACTH 分泌,从而使糖皮质激素合成与分泌量维持在正常水平。

7. 长期使用糖皮质激素者,为何不可骤然停药?

由于糖皮质激素的分泌存在负反馈调节机制,长期使用糖皮质激素的患者,由于血中外源性糖皮质激素浓度增加,可反馈性抑制下丘脑 CRH 和腺垂体 ACTH 的释放,会引起肾上腺皮质萎缩,分泌功能降低。突然停药,可出现急性肾上腺皮质功能减退(即内源性糖皮质激素不足)的情况,甚至危及生命。应逐步减量,缓慢停药。